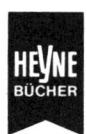

Referenzen

Normalwissenschaft ist gekennzeichnet durch rigide, autoritär organisierte Ausbildung, damit Kontinuität, Effektivität und Homogenität garantiert werden. Somit wird Innovation, Kreativität und wissenschaftliche Flexibilität in hohem Maße durch die Regelnormen behindert. Pianta, ein brillanter Querdenker ohne Querulanz und Larmoyanz, vernetzt Fakten, Theorien und neues Denken zu einem faszinierenden Blick hinter die Kulissen unseres menschlichen Seins und Werdens.
Prof. Dr. Klippel, Präsident der Deutschen Gesellschaft für Onkologie, Chefarzt der Urologischen Klinik, Allgemeines Krankenhaus Celle

Dr. Jean-Paul Pianta hat mit seinem Buch erneut ein Fenster in Richtung holistischer Medizin geöffnet. Weiter so.
C. Lamberts, Arzt–Zahnarzt, Naturarztpraxis, Celle

Pianta beschäftigt sich schon sehr lange mit den Wechselbeziehungen im menschlichen Körper. Dieses Buch vermittelt Ihnen ein besseres Selbstverständnis und verhilft Ihnen zu größerer Leistungsfähigkeit.
Prof. Louis Nahmani, Paris

Die manuelle Behandlung von Beschwerden der Gelenke und Muskeln zählt zu den ältesten Hilfeleistungen am Menschen. Hippokrates, geb. 470 v. Chr., hatte bereits »größte Hochachtung vor denen, die diese Kunst entdeckten«. Die moderne Pharmakotherapie der letzten beiden Jahrhunderte verdrängte die manuelle Therapie von ihrem führenden Platz, bis Ende vorigen Jahrhunderts in den USA Schulen für Chirotherapie, wie die von Palmers, gegründet wurden. Damit begann zunächst eine Systematisierung der Lehre und schließlich auch eine wissenschaftliche Erforschung der Grundlagen. Heute nimmt die Chirotherapie eine anerkannte Position in der Behandlung von reversiblen Gelenkblockierungen und deren Folgen ein.
Prof. Dr. med. Dietrich Harmjanz, Chefarzt der Klinik für Kardiologie, Allgemeines Krankenhaus Celle

Das Buch von Dr. Pianta läßt uns erkennen, daß das eigentliche Mysterium der Erde das Sichtbare ist, und nicht das Unsichtbare. Damit eröffnet sich eine Möglichkeit, wie wir uns bereits heute an unsere eigene Zukunft erinnern können.
Dr. Rodolphe Gombergh, Paris

Jean-Paul Pianta

Die Intelligenz unseres Körpers

Ein neuer ganzheitlicher Ansatz
zum körperlichen
und seelischen Wohlbefinden

Aus dem Französischen übertragen von
Marion Heu

Originalausgabe

WILHELM HEYNE VERLAG
MÜNCHEN

HEYNE RATGEBER
08/5118

Umwelthinweis:
Dieses Buch wurde auf chlor und säurefreiem Papier gedruckt.

3. Auflage

Copyright © 1996
by Wilhelm Heyne Verlag GmbH & Co. KG, München
Printed in Germany 1997
Illustrationen: Bernard Pianta
Umschlaggestaltung: Atelier Adolf Bachmann
Umschlagabbildung: Lutz Reinecke, Hannover
Satz: Layer, Ostfildern
Druck und Bindung: RMO-Druck, München

ISBN 3-453-12237-2

Für Kate

Danksagung

Ich danke Frau Dr. Krohm-Linke und Katy Albrecht vom Heyne Verlag für das Vertrauen, das beide mir seit Anfang des Projektes geschenkt haben, und für ihre bedingungslose und wichtige Unterstützung. Ebenso danke ich Frau Gudrun Rohe und Frau Kerstin Knehrler aus der Presseabteilung für das mir entgegengebrachte Verständnis und ihr dynamisches Engagement.

Da mich die Entstehung des Buches viel Zeit und Mühe gekostet hat, danke ich auch meinen Patienten für das Vertrauen, das sie mir seit 25 Jahren entgegenbringen und für die neuen Erkenntnisse, die ich durch sie erworben habe. Ich danke meinen Professoren, meinen Eltern, meinen Freunden sowie allen Kollegen und Mitarbeitern meiner Praxen, die es mir ermöglichten, vom täglichen Praxisablauf Abstand zu nehmen. Ich danke Alexandre Frémeaux, Richard Coplin, John Valenzuela sowie Frau Rommel, Frau Romahn, Nicole Abshoff, Frau Boehme und Frau Brozimski. Ich danke Frau Heu, die sich so viel Mühe gegeben hat, damit das Buch auf deutsch zu lesen ist und meinem Bruder Bernard für die schönen Illustrationen.

Inhalt

Vorwort

Dieses Buch spiegelt über dreißig Jahre meines Lebens wider, die ich damit verbracht habe, Zehntausende von Menschen überall in der Welt zu beobachten, zu behandeln und zu beraten.

Um meine unstillbare Neugier zu befriedigen, habe ich die unterschiedlichsten Erfahrungen gesammelt, in vielen Ländern, mit Menschen aus verschiedenen Kulturen und unterschiedlichen sozialen Schichten. Nach meinem Studium in den Vereinigten Staaten hatte ich zuerst eine Praxis in den Schweizer Bergen und später in einer kleinen französischen Stadt an der Schweizer Grenze, um dann schließlich in Paris zu landen. In allen meinen Praxen war es sehr befriedigend für mich, erleben zu dürfen, daß ich einer großen Anzahl von Patienten helfen, sie von ihren Schmerzen befreien konnte.

Aber etwas in mir hat mich weitergetrieben, ich wollte mehr wissen, mehr verstehen. Deshalb las ich viele Bücher, setzte meine Studien fort, besuchte Seminare in Amerika, Italien, London, Paris, bis mich an einem Samstagmorgen gegen zehn Uhr in meiner Praxis im 8. Arrondissement ein Telefonanruf erreichte, der mein Leben auf einen Schlag verändern sollte:

»Dr. Pianta? Einen Augenblick, ich verbinde.«

Und eine andere Stimme:

»Hallo Dr. Pianta, könnten Sie gegen 12.30 Uhr zu mir ins Ritz kommen? Ein Freund hat mir von Ihren Heilmethoden erzählt, und ich möchte gerne Ihren Rat einholen.«

»Ihr Vertrauen ehrt mich, ich werde da sein.«
Der Mann, mit dem ich gerade gesprochen hatte,
war so bekannt wie die englische Königin oder der
Präsident der Vereinigten Staaten. Sein Bild erschien
häufig auf den Titelseiten der Zeitungen und Illustrierten, und man kannte ihn nicht zuletzt wegen
seiner Privatflugzeuge und Yachten, die als die lu-
xuriösesten der Welt galten.

Nach einigen Behandlungen schien diese Persönlichkeit so zufrieden mit meiner Arbeit zu sein, daß
sie mich mit einem finanziellen Angebot, dem man
nur schwer hätte widerstehen können, bat, meine Pa-
riser Praxis aufzugeben. Und so verdanke ich es diesem Mann und seinen ausdrücklichen Empfehlun-
gen, daß ich viele Länder kennenlernen und nicht nur
fünfzehn Staatschefs, sondern auch andere Promi-
nente behandeln durfte. In dieser Zeit habe ich sehr
viel über das Wesen der menschlichen Natur gelernt,
die mich so faszinierte. Endlich ergab sich die Gelegenheit, Hintergründen auf die Spur zu kommen.

Warum gibt es so reiche Leute, während andere
jeden Tag ums Überleben kämpfen? Warum besitzen manche Menschen Macht und herrschen über
ganze Staaten und Millionen von Menschen,
während andere schon der Gedanke streßt, wie sie
bis zum Monatsende durchhalten oder mit einer
Klasse von fünfundzwanzig Siebenjährigen fertig
werden sollen, oder sich vor einem Gespräch mit
dem Chef, den Kunden, dem Ehepartner oder den
eigenen Kindern fürchten?

An Fragen fehlte es mir nicht, ich konnte mit
Leuten sprechen und in Berührung kommen, die
unser tägliches Leben bestimmen. Ich wurde Zeuge
von Ereignissen, die man einige Tage später in den
Zeitungen nachlesen konnte. Ich bin sehr viel älter
geworden in diesen sechs Jahren, aber ich glaube,
auch sehr viel gelernt zu haben.

Nun ist es an der Zeit, meine Erfahrungen an
möglichst viele Kinder, Frauen und Männer weiter-
zugeben, zu versuchen, ihnen dabei zu helfen, das
Beste aus ihrem Leben zu machen, sich physisch
und psychisch wohl zu fühlen und ihren Platz in der
Gesellschaft einzunehmen, denn in meinen Augen
steht jedem Lebewesen auf unserer Erde ein Recht
auf Wohlbefinden zu.

Ich habe mich entschieden, in Deutschland zu leben, weil mein Berufsstand in diesem bevölke-
rungsreichsten Land Europas quasi inexistent ist
und ich das sehr bedauerlich finde, denn die von uns
angewandten Methoden sind, wenn sie von kompetenten Fachleuten praktiziert werden, natürlich,
sanft und wirksam.

Dieses Buch enthält kein Geheimrezept, mit dem
man in zwei Minuten täglich Schwimmen lernt,
ohne sich von seinem Sofa zu erheben. Es ist ein
Schlüssel, mit dem man eine Tür öffnen kann. Vertrauen Sie sich mir an, wir wollen sehr offen miteinander umgehen. Ich verpreche Ihnen nicht, daß ich
Ihre Tür für Sie aufschließen werde, aber ich ver-
spreche Ihnen einen guten Schlüssel. Wenn Sie sich
dann entschließen, ihn zu benutzen, garantiere ich
Ihnen, daß Ihr Leben sich grundlegend ändern
wird.

Sind Sie bereit?

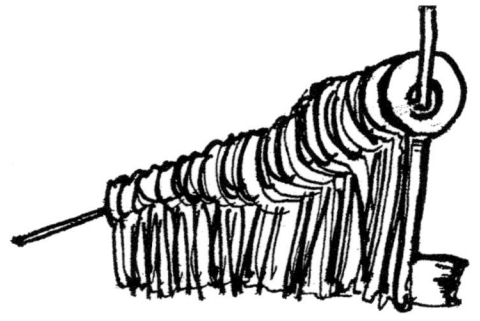

Einführung

Das Thema Gesundheit ist im Grunde eine tödliche Bedrohung für den Wald, betrachtet man einmal einen Augenblick die Anzahl der zu diesem Thema beschriebenen Seiten.

Aber die Gesundheit steht für jeden Menschen an erster Stelle, und das könnte auch die Erklärung sein für die Menge des zu diesem Thema bedruckten Papiers. Was nützt es, schön und reich zu sein, wenn man Schmerzen hat und krank ist? Wozu soll man vierzig Stunden in der Woche arbeiten, wenn man davon krank wird, oder gar vierzig Jahre wie ein Wilder schuften, um dann nur noch ein paar Monate oder vielleicht noch wenige Jahre zu leben?

Alle neueren Forschungen stimmen darin überein, daß es vier Parameter gibt, die eine entscheidende Bedeutung für unsere Gesundheit haben:
– unsere Nahrung
– die körperliche Bewegung
– der Streß
– unser Lebensstil, das heißt, wie wir mit Alkohol, Tabak und Drogen umgehen, wie viele Stunden wir schlafen, unsere familiäre Situation, unser Arbeitsleben, unsere Wohnverhältnisse.

Vier Parameter bestimmen die Gesundheit

Das klingt alles sehr einsichtig und umsetzbar. Insbesondere wenn wir uns zudem die Wechselbeziehungen zwischen diesen Parametern ansehen: So wirkt sich zum Beispiel die Anzahl der Stunden, die wir schlafen, auf die Intensität des Stresses aus; dieser wiederum beeinflußt unsere Arbeit, das Familienleben und die Art, wie wir uns ernähren. Mit ei-

Wechselbeziehungen zwischen den Parametern

nem Wort: Alles hängt mit allem zusammen, es gibt
keinen Faktor, der nicht das Ganze beeinflußt.

*Gesundheit ist
logische Folge
einer Verkettung
anerkannter
Faktoren*

Wenn aber unsere Gesundheit kein göttliches Geheimnis mehr ist, sondern die logische Folge einer
Verkettung anerkannter Faktoren, warum hat dann
die Behandlung chronischer Erkrankungen im letzten Jahr vierzig Milliarden Mark verschlungen?
Warum sagen die Experten einen Anstieg auf die
astronomische Summe von achtzig Milliarden Mark
in den nächsten zehn Jahren voraus, trotz der
scheinbar riesigen Fortschritte in der Medizin, der
zahlreichen Triumphe in der Chemie und der immer
perfekteren chirurgischen Techniken? Warum gibt
es so viele unglückliche Menschen, warum soviel
Gewalt und soviel Leid? Kann man bei der Suche
nach dem Wohlbefinden in der Gesellschaft von po-
sitiven Entwicklungen sprechen, wenn die Zahl der
Selbstmorde von Jugendlichen im Alter von zehn
bis vierzehn Jahren zwischen 1980 und 1992 um 120
Prozent gestiegen ist? Wenn Gesundheit und Wohlbefinden wirklich von den oben erwähnten Faktoren bestimmt werden, warum wurde dann der Tran-
quilizer Prozac im Jahr 1992 fünf- bis zehnjährigen
Kindern 61000mal verschrieben und 1994 bereits
220000mal? Warum werden 40 000 Tonnen Aspi-
rintabletten jährlich verbraucht und warum kostet
die Behandlung von Wirbelsäulenleiden zwanzig
Milliarden Mark im Jahr?

*Fragen zu stellen
ist ein erster Schritt
auf dem Weg zur
Erkenntnis*

Keine dieser Fragen ist überflüssig, und eine
Vielzahl von Fragen zu stellen, ist ein erster Schritt
auf dem Weg zur Erkenntnis.

**»*Ein Leben, über das man nicht nachdenkt,
verdient nicht, gelebt zu werden.*«**
Aristoteles

Fragen zu stellen ermöglicht uns, Einsichten zu gewinnen und den Kontakt zur Realität zu bewahren. Könnte es sein, daß wir die falschen Prioritäten setzen, daß wir einen unsinnigen Kampf kämpfen? Und wenn wir uns nun auf dem falschen Weg befänden? Wäre es darum nicht gut, eine Verschnaufpause einzulegen?

Was nützt es, sich mühsam einen Weg durch Brombeerhecken und Büsche zu bahnen, wenn man anschließend feststellen muß, daß man im Kreis gelaufen ist, seine Zeit verschwendet hat und doch nicht vorangekommen ist? Wäre es nicht klüger, einmal innezuhalten und auf einen Baum zu klettern, um einen besseren Überblick über die eigene Situation zu bekommen, sich im Wald zu orientieren und so den richtigen Weg wählen zu können?

Wohlbefinden ist kein Konsumartikel, den man sich in einem Supermarkt beschaffen kann. Es ist vor allem ein individueller Zustand, und das verbietet oder sollte zumindest jeden Versuch verbieten, es am Fließband zu produzieren, es zu vereinheitlichen, zu einem Paket zu schnüren und als Sonderangebot in einer Werbeaktion zu verschleudern. »Wollen Sie Ihr Paket Wohlbefinden gegen zwei Pakete dieses anderen Wohlbefindens eintauschen?«

Auf dieses Angebot fallen viele Leute herein und wagen den Tausch. Die eigentliche Kunst der Werbung besteht darin, unsere Vorstellungskraft zu täuschen, indem sie vorgibt, daß es kinderleicht und für jedermann möglich sei, eine unangenehme Situation mit einem Zauberstab oder einem Schluck von Asterix' berühmtem Zaubertrank in eine angenehme zu verwandeln.
– »Haben Sie angegriffenes Haar, Schuppen? Mit diesem Produkt werden Sie schön!«

Wohlbefinden ist kein Konsumartikel

– »Schmutzige und fleckige Kleidung? Dieses Waschmittel vollbringt Wunder!«

– »Kopfschmerzen müssen nicht sein, nehmen Sie diese Pille!«

– »Sie haben Halsschmerzen? Mit diesen Pastillen vergessen Sie, daß Sie einen Hals haben!«

– »Sie sind traurig, deprimiert? Schreiben Sie an Dr. Sommer! Nehmen Sie diese Pille! Versuchen Sie dies! Versuchen Sie das!«

– »Einige Kilo zuviel? Mit unserer Diät verlieren Sie 10 Kilo in einer Woche!«

– »Rückenschmerzen? Spritzen, Massage, Fango, Gymnastik! Eine Bandscheibenoperation wird Ihre Schmerzen beenden!«

An Händlern mangelt es nicht. Es findet sich immer jemand, der Ihnen einen Trick, eine Abkürzung, ein Zaubermittel anbietet. Sehr selten nur findet man Menschen, die sich die Zeit nehmen, einer Situation auf den Grund zu gehen. Es geht immer um schnelle und spektakuläre Ergebnisse. Die Einstellung ist oft dieselbe und läßt sich in der Formel: »Haben Sie keine Angst, wir kümmern uns um alles« zusammenfassen.

Das Paradoxon ist augenfällig. Einerseits beweist uns die Wissenschaft eindeutig, daß jedes Lebewesen auf der Erde einzigartig ist. Andererseits scheint die Vereinheitlichung Gesetz geworden zu sein, denn es ist ganz selbstverständlich, Millionen von Menschen das gleiche Medikament zu verschreiben, die gleichen Gymnastikkurse anzubieten oder die gleiche Diät all denen zu empfehlen, die abnehmen wollen.

Die Vereinheitlichung scheint Gesetz geworden zu sein

Um zu vermeiden, daß man sich im Irrgarten dieser mehr oder weniger verlockenden Angebote verirrt oder im Wald im Kreis herumläuft, ist es notwendig, einmal Bilanz zu ziehen und dabei zu ver-

stehen, was dieses berühmte Wohlbefinden ist, das
ein jeder finden möchte.

Vielleicht haben Sie gerade in diesem Augenblick
persönliche Probleme? Vielleicht beschäftigen Sie
Fragen zu Ihrer Gesundheit, Ihrer Arbeit, Ihrem
Geld? Vielleicht gibt es auch Schwierigkeiten in der
Beziehung zu Ihrem Mann, Ihrer Frau, den Kindern, den Schwiegereltern, Ihrem Chef, den Untergebenen, den Nachbarn?

Was auch immer die Ursache Ihrer Probleme
sein mag, am Ende dieses Buches werden Sie die
Dinge mit anderen Augen sehen, selbst die Glocken
werden einen anderen Klang für Sie haben, und Sie
werden darüber so überrascht sein, daß Sie sich über
sich selbst ärgern, weil Sie nicht schon früher all das
gesehen haben, was Sie hätten sehen können. Das
Verständnis für Ihre Situation wird sich ändern, und *Sie werden die*
Ihre Intelligenz wird es Ihnen ermöglichen, die *Dinge mit ande-*
Dinge mit anderen Augen zu sehen. *ren Augen sehen*

Ich werde in diesem Buch oft den menschlichen
Körper erwähnen, denn das beste Beispiel für eine
Intelligenz, die in der Lage ist, eine Vielzahl von
Wechselbeziehungen in optimaler Weise zu koordi-
nieren und zu steuern, ist weder eine Boeing 747
noch der Finanzminister, auch nicht eine chemische
Fabrik oder eine Weltraumsonde: Es ist der menschliche Körper. Sechzig Billionen Zellen, 10000mal
soviel wie die Weltbevölkerung, die rund um die
Uhr organisiert zusammenarbeiten, mit dem einzigen Ziel, die Gesundheit und das Leben zu erhalten.

Wir können viel lernen, wenn wir uns mit dem
menschlichen Körper beschäftigen, wenn wir seinem Beispiel folgen und in unserem Größenwahn
etwas weniger Energie darauf verwenden, beweisen
zu wollen, daß wir besser sind als er. Wir werden ge-

meinsam versuchen, auf die Stimme unseres Körpers zu hören.

Am Ende dieses Buches werden Sie dann Ihren Schlüssel bekommen, denn für jeden von uns existiert ein solcher Schlüssel.

Mein Ziel ist es,
Sie zum
Nachdenken
anzuregen

Machen Sie einen Spaziergang mit mir. Mein angestrebtes Ziel ist es, Sie zum Nachdenken anzuregen. Ich werde alles tun, Sie zu provozieren, und Ihnen Ideen und Konzepte vorstellen, die Ihnen fremd sind. Wenn Sie Schwierigkeiten haben, eine Idee anzunehmen oder einer Argumentation zu folgen, sollte Sie das nicht beunruhigen. Entspannen Sie sich, lesen Sie beim nächsten Abschnitt weiter, und versuchen Sie, von dem zu profitieren, was Sie persönlich anspricht.

Es kommt weniger auf die Informationen an, die Sie in diesem Buch finden werden, viel wichtiger ist, was Sie aus diesen Informationen machen. Mit ein wenig Glück helfen Ihnen die folgenden Seiten, aus der passiven Rolle des Patienten in die Rolle eines Akteurs, eines Regisseurs zu schlüpfen.

»Erkenne dich selbst.«
Sokrates

Erster Teil

Geschichten aus dem Leben

»*Redet mir nicht von der Verfassung, in der sich ein Mensch befindet, redet mir von dem Menschen, der sich in dieser Verfassung befindet.*«
Hippokrates

1. André

André ist ein kleiner neunjähriger Junge ...

André ist ein kleiner neunjähriger Junge.

Seine Mutter ist mit ihm in meine Praxis gekommen, um mir zu sagen, daß ihr kleiner Junge noch fast jede Nacht ins Bett macht. Während die Mutter fortfährt, von seinen großen schulischen Problemen zu berichten, beobachte ich André, der unablässig auf seinem Stuhl hin und her rutscht, unfähig, auch nur eine Sekunde stillzusitzen. Er hat eine Triefnase, seine Haare stehen in alle Richtungen, und seine Augen sind hauptsächlich damit beschäftigt, seine Schuhspitzen zu betrachten. »Andrés Leben ist die Hölle«, sagt die Mutter.

... und als Versager abgestempelt

Seine kleinen Kameraden machen sich über ihn lustig, auf dem Schulhof schlagen sie ihn, so daß André, wenn er nach Hause kommt, am ganzen Körper übersät ist mit Beulen und Blutergüssen. Meist ist er dann schlecht gelaunt, verärgert und in einem bedauernswerten Zustand. Die Lehrerin empfindet keinerlei Sympathie für ihn, seine Leistungen sind beklagenswert, über seine Rechtschreibfehler lacht die ganze Klasse. Er ist als Versager abgestempelt.

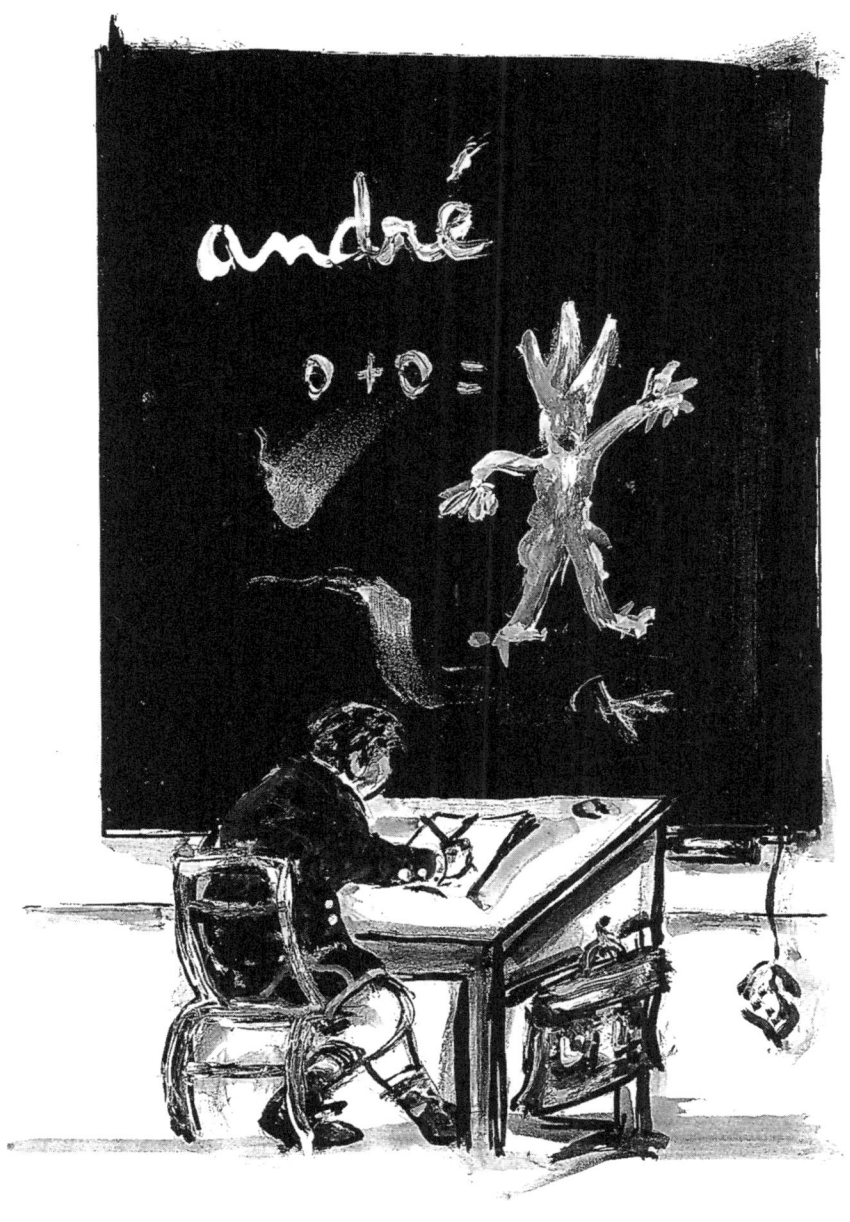

Der Schulleiter hat die Mutter in die Schule bestellt, um ihr mitzuteilen, daß es wahrscheinlich nötig sein wird, für André einen Platz in einer Sonderschule zu finden. Er hat zu große Schwierigkeiten, dem Unterricht so zu folgen, wie die anderen Kinder in seinem Alter. Am Ende erwähnt die Mutter noch, daß André oft unter unerklärlichen Kopfschmerzen leidet, daß sich der Arzt darauf beschränkt, ihm Schmerzmittel zu verschreiben und für die Schule ein Attest auszustellen, das ihn vom Sportunterricht befreit.

Wenige Monate später sitzt Andrés Lehrerin an Stelle der Mutter in meiner Praxis, um mich zu fragen, was ich nur mit diesem Kind gemacht hätte. Sie öffnet ihre Tasche, zieht zwei Blätter mit Diktaten heraus und legt sie vor mich auf meinen Schreibtisch. Das eine Blatt ist voller Rechtschreibfehler, übersät mit Korrekturen in roter Tinte und mit »ungenügend« unterschrieben. Das zweite Blatt weist nur ein oder zwei Korrekturen auf und ist mit »gut« bewertet. Beide Diktate stammen von André, sie wurden im Abstand von lediglich drei Monaten geschrieben, dennoch sieht es aus, als seien sie weder von derselben Hand noch von demselben kleinen Jungen geschrieben worden. Natürlich sieht man weniger rote Tinte auf dem zweiten Blatt, aber außerdem ist auch die Handschrift viel leserlicher und regelmäßiger, die größere Sauberkeit der Arbeit zeugt von viel größerem Fleiß.

Noch nie hat die
Lehrerin eine so
radikale
Veränderung einer
Persönlichkeit mit-
erlebt

Die Lehrerin ist außer sich. Noch nie in ihrem Leben hat sie eine so radikale Veränderung einer Persönlichkeit miterlebt. Innerhalb weniger Wochen ist aus André ein anderer kleiner Junge geworden. Er klagt weder über Kopfschmerzen, noch macht er nachts ins Bett. Er, der vorher so in sich selbst gekehrt war, so schüchtern, sitzt nun aufmerksam in der Klasse und beteiligt sich aktiv am Unterricht. Auch seine Kameraden sehen ihn nun

mit ganz anderen Augen, da ihn die Lehrerin ständig vor der gesamten Klasse loben muß: Der Versager ist zum Vorbild geworden.

Als ich noch ein Kind war, nahm mich meine Mutter oft mit zu einer Beobachtungsrunde durch den
Garten. Vor jeder Pflanze hielt sie inne, sagte ihren
Namen und erstellte eine Art Gesundheitsbilanz.
»Schau mal, wie schön die Rosen sind. Die Petunien
sehen dagegen sehr traurig aus. Siehst du, wie sie die
Köpfe hängen lassen, die Armen?« Und während
meine Mutter ein wenig die Erde um die Petunien
herum auflockerte, schickte sie mich ein wenig Wasser holen, mit einem Eimer, der viel zu groß für
mich war. »Mach ihn nicht voll!« Natürlich machte
ich ihn voll bis obenhin, um ihr zu zeigen, wie stark
ich schon war. Zwei Tage später sagte sie: »Schau,
meine Petunien haben sich gut erholt!"

*Meine Mutter
erstellte vor jeder
Pflanze eine
Gesundheitsbilanz*

André hatte wieder Freude am Leben gefunden.
Wahrscheinlich werden auch Sie sich wie die
Lehrerin fragen, was ich mit diesem kleinen Jungen
gemacht habe. Was konnte es wohl sein, das mir die
Ehre und das Privileg einbrachte, sämtliche schlechten Schüler dieser Schule nacheinander in meiner
Praxis zu sehen?
Ich habe einfach die Symptome vergessen, denn
ich bin kein Urologe, der sich auf Bettnässen spezialisiert hat; ich habe die Rechtschreibfehler vergessen, denn ich bin weder Lehrer noch Pädagoge;
ich habe die Schwierigkeiten mit den Mitschülern
vergessen, denn ich bin kein Schulpsychologe. Ich
habe die äußeren Faktoren, Zeichen, Symptome, Se-
kundäreffekte vergessen. Ich wollte einfach nur versuchen zu verstehen, was diesen kleinen Jungen
wohl daran hindern könnte, harmonisch zu funktionieren. Von Anfang an war mir bewußt, daß

*André hat wieder
Freude am Leben*

Andrés Schwierigkeiten nicht daher rührten, daß er eine schlechte Lehrerin hatte oder in einer schwierigen Klasse war. Es lag auch nicht an seiner Matratze, und es war müßig, die Umgebung oder die Vielzahl von äußeren Faktoren verantwortlich zu machen, die einen Einfluß auf das Funktionieren des menschlichen Körpers haben. Für mich kamen die Probleme von André selbst, und deshalb lag auch die Lösung in meinen Augen darin, zu versuchen, auf ihn selbst Einfluß zu nehmen. Ich mußte versuchen, auf sein Inneres einzuwirken.

Die Probleme kamen von André selbst

Ich habe nur diesen armen unglücklichen kleinen Jungen vor mir gesehen und das traurige Leben, das ihm bevorstand. Ich wollte ihm so gerne helfen. Zuerst fragte ich ihn, ob er mir auch helfen wolle.

»Sicher?«

»Ja.«

»Dann möchte ich, daß du, sobald du nach Hause kommst, einen Kalender wie diesen hier für mich zeichnest, mit einem Kästchen für jeden Tag, und wenn du morgens merkst, daß du Pipi ins Bett gemacht hast, solltest du ein Kreuzchen in das Kästchen machen. Kannst du das tun?«

»Ja.«

»Jedesmal, wenn du kommst, zeigst du mir den Kalender, und wir werden zusammen beobachten, was passiert.«

Ich reichte ihm das Modell des Kalenders herüber, er steckte es in seine Tasche und zog dabei die Nase hoch. Nachdem er sein Hemd, seine Schuhe und die Hose ausgezogen hatte, bat ich ihn, in meinem Sprechzimmer hin und her zu gehen, damit ich seine Haltung, seine Beweglichkeit und seinen Gang beoachten konnte.

André hatte Plattfüße, die linke Schulter war deutlich höher als die rechte. Sein Kopf neigte dazu, sich bei jedem Schritt außerordentlich stark nach links zu bewegen. Ich bat ihn, den Mund langsam zu öffnen und wieder zu schließen; offensichtlich war sein Kiefergelenk perfekt in Ordnung. Als er auf dem Rücken lag, zeigte sich, daß André ein falsches kurzes Bein hatte. (Das falsche kurze Bein wird durch eine asymmetrische Muskelspannung der Gesäßmuskeln verursacht.) Auch der linke Arm ließ sich schwerer strecken als der rechte, ein Anzeichen für eine Asymmetrie im Bereich der Lendenmuskeln, die – welch ein Zufall! – in Höhe des Nierengürtels enden. Seine Stirn schien auf der linken Seite flacher zu sein als auf der rechten. Als ich die Kiefergelenke sanft abtastete, ließ ein Punkt auf der linken Seite ihn aufspringen.

André hatte ein falsches kurzes Bein und eine Asymmetrie im Bereich der Lendenmuskeln

»Tut das weh?«

»Ja.«

»Tut dir diese Stelle manchmal weh?«

»Nein, sonst nie.«

Ich konnte mit der Behandlung beginnen. Einerseits hatte ich genug Anomalien gefunden, die ich korrigieren konnte, andererseits hatte mir diese Untersuchung gezeigt, daß André ein ehrlicher und aufrichtiger kleiner Junge war, daß er wirklich sagte, was er spürte. Durch sein offenes Antworten auf meine Fragen bewies er mir, daß er bereit war, zu kooperieren.

André mußte Stützeinlagen in seinen Schuhen tragen, um die Senkung in seiner Fußwölbung zu korrigieren. Eine leichte Korrektur im Beckenbereich, einige Reflexpunkte, einige sanfte Behandlungen im Bereich des Schädels, begleitet von Atembewegungen, haben ausgereicht, das Leben eines Kindes zum Besseren zu wenden.

Einige Anmerkungen zu unseren Überzeugungen

*André glaubte,
anders zu sein als
die anderen
Kinder*

– André glaubte, daß das Leben nicht lustig, sondern eher schwierig sei. Er glaubte, anders zu sein, als die anderen Kinder, daß niemand ihn lieb hätte, unter anderem deshalb, weil er nach Pipi roch. Er glaubte, daß er niemals fähig sein würde, ein Diktat ohne Fehler zu schreiben. Er glaubte, daß er dazu verdammt sei, ein Prügelknabe zu bleiben, der Schlechteste in der Klasse.
– Die Lehrerin glaubte, daß André ein Versager sei.
– Der Schulleiter glaubte, daß er nicht die geistigen Fähigkeiten hätte, dem normalen Unterricht zu folgen.
- Andrés Mutter glaubte, daß ihr Sohn sein Leben lang Probleme haben würde.
- Der Arzt glaubte, Aspirin sei die beste Antwort auf Kopfschmerzen.

Meine Haltung gegenüber André ist dieselbe wie gegenüber allen anderen Patienten. Ich habe einen tiefen Glauben an das Leben, ich habe unendlichen Respekt vor der Intelligenz unseres Körpers, die das Funktionieren jedes Individuums steuert. Ich glaubte nicht, daß André ein Versager sei, weil es ihm Spaß machte, oder daß er nachts ins Bett machte, um sich am nächsten Morgen in der Schule von seinen Kameraden demütigen zu lassen. Ich glaubte, daß er ein sehr unglücklicher kleiner Junge war, weil es ihm nicht möglich war, so gut zu funktionieren, wie es seinen Anlagen entsprach. Ob zu Recht oder zu Unrecht, ich gehe immer davon aus, daß jede Situation ihre Ursache hat, und ich liebe den Satz Einsteins:

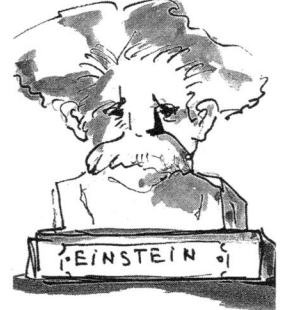

»Der Herrgott würfelt nicht.«

Nichts auf dieser Welt bleibt ohne Auswirkungen

Nicht der leiseste Wind, nicht der kleinste Wassertropfen, nicht der flüchtigste Blick, nicht das geringste Wort, das nicht fähig wäre, Kettenreaktio-
nen von Wechselbeziehungen in Gang zu setzen, die
wir zwar nicht beherrschen, jedoch manchmal vor-
aussehen können. Ich glaube an die Tugend, die
darin besteht, die Frage nach dem »Warum« zu stellen. Der Zweifel, der hinter dieser Fragestellung
steckt, bringt die Sicherheit, auf der unsere Überzeugungen basieren, ins Wanken.

Überzeugungen sind eine »Art, die Dinge zu sehen«. Sie hängen direkt von unserer Erfahrung ab
und bestimmen über unser Leben. Aber es sind
nicht so sehr diese Dinge selbst, sondern es ist unsere Betrachtungsweise, die über unser Leben bestimmt, indem sie unsere Entscheidungen beeinflußt. Es kann sein, daß unsere Art der Betrachtung
für uns zum Gefängnis wird, weil unsere Erfahrung
einseitig, beschränkt und subjektiv sein kann, verglichen mit der Vielzahl der Möglichkeiten.

Unsere Betrachtungsweise bestimmt unser Leben

Jeder Mensch ist einzigartig, weil er über seine
eigenen Erfahrungen verfügt, und darin besteht der
größte Reichtum der Menschheit.

*Der Gefangene falscher Überzeugungen zu sein,
ist für mich: der am weitesten verbreitete Grund
für das Unglück auf der Erde.*

*Falsche Überzeu-
gungen machen
unglücklich*

Von frühester Jugend an bilden sich in unserem Gehirn Millionen von Überzeugungen, von denen wir
unser ganzes Leben lang geprägt und bestimmt werden. Wenn Eltern zu ihren Kindern sagen: »Räumt
eure Zimmer auf, ihr kleinen Schweinchen« und die
Kinder dann auf allen vieren laufen und »Oink,
oink« machen, so darf man sich über diese Reaktion

nicht wundern, sondern sie eher als die natürliche
Antwort auf das verstehen, was die Eltern mit ihrer
Bemerkung in Gang gesetzt haben. Sie ernten ledig-
lich das, was sie selbst gesät haben.

Wie oft haben Sie von einem Freund oder Bekannten gehört, daß er schlecht in Französisch, Mathematik oder Sport war, weil er den Lehrer nicht
leiden konnte? Ein Kind kann sein Leben lang glauben, daß es schlecht in Mathematik oder in Sport ist,
weil ein Lehrer einmal eine ungeschickte Bemerkung gemacht hat, als es neun Jahre alt war. Wenn
man versteht, nach welchem Muster in unserem Gehirn Überzeugungen entstehen, wird einem schnell
klar, welche wichtige Rolle Eltern und Lehrer ab der
frühesten Kindheit im Leben eines Kindes spielen.

Nennt mir eure Überzeugungen, und ich sage euch,
wer ihr seid.

*» Wir sind, was wir denken. Alles, was wir sind,
kommt aus unseren Gedanken. Aus unseren
Gedanken bauen wir uns unsere Welt.«*
Buddha

Nachhilfestunde

Lektion in Sachen
»Überzeugung«

Vor einigen Jahren befand ich mich zum Mittages-
sen im Speisesaal eines großen Hotels in Salt Lake
City, wo mir eine Lektion in Sachen »Überzeugung« erteilt wurde, die ich mein Leben lang nicht
vergessen werde.

Ich sitze alleine an meinem Tisch. Durch große
Panoramafenster kann ich den amerikanischen
Himmel betrachten, der von einem Blau ist, wie
man es in Europa nicht kennt. Im Speisesaal
herrscht eine angenehme Atmosphäre, es gibt eine

Vielzahl von Grünpflanzen. Hohe Decken, imposante Kristalleuchter und ein schwarz lackierter Flügel strahlen die beruhigende Eleganz aus, die man normalerweise an solchen Plätzen vorfindet und die einen vermuten läßt, daß auch die Qualität des Essens der Gediegenheit der Ausstattung entspricht. Einige Tische sind besetzt mit Leuten, die sich leise unterhalten. Ich bereite mich gerade darauf vor, mein Essen zu genießen, eine Stunde der Ruhe mit einem guten Buch zu verbringen. Kaum bin ich in meine Lektüre vertieft, zwingt mich ein unangenehmes Geräusch, den Kopf zu drehen. Nicht weit von meinem Tisch entfernt, entdecke ich einen Mann, der auf eine sehr unelegante Art ißt. Er lärmt mit seinem Geschirr, schmatzt laut beim Essen, so daß ich mich gestört fühle, schockiert bin, sogar leicht angewidert. Ich finde, daß dieser Mann wie ein Schwein ißt. Sein Kopf hängt fast in seinem Teller, und er sitzt ganz nach vorne gebeugt mit breit auf dem Tisch aufgestützten Ellenbogen.

Das Schmatzen verdirbt mir den Appetit

Ich habe Mühe, mich auf mein Buch zu konzentrieren. Der Lärm, der dieses traurige Schauspiel begleitet, verdirbt mir den Appetit. Der Mann hat seine Mahlzeit bald beendet. Ich sehe, wie er sich aufrichtet und sich erhebt. Im selben Augenblick erkenne ich, daß der arme Mann blind ist. Ich schäme mich meiner Intoleranz. Ich habe das Gefühl, mich bei diesem Mann entschuldigen zu müssen, ich bin bereit aufzustehen, um ihm zu helfen. Es ist zu spät. Ohne Stock, mit tastenden Bewegungen, geht er zwischen den Tischen hindurch zum Klavier. Und als ob diese Lektion nicht ausgereicht hätte und ich noch mehr gestraft werden sollte, wird der Speisesaal bald erfüllt von einer Musik, die alle Gespräche verstummen läßt. Die Qualität der Musik und die Sensibilität der Interpretation füllen augenblicklich meine Augen mit Tränen.

Der Speisesaal wird erfüllt von einer Musik, die alle Gespräche verstummen läßt

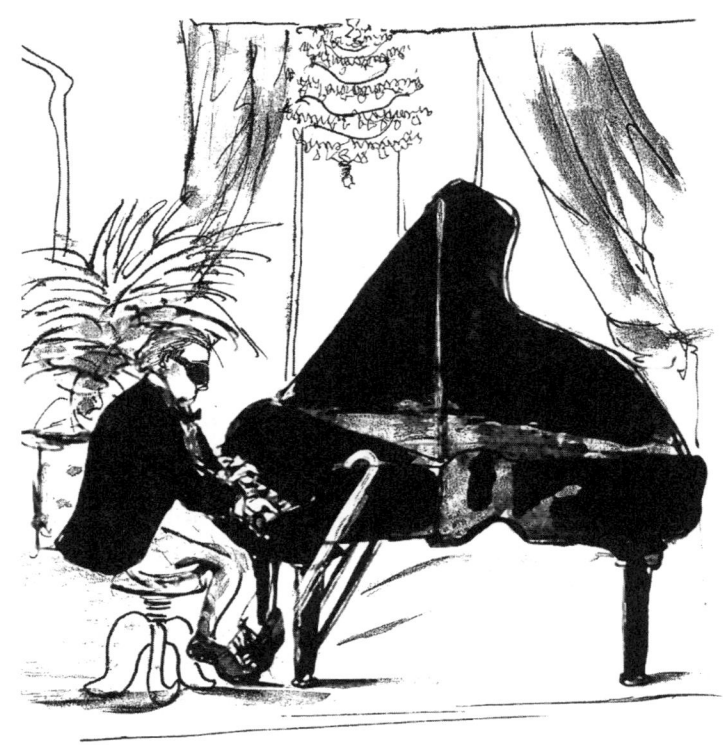

*Meine Art, Dinge
zu sehen, war
erschüttert worden*

Nach dem, was ich sah und hörte, hatte ich diesen
Mann für einen Bauern gehalten, meine Sinne hatten mich schwer getäuscht. Dieser körperlich be-
hinderte Mann war kein Bauer, sondern viel eher ein
Künstler mit einer großen Einfühlsamkeit, wenn
man seine wunderbare musikalische Ausdrucks-
fähigkeit betrachtete. Meine Art, die Dinge zu sehen, war auf dramatische Art und Weise erschüttert
worden. Als Gefangener des Gesetzes der guten Sit-
ten, hatte ich eine Situation vorverurteilt, indem ich
meine gewohnten Kriterien anlegte, und Sekunden
später mußte ich entdecken, daß ich einem ganz anderen Mann gegenüberstand, als ich erwartet hatte.

Praktische Erfahrung

Haben Sie diese Art Erfahrung nicht auch schon gemacht? Haben Sie zum Beispiel im Auto noch nie
auf den Fahrer vor Ihnen geschimpft, der so zöger-
lich fuhr, um eine Minute später, beim Lesen seines
Kennzeichens festzustellen, daß er fremd in der
Stadt war, was ein ausreichender Grund hätte sein
können, sein Zögern zu tolerieren? Oder haben Sie
sich beim ungeduldigen Drängeln durch die Reihen
eines Kaufhauses oder auf einem belebten Bürger-
steig noch nie kurze Zeit später ein wenig geschämt,
wenn Sie eine alte Dame oder einen alten Herren
entdeckten, die Schwierigkeiten hatten, sich fortzubewegen?

Sind Sie im Büro noch nie einer Person mit Vorurteilen begegnet, und einige Wochen später hat
sich herausgestellt, daß diese Person eine ganz andere ist, als Sie erwartet hatten?

Wäre es nicht vorstellbar, daß auch unsere Sicht
des Lebens manchmal falsch oder unvollständig sein
könnte?

Wenn Sie sich in einer besorgniserregenden Situation befinden, sei es gesundheitlich, in Ihren persönlichen Beziehungen oder auf wirtschaftlichem
Gebiet, so sollten Sie versuchen, die mit dieser Situation zusammenhängenden Überzeugungen zu
betrachten. Versuchen Sie, diese Überzeugungen zu
bewerten.

Versuchen Sie, die Überzeugung zu bewerten

*Je tiefer eine Überzeugung verwurzelt ist, desto
schwieriger ist es, sich von ihr zu befreien.*

Stellen Sie sich nun vor, was Sie tun würden, wenn
diese besorgniserregende Situation verschwunden
wäre.

Würde sich Ihre Einstellung ändern? Wie würde

diese Einstellung aussehen? Könnten sich Ihre
Überzeugungen ändern und auf welche Weise?

Jeder Fortschritt   Jeder Fortschritt findet auf Kosten von be-
bringt   stimmten, einengenden Überzeugungen statt. Jede
Überzeugungen   wissenschaftliche Entdeckung, jeder technologische
ins Wanken   Fortschritt widerspricht anerkannten Ideen und
bringt bestehende Überzeugungen ins Wanken.
– Ist die Erde rund oder eine Scheibe? Jeder weiß,
welches Schicksal demjenigen beschieden war, der
es als erster wagte, zu behaupten, die Erde sei rund.
– Am Ende des letzten Jahrhunderts, genaugenom-
men 1895, glaubte die Akademie der Wissenschaften, daß ein Objekt, das schwerer ist als Luft, nicht
fliegen könne. Die Bankiers glaubten der Akademie
der Wissenschaften und verweigerten den Gebrü-
dern Wright, den Vätern der Luftfahrt, die eine andere Überzeugung vertraten, einen Kredit.
– »Flugzeuge sind interessante Spielzeuge, aber
militärisch von keinerlei Interesse«, sagte Marschall
Foch, Professor für Strategie an der École Supérieure
de la Guerre, Paris, am Anfang des Jahrhunderts.
– »Computer werden auch in Zukunft nie weniger
als eineinhalb Tonnen wiegen.« Popular Mechanics,
1949.
– »Ich denke, daß es weltweit einen Markt für etwa
fünf Computer gibt.« Thomas Watson, Vorstands-
vorsitzender von IBM, 1943.
– »Es gibt überhaupt keinen Grund dafür, daß jemand gerne zu Hause einen Computer hätte.« Ken
Olsen, Präsident von Digital, 1977.
– »Wer auf dieser Welt will denn schon die Schau-
spieler reden hören?« HM Warner, Warner Brothers,
1920.
– »Wir mögen ihren Sound nicht, und außerdem
verliert die Gitarrenmusik mehr und mehr an Interesse.« Decca Recording Company, die 1962 die
Beatles ablehnte.

An Beispielen mangelt es nicht. Beurteilen Sie spaßeshalber einige mehr oder weniger hartnäckige Überzeugungen.

– Glauben Sie, daß Frauen schlechter Auto fahren als Männer?

– Glauben Sie, daß die Chiropraktik nur Rückenleiden behandelt?

– Glauben Sie, daß es unmöglich ist, zum Mond zu fliegen?

– Glauben Sie, daß die Welt besser werden kann? Oder schlechter?

– Glauben Sie, daß man mit der Geschwindigkeit des elektrischen Stromes ein Bild ans andere Ende der Welt schicken kann?

– Glauben Sie, daß es möglich wäre, eine Lichtquelle in einer Glaskugel zu erfinden?

– Glauben Sie, daß Ihnen Ihr Körper Schmerzen schickt, nur um Sie zu ärgern? Oder um die Pharmaindustrie zu unterstützen?

– Oder glauben Sie vielleicht, daß die Schmerzen für Ihren Körper eine Möglichkeit sind, auf eine für ihn unbequeme Situation hinzuweisen?

– Glauben Sie, daß Wohlbefinden und Erfolg vor allem vom Glück abhängen?

– Glauben Sie, daß Ihr Partner Sie nicht mehr liebt?

– Glauben Sie, daß Sie dazu verurteilt sind, am Monatsende Schwierigkeiten zu haben?

– Glauben Sie, daß es Ihnen verboten ist, sich wohl zu fühlen?

– Glauben Sie, daß es unmöglich ist, eine neue Arbeit zu finden, weil Sie älter als 50 Jahre sind?

– Glauben Sie, daß Sie auf der Welt sind, um Rückenschmerzen, Traurigkeit oder Mißerfolge zu erleiden?

Sie sind nicht mehr und nicht weniger als das, was Sie glauben.

Überzeugungen, Informationen, Vorstellungen

Wir leben im außergewöhnlichsten Zeitalter der menschlichen Geschichte. In wenigen Jahren haben Information und Informationsverbreitung einen genauso selbstverständlichen Platz in unserem Leben eingenommen wie das Auto oder der Elektrorasierer.

Im Laufe der letzten fünfzig Jahre hat die Kommunikation eine explosionsartige Entwicklung genommen, wenn man die Anzahl der Telefone, der Autos, die Entwicklung des Lufttransports, die Anzahl von Radio- und Fernsehkanälen, die sich vervielfacht haben, die Anzahl der Telekopierer oder Faxgeräte betrachtet. Die Technologie verbreitet sich, erobert die Welt wirkungsvoller, als jede Armee es könnte, und beeinflußt das Leben eines jeden einzelnen. Information und Kommunikation rücken die Kontinente, Länder und Menschen näher zusammen. Dabei ist es nicht so sehr die Welt, die sich verändert. Wir müssen vielmehr unser Bild von der Welt, die Art, wie wir die Dinge sehen, ändern. Die Möglichkeit einer weltweiten Information befähigt uns, das Phänomen der Wechselbeziehungen, die die Menschen untereinander verbinden, besser zu erkennen. Ein Konflikt, ein Krieg oder ein Regierungswechsel in einem Tausende von Kilometern entfernten Land kann den Preis unserer Tasse Frühstückskaffee verändern, den Benzinpreis, die Preise der landwirtschaftlichen Produkte oder für Bekleidung. Ein Gesetz, das in einem Land verabschiedet wird, kann sich auf die Auftragsbücher verschiedener Industrien auswirken und von einem Tag zum anderen die Sicherheit der Arbeitsplätze von Tausenden von Menschen bedrohen. Information ist zu einem echten Primärrohstoff geworden, wie es die Kohle am Ende des letzten Jahrhunderts war.

Wir müssen die Art, wie wir die Dinge sehen, ändern

Wir treten nun in ein noch faszinierenderes Zeitalter ein, das Zeitalter der Imagination. Die Welt von morgen gehört denjenigen, die, befreit von einengenden und einschränkenden Überzeugungen, neue Vorstellungen entwickeln können.

Die eigentlichen Führungspersönlichkeiten in Industrie und Politik sind die Poeten. Manche behaupten, Poeten seien Träumer, Freidenker und schwebten mit ihren Gedanken über den Wolken. Aber mußte man nicht ein wenig verträumt sein, wenn man es für möglich hielt, sich allein, ohne Waffen, ohne Geld und ohne Gewalt eines Gegners von der Stärke des Britischen Weltreichs entledigen zu können? Mußte man nicht ein Träumer sein, um sich gleich nach dem Krieg in einer kleinen Autowerkstatt in Japan vorstellen zu können, daß man eines Tages mit General Motors konkurrieren kann? Mußte man nicht ein Poet sein, um sich ein Südafrika ohne Apartheit vorzustellen? Mußte man nicht träumen, um sich einen Frieden zwischen den Arabern und Israel vorstellen zu können oder kurz nach dem Zweiten Weltkrieg ein vereintes Europa? Und muß nicht heute jemand ein Träumer sein, der sich vorstellen kann, daß die Menschen in Frieden leben und Millionen von Kindern nicht mehr Hunger leiden?

Die eigentliche Führungspersönlichkeiten sind Poeten

Bevor wir unserer Vorstellungkraft freien Raum lassen können, müssen wir uns von Überzeugungen befreien, die unsere Intelligenz einengen. Einige Überzeugungen behindern uns in unseren Möglichkeiten, Dinge verstehen zu können, in unserer Anpassungsfähigkeit.

Freiheit und Beweglichkeit erlauben eine bessere Anpassung als Starrheit und Unbeweglichkeit. Die Fähigkeit zur Anpassung ist eine Grundbedingung für das Leben.

Die Fähigkeit zur Anpassung ist Grundbedingung für das Leben

Was für die Gedanken zutrifft, gilt in gleicher Weise für den menschlichen Körper. Daher ist ein Gelenk, das frei ist und sich nach seinen Möglichkeiten ungehindert bewegen kann, gesünder als ein Gelenk, dessen Beweglichkeit eingeschränkt ist.

Je sicherer jemand in seinen Ansichten ist, desto eher ist er geneigt, in engen Grenzen zu funktionieren

Je sicherer jemand in seinen Ansichten ist und je mehr er nach seinen Überzeugungen handelt, desto eher ist er geneigt, in engen Grenzen zu funktionieren.

Ein sehr reicher Patient erklärte mir einmal, daß es ihn zehn Jahre seines Lebens gekostet habe, seine Einstellung zum Geld zu ändern.

»Als ich jung war, waren eine Million Dollar für mich eine Art Maßstab. Meine Geschäfte umfaßten einige hunderttausend Dollar, später eine oder zwei Millionen, und ich dachte immer in Millionen Dollar. Eines Tages, ohne zu wissen warum, fragte ich mich, was der Unterschied zwischen einer Million und einer Milliarde Dollar sei. Mit ein wenig Nachdenken bin ich zu der Erkenntnis gekommen, daß die Regeln, nach denen Geschäfte getätigt werden, stets die gleichen sind. Meine Aufgabe bestand darin, einen Käufer und einen Verkäufer zusammenzubringen, sie von dem Nutzen des Geschäftes zu überzeugen, um dann eine Provision einstreichen zu können. Heute denke ich in Milliarden Dollar, und ich habe gemerkt, daß ich mich in den Jahren, als ich in Millionen dachte, selbst eingeschränkt habe.«

Dies ist nicht gerade ein alltägliches Beispiel, aber es zeigt deutlich, daß jedes Individuum innerhalb seiner eigenen Überzeugungen und Grenzen funktioniert.

Es gab Männer, die davon träumten, daß es möglich wäre, schneller als der Schall zu fliegen.

Bill Gates ist einer der reichsten Männer der
Welt, und dies verdankt er weder einer reichen Erb-
schaft von seinem Vater noch einem Lottogewinn.
Er hat sich ein Imperium errichtet, indem er sich
vorstellte, daß jede Familie zu Hause einen Computer besitzen könne. Hätte er sich darauf beschränkt,
die Ansicht der riesigen Firma IBM zu übernehmen,
die zu diesem Zeitpunkt glaubte, daß der Rechner
im privaten Bereich keine Zukunft habe, hätte er
niemals das erreichen können, was er heute geschafft hat.

Bill Gates hat sich eine Gesellschaft vorgestellt,
die mit Hilfe von Kleincomputern weltweit kommunizieren könnte, und nicht nur dieser Traum ist
Wirklichkeit geworden, sondern die Vorstellungskraft eines einzelnen Mannes wirkt sich heute auf
die Lebensqualität von Millionen von Menschen
aus.

*Die
Vorstellungskraft
eines einzelnen
Mannes wirkt sich
auf die
Lebensqualität
von Millionen
Menschen aus*

In Japan hat sich einmal ein Ingenieur der Firma
Sony vorgestellt, eines Tages Golfspielen und
gleichzeitig seine Lieblingsmusik hören zu können.

In den siebziger Jahren befand sich die Uhrenin-
dustrie in der Schweiz in einer nie dagewesenen
Krise, die Uhren verkauften sich nicht mehr, der
Markt schien gesättigt, die japanische Konkurrenz
trieb die Preise nach unten, die Arbeitslöhne in der

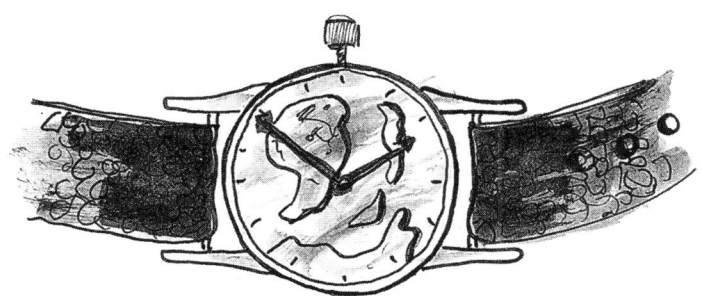

Schweiz waren zu hoch. Die Situation war alarmierend, eine ganze Region erschüttert. Alte Familien-
unternehmen mußten schließen, Zehntausende von
Menschen verloren ihre Arbeit. In dieser deprimie-
renden Stimmungslage gab es einen Mann, der in der
Lage war, sich eine Uhr vorzustellen, die dann eine
jahrhundertealte Industrie revolutioniert hat, die
glaubte, schon alles erfunden zu haben. Zu Anfang

Georg Hayek dachte niemand, daß ein einzelner Mann dort Erfolg
hatte Erfolg, wo haben könnte, wo ein ganzer Berufsstand gescheitert
ein ganzer war. Dieser Mann ist Georg Hayek, der Vater der
Berufsstand Swatch. Wer hat noch nichts von der Swatch Uhr
gescheitert war gehört?

*»Gebt mir einen Hebel, der lang genug und ein
Seil, das stark genug ist, und ich kann mit
einer Hand die ganze Welt aus den Angeln
heben.«*
Archimedes

Überzeugungen – Gewohnheiten – Reflexe

Die Überzeugungen, diese bestimmte Art, die Dinge
zu sehen, ähneln auf seltsame Weise den Gewohnheiten, die Automatismen sind und die sich durch

Gewohnheiten Erfahrungen gebildet haben. Wenn durch häufige
haben sich durch Wiederholung gewisse Gesten ohne eigentliche Be-
Erfahrungen teiligung des Bewußtseins ausgeführt werden kön-
gebildet nen, werden diese Gesten ins Repertoire des Unterbewußtseins aufgenommen, so daß sie schließlich zu
Gewohnheiten werden. Für ein zehn Monate altes
Kind stellt das aufrechte Stehen bereits eine be-
trächtliche Anstrengung für alle Muskeln, Sehnen,
Bänder und Gelenke dar, die an dieser ungewöhnlichen Haltung beteiligt sind. Das Kind schwankt hin

und her, sucht nach dem Gleichgewicht und muß sich konzentrieren, um nicht hinzufallen.

Jeder Sturz, jeder falsche Schritt ist ihm eine Lehre. Viele Wochen, ja sogar mehrere Monate sind nötig, bevor das Kind sicher stehen, gehen und schließlich laufen kann. Bald gelingt ihm das Stehen ohne Anstrengung, ohne Beteiligung des Bewußtseins und wird zur Gewohnheit. Zur Gewohnheit werden auch das Zähneputzen, Rasieren, Autofahren und all die Dinge, die wir tun können, auch wenn wir gleichzeitig an etwas ganz anderes denken. Diese täglich wiederkehrenden Tätigkeiten sind zu Automatismen geworden, da unser Nervensystem immer die gleichen Verbindungen nutzt, um die gleichen Gesten auszuführen.

Überzeugungen sind, wie Gewohnheiten, eine Art, Gedanken zu sparen, und sie sind so in unser neurologisches System eingraviert, in unserem Unterbewußtsein so verankert, daß sie zu einem Teil des Individuums werden.

Überzeugungen sind eine Art, Gedanken zu sparen

Reflexe können Überzeugungen und Gewohnheiten zugeordnet werden, und zwar in dem Maße, wie sie der Ausdruck einer unbewußten, unfreiwilligen Antwort auf eine bestimmte Situation sind. Ein Reflex läuft ohne Beteiligung des Willens ab, ohne Wahlmöglichkeit. Die neurologische Entscheidung findet nicht im Bereich der Hirnrinde statt, sondern im Bereich des Knochenmarks, dessen Intelligenz und Kompetenz ausreichen, eine wichtige Entscheidung unabhängig vom Gehirn fällen zu können. Dies bedeutet eine Zeitersparnis. So erreicht zum Beispiel die Information, daß man einen spitzen Gegenstand berührt oder daß etwas heiß ist, wenn man zu dicht an eine Flamme kommt, kaum daß sie von den Nervenenden in den Fingerspitzen wahrgenommen wird, schon das Knochenmark. Dieses ist autorisiert, die Bewegungsnerven

anzuweisen, eine schnelle Rückzugsbewegung ausführen zu lassen, um so das Risiko einer eventuellen
Verletzung zu vermeiden.

Es gibt auch   Neben diesen rein physischen Reflexen gibt es auch
psychologische   psychologische, die eine Art vorgefertigte Antwort
Reflexe   auf einen bestimmten Reiz darstellen. Für die Mehrheit der Autofahrer bedeutet schon der Anblick einer
roten Ampel »Stop«, der Anblick einer grünen »Freie
Fahrt«. Eine rote Ampel übermittelt die Botschaft,
daß es nötig ist, anzuhalten. So wie die roten und grünen Ampeln als Warnzeichen den Autoverkehr
regeln, gibt es eine Vielzahl von Signalen, die unser
Leben steuern. Wenn Sie zum Beispiel in einer Zeit-
schrift blättern und nicht gerne Kreuzworträtsel lösen, so werden Sie beim Auftauchen des Rasters eines
Kreuzworträtsels weiterblättern, wohingegen ein
anderes Bild Ihre Aufmerksamkeit erregt. Die Wer-
bespezialisten verstehen es, sich diese Art von Reflexen zunutze zu machen, und sie bedienen sich ihrer
wieder und wieder, was man anhand der Anzahl der
schönen nackten Körper beurteilen kann, die in der
Werbung auftauchen – angefangen beim Hygie-
neprodukt, wo dies noch einigermaßen logisch erscheint, bis hin zur elektrischen Bohrmaschine, die
einen solchen Zusammenhang nicht gerade impli-
ziert. Gewisse Farben, eine bestimmte Zeichnung
oder ein Logo symbolisieren zum Beispiel die Idee eines Produktes oder das Image einer Firma. Diese Zeichen werden zu Symbolen, zu Totems, die direkt mit
dem Unterbewußtsein kommunizieren.

Überzeugungen,   Überzeugungen, Gewohnheiten und Reflexe bil-
Gewohnheiten   den wiederum Vorurteile, das heißt Haltungen, die
und Reflexe bilden bei bestimmten Stimuli zu unbewußten Reaktionen
Vorurteile   führen. Die Tatsache, daß in solchen Augenblicken
keine Beurteilung der Situation stattfindet, daß man
sich ganz oder teilweise der Mitwirkung der Intelli-

genz beraubt, kann sich als großes Hindernis erweisen und unsere Fähigkeit zur Anpassung und somit
unser Wohlbefinden beeinträchtigen.

André, seine Mutter, die Lehrerin, der Schulleiter, die Klassenkameraden und der Arzt, sie alle waren Opfer von Vorurteilen, von vorgeformten
Ideen, die direkt oder indirekt nicht nur zu einem
gewissen unglücklichen Zustand führten, sondern
es darüber hinaus unmöglich machten, nach einer
besseren Alternative zu forschen. Es ist hilfreich,
sich bestimmter Überzeugungen, Gewohnheiten,
Reflexe und Vorurteile bewußt zu werden, die uns
auf unserem Weg zum Wohlbefinden im Wege stehen oder uns sogar den Zugang versperren können.

Vorurteile machen es möglich, nach einer besseren Alternative zu forschen

Stellen Sie sich einen Mann vor, der seine eigene
Wagentür mit dem Schlüssel des Autos seiner Frau
zu öffnen versucht. Je überzeugter dieser Mann ist,
den richtigen Schlüssel zu benutzen, desto verbisse-
ner wird er mit der armen Tür kämpfen, ohne jedoch zu einem Ergebnis zu kommen.

**Immer wieder die gleichen Gesten zu wieder-
holen, in der Hoffnung, zu einem anderen
Ergebnis zu kommen, zeugt von Narrheit.**

Für diesen Mann besteht die einzige Möglichkeit, die Tür doch noch zu öffnen, darin, daß er
seine Überzeugung vergißt, von seiner mechani-
schen Gewohnheit, die Autotür zu öffnen abläßt.
Er muß versuchen zu verstehen, warum sich die Tür
seinen Bemühungen widersetzt. Wenn eine Gewohnheit nicht zu dem erwarteten Ergebnis führt,
muß man sich des Bewußtseins und der Intelligenz
bedienen, um diese Situation meistern zu können.

*»Die beste Gewohnheit besteht darin, keine
anzunehmen.«*
Jean Jacques Rousseau,
Émile oder Über die Erziehung

Die Veränderung

*» Wir sollten lernen, den Wechsel zu lieben, denn
er ist das einzig Beständige.«*
Anthony Robbins

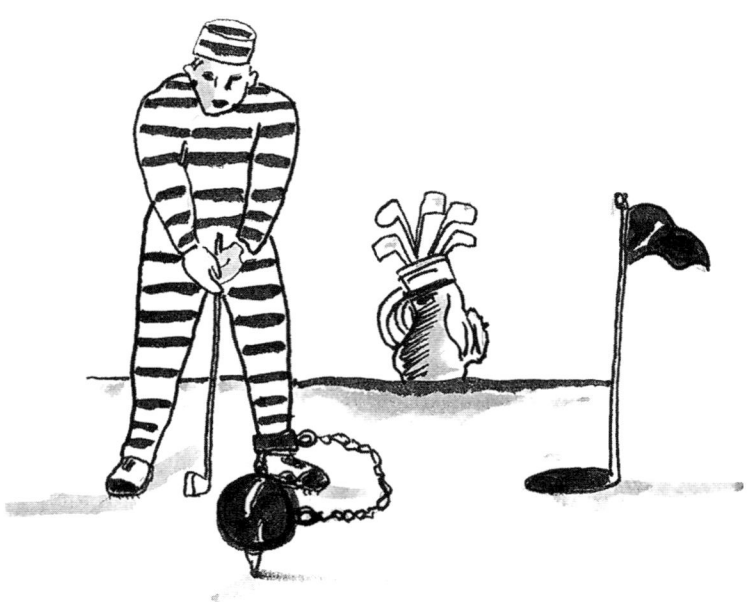

*Überzeugungen
und
Gewohnheiten
sind wie Fesseln*

Überzeugungen und Gewohnheiten sind wie Fesseln, von denen man sich nicht so leicht befreien kann. Mit dem Rauchen aufzuhören, seine Ernährungsgewohnheiten umzustellen, den Schlag beim Golf oder die Rückhand beim Tennis zu ändern, kann Zeit in Anspruch nehmen, Anstrengung und Mühe kosten, denn es ist nicht einfach, etwas anders zu machen, als man es jahrelang zu tun gewohnt war. Dies gilt auch für manche Überzeugungen, die sich seit der Kindheit etabliert haben, nach

einer Diskussion mit einem Verwandten, einem
Lehrer oder einem Freund, nach einer Lektüre oder
einer einzelnen persönlichen Erfahrung. Der An-
reiz eines von außen kommenden Tips, einer schnellen Lösung, einer Wunderformel reicht nicht aus,
eine dauerhafte Veränderung zu erzielen. Nur aus
uns selbst heraus können wir eine Veränderung bewirken; jede Veränderung kann nur von innen kommen, aus dem Innersten jedes einzelnen selbst.

*Nur aus uns selbst
heraus können wir
eine Veränderung
bewirken*

Was die Überzeugungen und Veränderungen betrifft, ist es interessant, eine Ähnlichkeit im Funktionieren des Physischen und Mentalen festzustellen. Wenn Sie zum Beispiel noch nie in Ihrem Leben
Ski gefahren sind und von Ihren Gelenken und
Muskeln verlangen, eine Abfahrt zu machen, werden diese sich nicht widersetzen können. Also ziehen Sie Skischuhe an, fixieren die Bindungen und
beginnen zu gleiten. Nach nur wenigen Metern
werden die gleichen Gelenke und Muskeln Sie hinfallen lassen, weil sie glauben, Sie nicht halten zu
können, angesichts dieses Abhangs, der Glätte des
Schnees und der gut gleitenden Skier. Wenn dies Ihr
einziger Versuch bleiben sollte, Ski zu laufen, werden Ihre Gelenke, Ihre Muskeln und Ihre Psyche
ein ganzes Leben lang glauben, Skifahren sei ein unüberwindliches Hindernis. Diese Überzeugung
kann sich einnisten und entweder ein ganzes Leben
lang bestehen bleiben oder zumindest bis zu dem
Tag, an dem Sie einen neuen Anlauf wagen. Es werden mehrere Versuche nötig sein, bevor Ihre Muskeln und Gelenke die Veränderung gelernt haben
und wissen, welchen Spaß es macht und wie berau-
schend es sein kann, auf Skiern eine steile und
schnelle Abfahrt mit hoher Geschwindigkeit hinun-
terzubrausen und sich dabei genauso sicher zu
fühlen wie beim Gehen auf der Straße. Nebenbei

Was einst unmöglich erschien, ist heute möglich geworden

bemerkt: Es sind dieselben Muskeln und Gelenke, die sich dann über die Abfahrt freuen. Oder haben Sie sich vielleicht einen Satz neuer Muskeln gekauft, um Ski fahren zu können? Natürlich nicht, aber die Überzeugungen Ihrer Muskeln und Gelenke sind nicht mehr die gleichen, was einst unmöglich erschien, ist heute möglich geworden. Warum das so ist? Weil eine Veränderung stattgefunden hat. Und was hat diese Veränderung ermöglicht? Von dem Augenblick an, in dem Sie entschieden haben, nicht länger der Sklave Ihrer Überzeugung zu sein, man könne nicht Ski fahren, ohne hinzufallen und sich weh zu tun, war diese Veränderung möglich.

Unser Körper wie auch unsere Psyche funktionieren und leben in Abhängigkeit von den Grenzen ihrer eigenen Erfahrungen und Überzeugungen.

Wenn Überzeugungen Hindernisse darstellen, dann genügt es, die Überzeugungen zu ändern, um diese Hindernisse zu beseitigen.

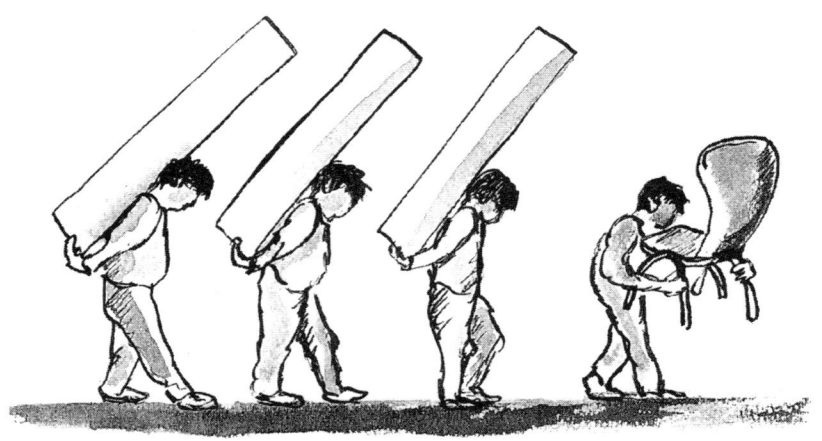

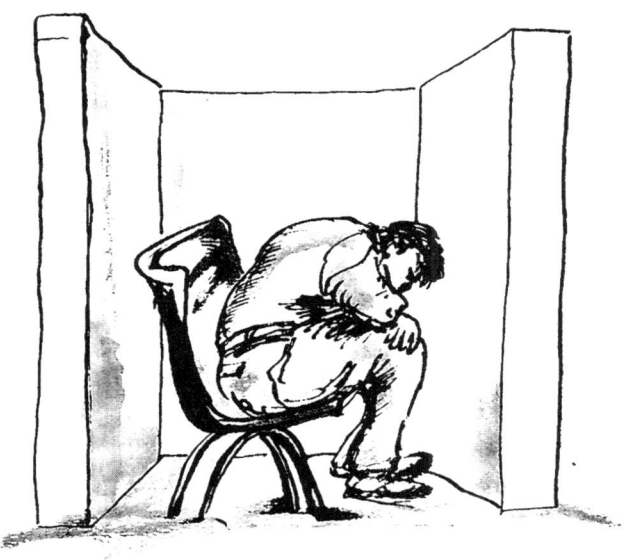

Wie kann man Überzeugungen verändern?

1. Man muß größere Anforderungen an sich selbst stellen.

Selbstzufriedenheit ist eine genauso tödliche Falle wie Unzufriedenheit.

2. Man muß sich an Vorbildern orientieren.

Statt zwei Stunden ein stupides Spiel im Fernsehen anzuschauen, ist es doch viel interessanter, etwas über das Leben von Leonardo da Vinci, Michelangelo, Gandhi oder Van Gogh zu lesen und sich dabei bewußt zu sein, daß diese berühmten Männer aus den gleichen Gelenken und Muskeln, aus dem gleichen Blut und den gleichen Zellen bestanden wie wir.

3. Man muß begreifen, daß Grenzen dazu da sind, überwunden zu werden.

Wenn Menschen unter chronischen Beschwerden leiden, brechen sie nicht selten beim ersten Besuch in meiner Praxis in Tränen aus. Diese Patienten bezeichnen sich selbst als »mit den Nerven am Ende« oder »am Rande einer Depression«. Diese Situation ist nur zu verständlich, denn die Intensität und die Dauer der Schmerzen führen oft zu Schlaflosigkeit und beeinträchtigen die Abwehrkräfte.

Die Veränderung
kommt von innen

Um diesen Menschen besser verdeutlichen zu können, daß eine Veränderung vor allem von innen kommt, bediene ich mich oft des folgenden kleinen Experimentes. Ich bitte die Person, sich intensiv das Zimmer anzusehen, in dem wir uns gerade befinden. Nach diesem Rundumblick fordere ich sie auf, hinter meinen Schreibtisch zu kommen und auf meinen Stuhl zu steigen.

»Ist dies nun das gleiche Zimmer?«

»Nein, Herr Doktor, es sieht anders aus!«

»Sie glauben, daß es anders aussieht, aber es ist das gleiche Zimmer! Sie haben den Eindruck, daß es anders ist, weil Sie es unter einem anderen Blickwinkel betrachten. Im Laufe der nächsten zwei oder drei Behandlungen werden wir ein paar kleine Änderungen vornehmen, indem wir einige Verspannungen lösen und an einigen Stellen den Druck reduzieren. Dadurch werden wir Ihrem Körper eine Chance geben, das Leben von einer anderen Seite zu sehen. Der menschliche Körper reagiert sehr sensibel auf jede kleine Veränderung, und wenn wir ein wenig Glück haben, können bald auch Sie das Leben mit anderen Augen sehen.«

Eine Veränderung
kann nur nach
einer Phase des
Zweifelns eintreten

Eine Veränderung kann nur nach einer Phase des Zweifelns und Hinterfragens eintreten.

Wenn Sie der Meinung sind, beim Golfspielen die bestmögliche Schlagtechnik zu haben, warum sollten Sie etwas daran ändern?

Wenn Sie jedoch dem Mannschaftskapitän Ihre Karte mit einer 107 zurückgeben mußten, ist es schon wahrscheinlicher, daß Sie sich Gedanken über die Qualität Ihres Schlages machen, daß Ihnen Zweifel kommen. Das ist der Zeitpunkt, an dem Sie sich entscheiden können, sich in die Terminliste des Golflehrers einzutragen, und das sollte dann zu einer Verbesserung Ihres Schlages führen.

Nehmen wir einmal als Beispiel Herrn Schmitt, der jeden Tag denselben Weg zur Arbeit nimmt.

Zwei Hypothesen:
– Herr Schmitt (A) glaubt, den besten Weg zu kennen. Er hat sich so daran gewöhnt, immer die gleiche Strecke zu nehmen, daß er im Scherz behauptet, er könne den Weg mit geschlossenen Augen zurücklegen.
– Herr Schmitt (B) ist es leid, jeden Morgen, Mittag und Abend den gleichen Weg zu nehmen. Eines Morgens befallen ihn Zweifel. Gibt es vielleicht noch einen besseren Weg ?

Welcher der beiden Herren Schmitt hat Ihrer Meinung nach die bessere Chance, seinen Weg zu optimieren ?

– Herr Schmitt (A) ist von seiner guten Wahl überzeugt, er hat keinen Grund, daran zu zweifeln, er stellt sich keine Fragen.
– Herr Schmitt (B) glaubt nicht mehr daran, gut ausgewählt zu haben, er zweifelt, stellt in Frage, er kann sich vorstellen, daß eine bessere Alternative existiert.

Es ist natürlich Herr Schmitt (B), der sich zu einer Möglichkeit verhilft, seine Strecke zu verbessern, indem er eine Änderung vornimmt.

Der Begriff, den die Chinesen für »Krise« verwenden, setzt sich aus den Schriftzeichen für »Gefahr« und »gute Gelegenheit« zusammen.

Eine Veränderung ist nicht immer sofort positiv

Eine Veränderung ist nicht immer sofort positiv. Auf der Suche nach einem neuen Weg kann sich Herr Schmitt (B) verfahren, er kann Zeit verlieren; da er die Strecke nicht so gut kennt, kann er sich unsicher verhalten, einen Irrtum begehen und das Risiko eines Unfalls auf sich nehmen. Andererseits kann aber auch die Tatsache, daß er eine neue Wegstrecke ausprobiert, dazu führen, daß er einen sichereren, verkehrsärmeren Weg entdeckt, der es ihm erlaubt, schneller und sicherer voranzukommen – vom Reiz des Neuen einmal abgesehen.

Um Gewohnheiten oder Überzeugungen ablegen zu können, die jede Chance zum Fortschritt lähmen, um Skifahren zu lernen oder mit sich selbst und anderen besser klarzukommen, muß man zuerst seine Ängste überwinden. Für die meisten Leute wirkt das Bekannte beruhigend, das Fremde verängstigt sie. Neuerungen bringen gute und schlechte alte Gewohnheiten durcheinander, Neues verunsichert. Zweifeln, in Frage stellen, ausprobieren, sich neuen Herausforderungen stellen, sind Stimuli für unsere Anpassungsfähigkeit und der beste Weg, die Tür zu guten und dauerhaften Veränderungen zu öffnen.

Zuerst muß man seine Ängste überwinden

Ein Wechsel ist möglich, weil Sie beschlossen haben, daß auch Sie ohne Rückenschmerzen leben oder zehn überflüssige Kilo abnehmen können, oder weil Sie beschlossen haben, sich nicht mehr mit einer Arbeit zufriedenzugeben, die Ihnen nicht erlaubt, so zu leben, wie Sie es wünschen.

Der Unterschied, ob Sie Ihr Leben leben, ohne Skilaufen zu können oder von diesem Sport profitieren, liegt in einer Sekunde: der Sekunde, in der Sie sich zu einer Veränderung entschlossen haben.

Wenn Sie ein Fernsehprogramm ansehen, das Sie langweilt, können Sie sich beschweren, Ihre Enttäuschung mit Ihrer Ehefrau, Ihren Kindern oder Ihrer Schwiegermutter teilen; Sie können über den Programmdirektor, den Regisseur oder den Moderator schimpfen oder sich aus Ihrem Sessel erheben, hin und her gehen und über das dumme Programm lamentieren. Sie können sich jedoch auch dazu entschließen, mit Hilfe der Fernbedienung ein anderes Programm auszuwählen.

Etwas verändern heißt, sein Leben selbst in die Hand zu nehmen.

2. Martha

Martha ist das Musterbeispiel einer guten Sekretärin. Sie arbeitet seit fünfzehn Jahren in der gleichen Firma. Dort hat sie die ganze Entwicklung
vom Bleistift zum Computer mitgemacht, ohne sich
zu beklagen; sie liebt ihre Arbeit und die Leute, mit
denen sie zusammenarbeitet. Martha hat zwei Kinder und einen Mann in einer guten Position. Das

Martha leidet
unter ständigen
Schmerzen

Problem ist, daß sie nicht mehr arbeiten kann. Sie
leidet seit Monaten unter ständigen Schmerzen im
linken Arm. Nachts strahlen die Schmerzen bis in
die Fingerspitzen aus, und wenn sie morgens aufwacht, schmerzen ihr Handgelenk, der Ellenbogen
und die äußere Schulterpartie.

Ohne besondere Bitterkeit zählt sie die Orthopäden, Masseure und Akupunkteure auf, die sie
in den letzten sechs Monaten konsultiert hat. Die
Liste ist beeindruckend. Die ganzen Spritzen, die
Krankengymnastik und Dutzende von Massagen
haben keinerlei Erleichterung gebracht, im Gegenteil, die Schmerzen scheinen immer schlimmer zu
werden. Sie hat Schwierigkeiten, einen Topf oder
eine Flasche mit der linken Hand zu ergreifen.

»Ich habe vergessen zu sagen, daß ich Linkshän-
derin bin!«

»Wann haben Sie die Schmerzen zum ersten Mal
gespürt?«

»Das ist genau sechs Monate her. Zuerst war es
nur eine Art Behinderung bei bestimmten Bewegungen. Ich habe geglaubt, das würde wieder verge-
hen, und erst einmal abgewartet. Als es dann
schlimmer wurde, bin ich zum Arzt gegangen, das
war vor fünf Monaten.«

»Ziehen Sie sich bitte aus.«

Analyse

Die Beobachtung des Ganges bringt nicht sehr viel an Information. Die Füße sind stabil und gerade, die Dreiecke zwischen Arm und Taille gleichmäßig, was mir zeigt, daß das Becken im Gleichgewicht ist. Das einzige, was ich bemerke, ist eine leichte Neigung des Kopfes nach links.

Ich bitte Martha, den Kopf nach links, anschließend nach rechts zu drehen. Die Beweglichkeit im Nackenbereich ist auf beiden Seiten eingeschränkt, jedoch links noch etwa fünfzehn Grad stärker als rechts. Ich bitte Martha, die ausgestreckten Arme hochzuheben. Beim rechten Arm gelingt dies ohne Mühe, der linke erreicht nicht einmal die Horizontale! Das gleiche Bild beim Heben der seitlich abgestreckten Arme: rechts keine Schwierigkeit, der linke Arm erreicht nur mit Mühe einen Winkel von dreißig Grad.

Nun soll Martha versuchen, mit ihrem rechten Arm auf dem Rücken den Verschluß ihres BHs zu erreichen. Wieder gibt es keine Probleme mit dem rechten Arm, während sie schon bei dem Versuch, den linken Arm nach hinten zu bewegen, vor Schmerz das Gesicht verzieht.

Beim Abtasten stelle ich fest, daß die Trapezmuskeln verkrampft sind, die Rundung der Schulter auf der linken Seite ist nicht ganz harmonisch; Anzeichen einer leichten Atrophie des linken Schultermuskels.

Der Trapezmuskel ist verkrampft

Vorgehensweise

Ich entscheide mich für eine Behandlung im oberen Rückenbereich, ich will versuchen, die Verspannungen des Schultergürtels zu lösen. Augenblicklich

zeigt mir Martha, als sie den Kopf wieder nach
rechts und nach links dreht, daß ihr dies zu größerer Beweglichkeit im Nackenbereich verholfen hat.
Martha stimmt mir zu. Diese Reaktion beweist mir,
daß Martha kein Hypochonder ist, sondern eine ko-
operative Person. Doch meine Arbeit ist noch nicht
beendet. Ich muß noch mehr erreichen, um zufrieden sein zu können.

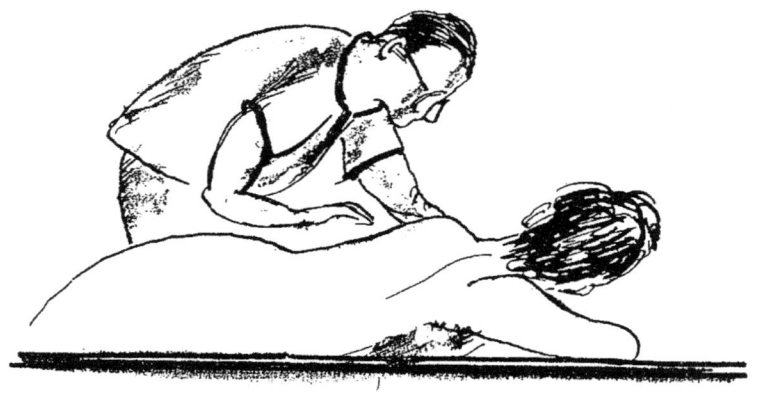

*Der linke
Ellenbogen läßt
sich nicht ganz
strecken*

Ich beginne, einige Reflexpunkte im Bereich des
großen Brustmuskels, des unteren Schlüsselbein-
muskels, des Schultermuskels und des Bizeps zu be-
arbeiten. Als ich den linken Arm behandele, bemerke ich, daß sich der linke Ellenbogen nicht ganz
strecken läßt. Ich vergleiche ihn mit dem rechten
und sehe meine Vermutung bestätigt, daß das linke
Ellenbogengelenk nicht den gleichen Streckungs-
punkt erreicht, den ich rechts festgestellt habe. Bei
der Behandlung hört man ein leichtes Knacken im
Gelenk.
    Ist es sinnvoll, den Ellenbogen zu behandeln, ohne
das Handgelenk zu kontrollieren? Sicherlich nicht,

denn ist nicht das Handgelenk der beste Freund des Ellbogengelenks?

Ich bitte Martha, Daumen und kleinen Finger der rechten Hand gegeneinanderzulegen und fest zusammenzudrücken, während ich versuchen werde, sie auseinanderzuziehen. Der Widerstand, den ich messe, ist ausreichend stark. Wir sehen uns nun die linke Hand an. Hier hat sie keinerlei Kraft, es gelingt mir ganz leicht, die Finger auseinanderzuziehen. Ich bitte Martha, gerade nach vorne zu schauen, ich will eine Behandlung an der Daumenwurzel versuchen. Einige Sekunden später stellt Martha erstaunt fest, daß ihre Kraft plötzlich zurückgekommen ist. Sie kann mir einen sehr viel stärkeren Widerstand entgegensetzen, als ich erneut versuche, Daumen und kleinen Finger auseinanderzuziehen. Ich bitte sie jetzt, ihren Arm wieder hochzuheben. Je höher der Arm sich hebt, desto mehr öffnen sich Marthas Mund und Augen vor Erstaunen. Wir haben mit einer Behandlung mehr als vierzig Grad an Beweglichkeit zurückgewonnen, die linke Hand erreicht einen Winkel von etwa dreißig Grad über der Horizontalen.

Martha stellt erstaunt fest, daß ihre Kraft zurückgekommen ist

»Das gibt es doch nicht«, sagt Martha, als sie sich wieder anzieht.

Ich erkläre ihr, daß in den beiden kommenden Wochen noch einige Behandlungen nötig sein werden und die positive Reaktion bei der ersten Behandlung vermuten läßt, daß wir zu einem guten Ergebnis kommen können.

»Sie dürfen alles tun, was Sie wollen, ich bitte Sie lediglich, eine bestimmte Bewegung zu vermeiden. Vermeiden Sie, Druck auf Ihr Handgelenk auszuüben, wenn Ihre Hand gestreckt ist, zum Beispiel eine schwere Tür aufzudrücken oder sich abzustützen, wenn Sie aus dem Sessel aufstehen. Das ist alles, worum ich Sie bitte.«

Die ersten
Probleme mit dem
Arm tauchten nach
dem Rudern auf

»Jetzt, Herr Doktor, wo Sie diese Streckbewegung erwähnen, fällt mir ein, daß die ersten Probleme mit dem Arm einige Tage nach einer zweistündigen Ruderbootfahrt aufgetaucht sind, die ich mit meinem Mann unternommen habe. Das ist etwas, was wir nicht sehr oft machen, und mein Mann hatte mich gebeten zu rudern, während er sich auf der Bank ausstreckte, um die Sonne zu genießen. Glauben Sie, daß es einen Zusammenhang gibt zwischen dem Ruderboot und den Schmerzen in meinem Arm?«

»Das scheint mir gut möglich zu sein. Während dieser sowohl für Sie als auch für Ihre Gelenke, Ihre Muskeln, Ihre Sehnen und Bänder ungewohnten Tätigkeit, wurde das Handgelenk einem bestimmten Grad an Streß ausgesetzt, und es war nicht in der

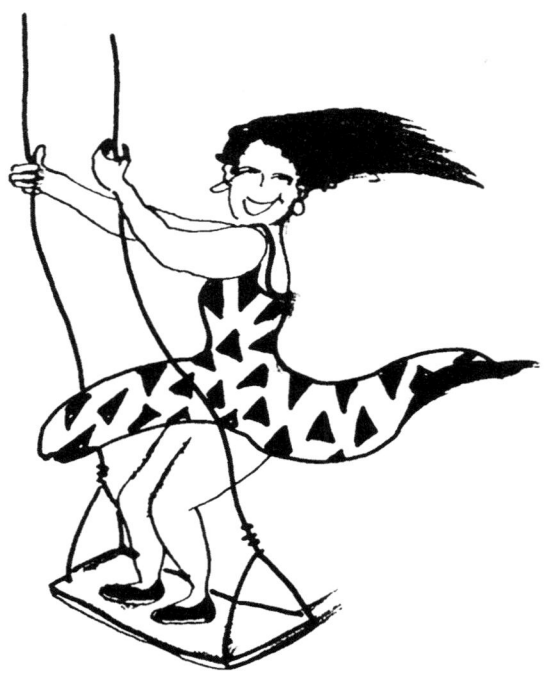

Lage, diese ungewohnte Funktion richtig auszuüben. Deshalb mußte es seinen guten Freund,
Nachbarn und Arbeitskollegen, der über ihm arbeitet, um Hilfe bitten: das Ellbogengelenk. Der Ellbogen hat sich bemüht, dem Handgelenk zu helfen, da
es jedoch auch ihm nicht ganz gelang, hat er sich
wiederum an seine Nachbarin von obendrüber, das
Schultergelenk, gewandt. So wurde durch gegenseitige Kompensation der Muskelspannungen die vom
Handgelenk geforderte erhöhte Arbeitsleistung auf
alle Teile des Armes bis hin zum Nacken verteilt,
von ihnen absorbiert und untereinander aufgeteilt.
Verkrampfungen, ungewöhnliche und anormale
Spannungen beantwortet der Körper mit Schmerzen, um uns zu signalisieren, daß diese Situation für
ihn unhaltbar ist. Wenn ein solches Ungleichgewicht bestehen bleibt, ist es nicht auszuschließen,
daß es bald auch im rechten Arm zu Schmerzen
kommt. Das wäre durchaus vorstellbar.«

*Verkrampfungen
beantwortet der
Körper mit
Schmerzen*

Nach zehn Tagen und drei weiteren Behandlungen
nimmt Martha ihre Arbeit wieder auf, ihre Beweglichkeit ist wieder fast perfekt. Ihr Mann und ihre
beiden Kinder kommen in meine Praxis, obwohl sie
keinerlei Beschwerden haben. Martha hat, gestärkt
durch ihre eigene Erfahrung, beschlossen, daß es für
sie besser ist, vorzubeugen, als zu heilen. Sie selbst
kommt einmal im Monat, und wir kontrollieren gemeinsam die Beweglichkeit der Beine, der Arme,
des Nackens und messen die Kraft ihrer Finger.
Schmerzen hat sie schon lange nicht mehr, die Beweglichkeit ist optimal, aber Martha hat verstanden,
daß wir unserem Körper jeden Tag mehr oder weniger schwierige Arbeiten, Haltungen und kleine
Stöße zumuten, deren Auswirkungen nicht folgen-
los bleiben. Sie bevorzugt die Vorbeugung, eine
regelmäßige, prophylaktische Kontrolle und wartet

nicht, bis Schmerzen auftreten und eine Krisensituation anzeigen.

Einige Anmerkungen

Der menschliche Körper funktioniert wie eine Einheit

1. Der Körper ist einerseits extrem widerständsfähig und andererseits sehr feinfühlig. Er reagiert augenblicklich auf jede noch so winzige Korrektur und antwortet meistens mit einer größeren Beweglichkeit.

2. Der menschliche Körper funktioniert wie eine Einheit, es gibt keine Grenzen zwischen den verschiedenen Teilen. Der Informationsfluß verläuft von den Füßen bis zum Kopf und vom Kopf bis zu den Füßen, von innen nach außen und von außen nach innen. Informationen und ihre Weiterleitung sind überlebenswichtig für den Organismus.

3. Der menschliche Körper ist ein Beispiel für Solidarität. Die kleinste Bewegung ist eine wunderbare Teamarbeit, bei der jedes Gelenk, jeder Muskel, jedes Band und jede Sehne ihre Arbeit in Abhängigkeit voneinander gemeinsam verrichten.

4. Der menschliche Körper ist so programmiert, daß er immer versucht, zu überleben. Er ist kein Feind, der Schmerzen schickt, um uns zu ärgern. Wenn es ihm nicht gelingt, mit einer zu starken Spannung fertigzuwerden, oder wenn er auf eine Bewegung nicht vorbereitet ist, so verfügt der Körper über bestimmte Signale, mit denen er unserem Bewußtsein mitteilen kann, daß er sich in einer unangenehmen Lage befindet. Das einfachste dieser Signale ist der Schmerz.

5. Je größer eine Verspannung wird, je mehr sie sich ausbreitet, je mehr sie sich schon auf andere Strukturen auswirkt, desto schwieriger wird es, die eigentliche Ursache zu finden.

6. Der Unterschied zwischen einem leichten Schmerz, einem unerträglichen Schmerz oder gar der Unbeweglichkeit des Armes kann von einem minimalen Druckunterschied auf eine Nervenwurzel herrühren.

7. Es sind nicht so sehr die äußeren Faktoren, die über unser Wohlbefinden bestimmen, sondern mehr unsere persönliche Anpassungsfähigkeit.

8. Eine Übung ist nie aus sich selbst heraus gut oder schlecht, alles hängt ab von demjenigen, der sie ausführt. Zwei Stunden Rudern können ein sehr angenehmes Erlebnis sein. Man muß sich jedoch vor Augen halten, daß eine längere physische Anstrengung für jemanden, der wie Martha untrainiert ist, eine sitzende Tätigkeit ausübt und vierzig Stunden in der Woche vor dem Computer zubringt, eine Überforderung sein kann, während die gleiche Anstrengung für jemand anderen durchaus tolerierbar, vielleicht sogar eine Unterforderung sein kann. Nimmt man zum Beispiel einen Menschen, der körperlich arbeitet, einen Maurer oder Straßenarbeiter, so werden zwei Stunden Rudern für ihn keinen Streß darstellen; wenn jedoch dieser Maurer oder Straßenarbeiter vierzig Stunden in der Woche vor Marthas Schreibtisch zubringen müßte, so wäre es gut möglich, daß es bei ihm zu Schwierigkeiten wie Nackenschmerzen, Schmerzen im Arm, Augen- oder Kopfschmerzen käme.

Nicht so sehr die äußeren Faktoren bestimmen unser Wohlbefinden, sondern unsere Anpassungsfähigkeit

Psychoanalyse und Physioanalyse

Die Psychoanalyse versucht, den Ursachen psychischen Leidens auf den Grund zu kommen. Nach Freud besteht ihre Aufgabe darin, in der Vergangenheit nach Situationen zu suchen, die Angst- oder

Schuldgefühle ausgelöst haben und traumatische
Ereignisse darstellen, welche jedoch in unser Unterbewußtsein verdrängt worden sind. Diese, in unserem Unterbewußtsein abgespeicherten Erfahrungen formen die Persönlichkeit eines Menschen.
Jahre später können diese alten Konfliktsituationen
zu Neurosen führen.

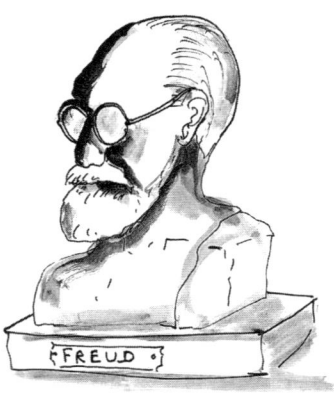

Die Theorien Freuds haben den unbestreitbaren
Verdienst, die Tür zu einer neuen Welt geöffnet zu
haben. Sie lassen uns die Entwicklung der menschlichen Persönlichkeit verstehen. Freud, Winnicott
und Bettelheim haben auf beeindruckende Weise
gezeigt, welche entscheidende Rolle die Zeit der
frühen Kindheit dabei spielt.

Physioanalyse ist   Ich verwende den Begriff Physioanalyse parallel zu
Analyse des   dem der Psychoanalyse, um darzustellen, daß das
Körpers   physiologische Funktionieren von ähnlich großer
Bedeutung ist wie das Funktionieren der Psyche.
Der Begriff Physioanalyse definiert ein Beobach-
tungsfeld, dessen Ziel die Analyse des Körpers ist.
Wenn die Physiologie laut Wörterbuch definiert
wird als »Das Studium der organischen Funktionen,

durch die das Leben sich organisiert und erhält«, so
besteht die Arbeit des Physioanalytikers darin, die
Signale des Körpers aufmerksam zu beobachten, zu
verstehen und zu interpretieren.

Der menschliche Körper registriert alle physischen
Erfahrungen. Jeder Sturz, jeder falsche Schritt, jede
falsche Bewegung werden vom Nervensystem, den
Muskeln, den Bändern und Sehnen registriert und
bilden so eine Art physiologische Geschichte des
Körpers, in der alle von frühester Jugend an durchlebten Erfahrungen aufgezeichnet werden. Auf
diese Weise entsteht physiologisches Unterbewußtsein – eine Sammlung von Daten und Mustern, die
dem Körper zwei wesentliche Funktionsarten ermöglicht:
– einerseits die Fähigkeit, automatische Reflexe zu
programmieren, wie zum Beispiel Anpassung an die
Schwerkraft, Gehen, Laufen und mit einem Mini-
mum an Aufwand und Streß die Bewegungen des
täglichen Lebens auszuführen.
– andererseits die Fähigkeit, sich wirksamer, schneller und harmonischer anpassen zu können, wenn er
sich neuen Situationen gegenübergestellt sieht: Zum
Beispiel die Eiger-Nordwand zu erklettern, Stabhochsprung zu machen, einen perfekten Golfschlag
auszuführen oder einen Rückhandreturn im Tennis.

Der menschliche Körper registriert alle physischen Erfahrungen

Der Stabhochspringer trainiert seinen Körper, sam-
melt Erfahrungen, um schließlich eine Kette von
Bewegungen ausführen zu können, deren Perfektion sich darin zeigt, daß er eine Höhe von mehr als
fünf Metern überspringt. Um diesen Sprung ausführen zu können, müssen auch die kleinste Sehne
und der kleinste Muskel noch in optimaler Weise
zusammenarbeiten. So kann beispielsweise eine ge-
ringe Beeinträchtigung der Beweglichkeit im Ge-

lenk des großen Zehs genügen, den Versuch des
Athleten zum Scheitern zu bringen, weil dadurch
die Kraft im Sprungfuß nicht groß genug ist.

Eine anomale Spannung des kleinen Muskels
unter dem Schlüsselbein kann jede Aussicht auf
Erfolg zunichte machen, weil dieser kleine Muskel
die Beweglichkeit des Schlüsselbeins kontrolliert,
dieses wiederum steht in Verbindung mit dem
Schulterblatt, jenes mit dem Oberarmbein. So
hängt von einem einzigen kleinen Muskel die
Beweglichkeit des gesamten Schultergürtels ab.

Natürlich hat auch ein stärkerer Muskel, wie der
Schulter- oder der Brustmuskel, einen Einfluß auf
das Funktionieren des gesamten Körpers. Wir betrachten mit Absicht einen kleinen, unbedeutenden
Muskel, um zu zeigen, daß es im menschlichen Körper – um in der Filmsprache zu sprechen – weder
Nebendarsteller noch Stars gibt, der große Deltamuskel in der Schulter also keine größere Rolle

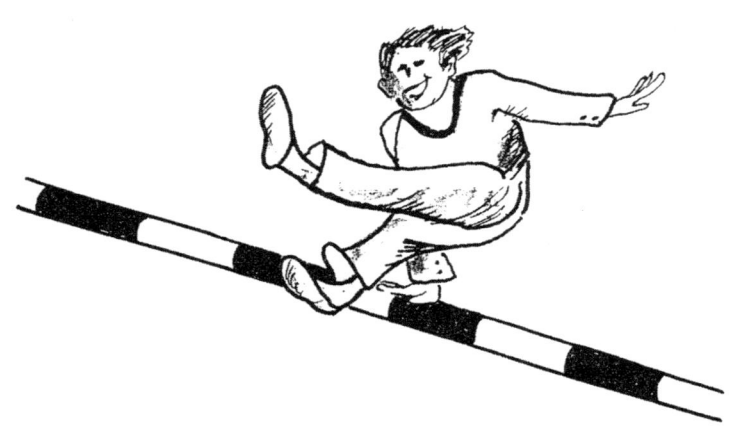

spielt als die anderen kleinen Muskeln. Das richtige
Funktionieren auch des kleinsten Bandes, der kleinsten Sehne, des geringsten Muskels oder Gelenks
bedingt die Leistungsfähigkeit des Ganzen.

Nun verstehen wir, daß schon die geringste Bewegung des kleinsten Gelenks im kleinen Zeh eine
wunderbare Teamarbeit ist, eine noch größere ist
natürlich die des gesamten Fußes mit seinen 26
Knochen, 107 Bändern und 19 Muskeln.

Aber es wird noch komplizierter, denn es gibt
zwei Füße, die sich die Arbeit teilen, die miteinander
kommunizieren, die auf jedes Steinchen so gut wie
möglich reagieren und sich abstimmen müssen. Und
dann gibt es natürlich auch noch die Beine, die
Arme...

Unser Körper ist ein Beispiel für eine wunderbare Teamarbeit, er ist eine Art Orchester bestehend
aus 206 Knochen, 650 Muskeln und 68 Gelenken,
die sich, so gut es irgend geht, abstimmen müssen,
damit wir fünf Meter hoch springen, laufen oder
den Staubsauger bewegen können. Man darf auch
nicht vergessen, daß sämtliche Mitglieder dieses Or-
chesters essen, trinken, atmen und verdauen müssen, und so kann man sich leicht die Vielzahl von
Parametern, von Verbindungen und Wechselbeziehungen vorstellen, die das Leben erst möglich machen und deren ungeheure Komplexität unseren
Respekt fordert.

*Unser Körper ist
Beispiel für wun-
derbare
Teamarbeit*

Um eine bestimmte Arbeit leisten zu können, sei
es nun einen Hochsprung auszuführen, eine Berg-
tour durchzustehen, ein Boot zu rudern oder Golf
zu spielen, eine fünf Kilo schwere Einkaufstasche
nach Hause zu schleppen oder 40 Stunden in der
Woche vor einem Computer zu sitzen: Jede einzelne
Struktur muß sich beteiligen und ihr Wissen und
ihre Erfahrung einbringen.

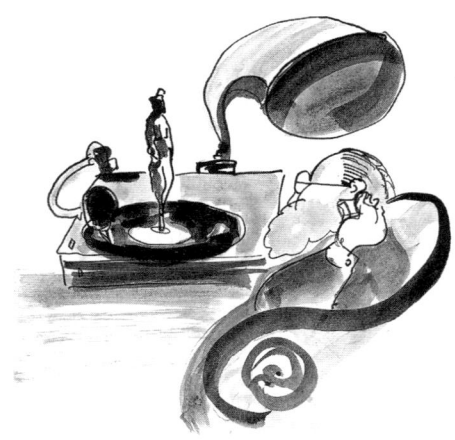

Wissen ist das Ergebnis der Erfahrung

Wenn Sie an der Richtigkeit dieser Aussage auch nur den geringsten Zweifel haben, so sollten Sie eine Sporthose anziehen, eine Stange nehmen und die Meßlatte auf eine angemessene Höhe legen. Für jemanden, der unerfahren ist, wird der erste Versuch unweigerlich zu einem Mißerfolg führen, und eine falsche Bewegung oder ein Sturz werden am nächsten Tag Muskelverspannungen und vielleicht einige Schmerzen auslösen. Wenn Sie sich entschließen, weiterzumachen, werden Sie beim nächsten Versuch von den Erfahrungen des ersten profitieren und so weiter, bis es Ihnen gelingt, sich in die Höhe zu schwingen. Die Erfahrungen werden Ihnen helfen, bestimmte Bewegungsabläufe zu erlernen, und bald werden Sie behaupten können, das Stabhochspringen zu beherrschen. Sind aber wirklich Sie es, der das Stabhochspringen beherrscht?

Erfahrungen helfen, bestimmte Bewegungsabläufe zu erlernen

Sind Sie es, der gelernt hat, die exakt nötige Spannung Ihrer Achillessehne im rechten Sprungfuß zu berechnen? Wenn Sie wirklich denken, daß Sie selbst es sind, der alles unter Kontrolle hat, so

sagen Sie mir doch bitte, wieviele Kilo Druck Sie
anwenden wollen. Bevor Sie sich in die Luft erheben, sind da wirklich Sie es, der fähig ist, den Grad
der Beweglichkeit jedes einzelnen Wirbelgelenks
zu berechnen?

Nein, natürlich nicht. Die einfachste Bewegung,
sei es das Ergreifen einer Gabel, die neben einem
Teller liegt, ist der Ausdruck einer Vielzahl von
Wechselbeziehungen, deren einzelne Elemente un-
glaublich komplex sind. Die kleinste Bewegung erfordert die Beteiligung einer solchen Vielzahl von
Spielern, daß sowohl unser Bewußtsein als auch
unser Wille nicht in der Lage sind, diese zu diri-
gieren.

Es ist die Intelligenz unseres Körpers, die die Beziehungen der einzelnen Muskeln zueinander steuert, die anzuwendende Spannung festlegt und die
für diese oder jene Bewegung notwendige Energie
bereitstellt oder die Dehnung dieses oder jenes Bandes festlegt. Die gleiche angeborene Intelligenz
steuert alles, was sich unserem Bewußtsein entzieht,
das heißt, sie steuert die Gesamtheit der physiologischen Vorgänge, wie zum Beispiel die Umwandlung
eines Steaks mit Pommes frites in Zellen.

Das physiologische Unterbewußtsein ist eine
Datenbank, eine Sammlung von Erfahrungen. Sie
ermöglicht, daß wir uns aufrecht halten, gehen, einen Gegenstand ergreifen, in die Höhe springen,
vierzig Stunden in der Woche in sitzender Haltung
verbringen und 50 000 km im Jahr ein Auto steuern
können, mit all den damit verbundenen Vibrationen
und einer unvorstellbar großen Vielzahl Mikrotrau-
mata; daß wir einen Ball werfen oder bei einem
Wind von 25 Knoten windsurfen können.

In der Psychoanalyse hat Freud gezeigt, daß die
Wortwahl eines Patienten Rückschlüsse auf sein

*Die Intelligenz
des Körpers steu-
ert die
Beziehungen der
einzelnen
Muskeln*

Unterbewußtsein erlaubt, das er das »ES« nennt.
Die Interpretation der Träume, der verpaßten
Handlungen und der Fehlleistungen gibt ebenfalls
Das Hinweise auf das »ES«; so viele Zeichen, die es er-
Unterbewußtsein lauben, einen Zugang zum Unterbewußtsein zu be-
enthält kommen. Dieses enthält die Erfahrungen aus der
Erfahrungen aus Vergangenheit, die der Analytiker versucht, wieder
der Vergangenheit ins Bewußtsein zu holen, um sie vom »ICH«, das
das Bewußtsein darstellt, interpretieren zu lassen.
Freud mißtraut dem Rationalen, das den Zugang
zum Unterbewußtsein versperrt.

In der Physioanalyse verhält es sich genauso. Die
Summe der gesammelten Erfahrungen, die Kompetenz der verschiedenen Teilnehmer spiegeln sich in
der Fähigkeit, die Muskelspannung zu halten, in einer gewissen Haltung, in einem bestimmten Gang
und einer gewissen Beweglichkeit wider. Sie spiegeln die Geschichte und die Einzigartigkeit eines jeden Menschen wider.

Wenn wir zugestehen, daß jeder Mensch einzigartig ist, wie ist es dann möglich, zwanzig Leute in
einem Raum zusammenzupferchen und sie eine für
alle gleiche Wirbelsäulengymnastik machen zu lassen? Wie kann man Menschen das gleiche Schmerzmittel oder das gleiche Antibiotikum verschreiben,
deren physiologische Grundbedingungen ganz verschieden sein können? Wäre es denn vorstellbar, in
der gleichen Mathematikstunde vierjährige Kinder,
fünfzehnjährige Jugendliche und Erwachsene gemeinsam zu unterrichten?

Die Genauso sicher wie die Wortwahl einen Gedan-
Muskelspannung ken ausdrückt, der aus der Tiefe des Unterbewußt-
gibt Auskunft über seins kommt, gibt die Muskelspannung Auskunft
das physiologische über das physiologische Unterbewußtsein. Der
Unterbewußtsein Körper spricht, bei jeder Bewegung erzählt er uns
seine Geschichte. Wenn wir die Haltung eines
Sportlers betrachten, ist es uns möglich, zu sagen,

ob es sich um einen Hochspringer oder einen Läufer handelt, einen Diskuswerfer oder einen Fußballspieler. Wenn man versucht, den Gang zu analysieren, erzählt jeder Schritt von jedem Hinfallen im Alter von sechs Monaten, in der Wachstumsphase, bis hin zu jenem Sturz vom Baum, nach dem man beim Aufstehen seinen Kameraden zugerufen hat: »Ich habe mir nicht wehgetan!«

Man erkennt die Folgen des Autounfalls, von dem Sie schon oft erzählt und dabei nie vergessen haben zu sagen: »Ich habe Glück gehabt, ich habe nichts abbekommen!« Ihr Körper hat nichts vergessen, jede Information wird gespeichert, registriert, klassifiziert und auf der Ebene des physiologischen Unterbewußtseins, des »ES«, in einem Register abgelegt, ob Sie es wollen oder nicht.

Kein Stoß, kein Unfall, kein Streß bleibt ohne Auswirkung.

Genauso wie plötzlich Neurosen auftauchen können, aufgrund einer Erfahrung der Schuld oder Angst, die zwanzig Jahre zurückliegt, können ein Ischiasschmerz, ein Rückenleiden, eine Periarthritis im Schultergelenk oder ein Karpaltunnelsyndrom Jahre nach einem Trauma auftreten, bei dem Sie »nichts abbekommen haben«. Dieses ursprüngliche Trauma hat den Körper dazu gezwungen, ganz verschiedene Arten von Kompensationen einzugehen. So kann zum Beispiel nach einem Autounfall oder einem Sturz auf der Straße die einzige Information, die unser Bewußtsein erreicht, in einigen blauen Flecken oder ein paar Beulen bestehen, die sich einige Tage später zeigen.

Dies bezeichnen wir fälschlicherweise als »Nichts«. Weder in der Physiologie noch in der Physik gibt es ein »Nichts«. Sie können sich den Spaß machen, das vor ihnen stehende Glas mit einem Messer anzustoßen. Dieser einfache Schock

Die Physiologie kennt kein »Nichts«

wird die Moleküle im Wasser in Bewegung bringen,
ohne daß sich der äußere Aspekt des Wassers verändert. Wenn Sie einen Kieselstein in eine ruhige
Pfütze hineinwerfen, reagiert das Wasser mit sich
kreisförmig ausbreitenden Wellen. Einige Sekunden
später ist es wieder ganz ruhig, so als wäre nichts gewesen. Aber heißt das auch, daß nichts passiert ist?
Heißt das, daß diese kleinen Wellen nicht die Frö-
sche, die Fische, die Libellen oder andere Insekten
gestört haben?

Unser Körper ist
permanent
Zwischenfällen
ausgesetzt, an die
er sich anpassen
muß

Unser Körper ist permanent Zwischenfällen oder
Unfällen ausgesetzt, an die er sich seinen Fähigkeiten
entsprechend bestmöglich anpassen muß. Ein Sturz,
eine falsche Bewegung, eine ungewöhnliche Anstrengung können in einem bestimmten Bereich zu
einer Verletzung führen. Nehmen wir zum Beispiel
ein Beckengelenk, das durch einen einfachen Sturz
auf den Hintern bei Glatteis schon ein wenig von seiner Beweglichkeit verloren hat. Der Körper beschließt, uns wegen solch einer Kleinigkeit nicht zu
beunruhigen, er läßt das andere Beckengelenk ein
wenig mehr arbeiten, die Bandscheibe im fünften
Wirbelgelenk wird einen geringfügig höheren Druck
ertragen müssen, aber wir werden nichts davon mer-
ken, denn wir können weiter funktionieren, ohne
daß uns etwas wehtut und ohne spürbare Beeinträchtigung unserer Beweglichkeit. Einige Zeit später, als wir gerade dabei sind, hinter einem Möbel-
stück Staub zu saugen, was eine etwas schwierige
Bewegung erfordert, kann es sein, daß das beim Sturz
auf dem Glatteis verletzte Hüftgelenk diese Bewegung nicht ausführen kann und uns diese relative
Unfähigkeit in Form von Schmerzen mitteilt, die Sie
zu der Aussage veranlassen: »Alles war bestens. Ich
habe mir nur beim Staubsaugen wehgetan, oder beim
Rasieren, in der Dusche oder beim Schuhebinden.«

Natürlich war das Staubsaugen oder eine andere unerhebliche Bewegung der Auslöser für die Schmerzen, aber die Bedingungen dafür waren seit Wochen oder Monaten günstig – seit Ihrem Sturz auf dem Glatteis.

Wir verstehen nun die große Bedeutung der Vorsorge und der Früherkennung besser, durch die man dem Beckengelenk gleich nach dem Sturz hätte helfen können, seine normale Beweglichkeit wiederzuerlangen. Somit hätte vermieden werden können, diesem Gelenk eine Arbeit abzuverlangen, die es an die Grenze seiner Möglichkeiten brachte.

Schmerzen sind keine Strafe Gottes, sie sind der Ausdruck einer bestimmten Situation. Schmerzen sind Informationen, die das »ES«, das physiologische Unterbewußtsein, dem »ICH«, unserem Bewußtsein, mitteilt.

Schmerzen sind Informationen

Wir dürfen nicht unbedeutende, alltägliche Bewegungen verantwortlich machen, denn wenn sie es wirklich wären, wären wir bei jeder Rasur oder Dusche blockiert.

Es sind nicht so sehr die äußeren Faktoren, die zählen, es ist vor allem unsere innere Fähigkeit, eine befriedigende Antwort auf die verschiedenen täglichen Belastungen zu finden.

Wenn ein innerer Bereich verletzt ist, wenn ein Wirbelgelenk seit Wochen oder Monaten die Grenze seiner Belastbarkeit erreicht hat und der Körper dann plötzlich eine etwas kompliziertere Bewegung ausführen muß, kann das Gelenk, das seine Beweglichkeit verloren hat, nicht mithelfen und seine ganze Kompetenz und Erfahrung nicht mit einbringen. Dann beschließt der Körper, die Situation einzufrieren, um größere Schäden zu verhindern, und damit wir besser verstehen, daß die Situation für ihn unerträglich geworden ist, schickt er Schmerzen.

Und was machen wir nun mit diesen Schmerzen?
Was machen wir mit diesen Informationen? Wir
versuchen, uns ihrer so schnell wie möglich zu entledigen, ohne zu versuchen, das Warum und Woher
zu verstehen.

Schmerzmittel
stellen für den
Körper ein
kollossales Risiko
dar

Schmerzmittel betäuben, das heißt sie hemmen
die Weitergabe der Informationen an den Synapsen
zwischen den Neuronen. Diese chemischen Produkte stellen für den Körper ein kollossales Risiko
dar, weil sie einen Faktor beeinträchtigen, der für
uns überlebenswichtig ist: die Weiterleitung von Informationen. Wenn der rechte Fuß nicht mit dem
linken kommuniziert, erscheint es uns logisch, daß
ein Sturz unvermeidlich ist. Wenn uns irgendein
chemisches Produkt ins Gesäß gespritzt wird, das
die Nerven im Rückenmark an ihrer Arbeit hindert,
ist es dann nicht genauso logisch zu denken, daß die
Wirbelsäule in ihrer Gesamtheit in Gefahr ist? Es
geht hier nicht darum, die Anwendung von
Schmerzmitteln systematisch zu verdammen, sondern den Wert ihrer systematischen Anwendung in
Frage zu stellen.

Die Physioanalyse ist eine Kunst
und eine Wissenschaft

Physioanalyse
bedeutet Studium
der Körpersprache

Physioanalyse bedeutet Studium der Körpersprache. Das physiologische Unterbewußtsein spricht,
teilt sich mit, lange bevor es unser Bewußtsein in
Form von Schmerzen anschreit.

Die Entschlüsselung dieser Informationen ist
eine Kunst und eine Wissenschaft zugleich. Allen
Psychoanalytikern ist es bekannt, daß ein Patient
stundenlang reden kann, ohne etwas auszusagen,
weil er zu beschäftigt ist, um nachzudenken. Dies
erklärt manchmal die lange Dauer einer Therapie,

die sich über Monate oder sogar Jahre hinziehen kann. Wenn der Patient bewußten Zugriff auf die Information hätte, die sein Leben so stark beeinflußt hat, daß sie sein Leiden verursacht, so wäre wahrscheinlich eine einzige Behandlung ausreichend. In der Psychoanalyse wird eine individuelle Annäherung an ein Problem erreicht, im Gegensatz zur Psychologie, die standardisiert und das menschliche Verhalten oft mit mathematischen und statistischen Mitteln nach eingeschränkten Normen zu erklären versucht.

Im Gegensatz zu vielen Therapeuten versucht der Physioanalytiker nicht, über den Körper zu bestimmen oder die Natur zu beherrschen. Er hört lediglich dem Körper zu, der fähig ist, unbewußt Informationen mitzuteilen, die seine Geschichte erzählen.

Der Physioanalytiker versucht nicht, über den Körper zu bestimmen

Der Physioanalytiker muß lernen, zu beobachten, eine Situation zu bewerten, indem er die Haltung betrachtet, und zwar nicht nur die statische, im Stehen oder im Liegen, sondern genauso die dynamische. Er muß auch den Gang und die Art, wie sich jemand hinsetzt oder aufsteht, beobachten, denn schon die kleinste Bewegung gibt Aus-

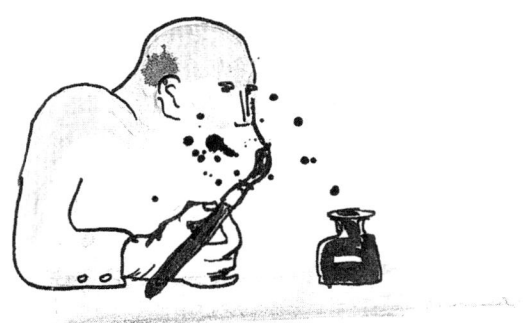

kunft darüber, wie gut der menschliche Körper
funktioniert. Diese physioanalytische Studie kann
sehr viele Informationen liefern, vorausgesetzt, der
Beobachter ist fähig, unvoreingenommen wie ein
Künstler zu schauen, der vor seiner weißen Leinwand sitzt und nie im voraus weiß, was sein Bild
aussagen wird. Denn es ist unmöglich, das Ergebnis der Wechselwirkungen zwischen dem Weiß,
den Farben, den Formen und dem unbewußten
subjektiven Empfinden bewußt vorauszusagen.

Wenn man in gleicher Weise nur den vierköpfi-
gen linken Beinmuskel beobachtet, so erlaubt dies
keine Rückschlüsse darauf, in welcher Verbindung
dieser Muskel mit seinem Gegenstück im rechten
Bein oder mit den Gesäßmuskeln steht. Jeder Patient ist ein Kunstwerk, das es zu entdecken gilt. Bei
einer simplen Ischiasreizung können verschiedene
Therapien Erleichterung bringen, aber man kann
nie ihre Ursache behandeln, solange das physiologische Unterbewußtsein sein Geheimnis nicht
preisgegeben hat. Der menschliche Körper betrügt
nicht, verbirgt nichts und lügt nicht, denn die
Qualität der Kommunikation, mit der die Informationen verbreitet werden, die in seinem Inneren
fließen oder von außen hineinströmen, bestimmt
über das Leben.

*Der menschliche
Körper verbirgt
nichts*

Als ich einmal die Zähne eines etwa vierzigjährigen
Mannes betrachtete, ertappte ich mich dabei, daß
ich ihn fragte, ob er im Alter von vierzehn Jahren ein
großes emotionales Problem gehabt habe.

Der Mann sah mich ohne Erstaunen an und antwortete ohne zu zögern: »Ich war vierzehn Jahre alt,
als mein Vater unsere Familie verlassen hat, wie
können Sie so etwas wissen?«

»Ich konnte es nicht wissen, ich weiß es von
Ihren vorderen Backenzähnen.«

Die Zähne, die Muskeln, die Haltung des Kopfes, die Höhe einer Schulter, sie alle sprechen und erzählen ihre einzigartige Geschichte.

Bevor man zu verstehen versucht, ist es wichtig, alle Erfahrungen aus der Vergangenheit, alle Überzeugungen, alle Prioritäten, alle Vorurteile zu vergessen, um den Menschen, den man vor sich hat, mit ganz neuen Augen betrachten zu können, denn jeder Mensch ist einzigartig. Wir müssen die Unschuld wiederfinden, die die Mutter der Neugier ist, damit es uns gelingt, leichter eine Neigung des Kopfes, einen rechten Schritt, der länger ist als ein linker, eine auf einer Seite ein wenig höhere Schulter, ein Taillendreieck, das, verglichen mit seinem Partner, etwas verkleinert ist, zu bemerken. Wir müssen lernen, einen etwas flacheren Fuß, ein nach innen zeigendes Knie, eine auf einer Seite etwas weniger hohe Augenbraue, eine einseitig abgeflachte Stirn oder eine Fehlstellung der Zähne zu erkennen, denn jeder Teil des Körpers erzählt seine eigene Geschichte in einem eigenen Zusammenhang.

Wir müssen die Unschuld wiederfinden

So wie ein Künstler weiß, daß die Technik alleine nicht ausreicht, müssen wir noch weitergehen, denn es reicht vielleicht noch nicht aus, mit den Augen und dem Verstand zu beobachten; vielleicht ist es außerdem notwenig, auch mit dem Herzen zu schauen.

»Dort, wo der Geist nicht mit der Hand zusammenarbeitet, gibt es keine Kunst.«
Leonardo da Vinci

Sie können zum Beispiel der Meinung sein, daß das Leben schön sei, daß alles gutgehe, bis auf den Tennisellenbogen am rechten Arm, der seit vier Wochen schmerzt. Gleichzeitig ist es möglich, daß das Unterbewußtsein des linken Knies das Leben gar nicht

besonders schön findet, weil es bei jedem Schritt
fünfzig Gramm mehr Druck aushalten muß als sein
Partner auf der rechten Seite, was sich in wenigen
Monaten auf mehrere Tonnen summiert.

*Gut beobachten
heißt, den
Unterschied zu
erkennen; noch
besser beobachten
heißt, die Ursache
zu verstehen*

Gut beobachten heißt, den Unterschied in der
Arbeit der beiden Kniegelenke zu erkennen, selbst
wenn der Patient sich nicht darüber beklagt. Noch
besser beobachten heißt, versuchen zu verstehen,
was diesen unterschiedlichen Druck verursacht.
Wenn sich ein Therapeut damit zufrieden gibt, dem
rechten Ellenbogen mit Spritzen, Massagen, Salben
oder Elektrotherapie Erleichterung zu verschaffen,
dann profitiert das rechte Ellbogengelenk von dieser Therapie, zeitweilig. So ist es gut möglich, daß
sich dieser Patient, da er mit der Behandlung zufrieden war, sechs Monate später wiederum bei diesem
Therapeuten vorstellt und über die gleichen Symptome klagt wie einige Monate zuvor.

Worin besteht die Verbindung zwischen dem linken Knie und dem rechten Ellbogen? Sie sind genauso eng miteinander verbunden wie die Finger einer Hand, keiner macht je einen Schritt ohne den
anderen. Glauben Sie nicht, daß dies ausreicht, eine
Verbindung herzustellen?

Die Physioanalyse ist eine Wissenschaft, denn es ist
wichtig, sich in der Anatomie, in der Physiologie
und in der Pathologie auszukennen, damit man sich
nicht in der Ursache von manchen Schmerzen irrt.
Wir ziehen das Wort Analyse dem Wort Diagnose
vor, denn das Wort Diagnose schließt die Vorstellung des »Wissens« ein, und dies erscheint uns an-
maßend zu sein. Was wissen wir schon im Vergleich
zu dem, was wir nicht wissen? Wer kann von sich
behaupten, etwas zu wissen? Die kleinste lebende
menschliche Zelle ist intelligenter als alle Wissenschaften der Welt zusammen. Kann zum Beispiel ein

Professor für Biochemie, der dreißig Jahre seines
Lebens damit verbracht hat, die Chemie des Körpers zu studieren, den Salzgehalt seines Blutes besser steuern, als sein Hausmeister dies bei seinem
Blut kann? Natürlich nicht, denn es ist nicht die Intelligenz unseres Bewußtseins, die den Salzgehalt
des Blutes reguliert, es ist die Intelligenz unseres
Körpers. Das Wort Diagnose erscheint uns zu eingeschränkt, wenn man es im wörtlichen Sinn als
»Wissen über etwas« verwendet. Das Wort Gnosis
oder Erkenntnis ist laut Wörterbuch in vergangenen
Zeiten »eine esoterische, religiöse Doktrin (gewesen), die auf einer inneren Erleuchtung basierte und
es ihren Anhängern ermöglichte, leichter als andere
›einfache‹ Gläubige, Zugang zu Erkenntnissen des
Göttlichen und des Heils zu erlangen«. Es gab
tatsächlich eine Zeit, in der eine Elite behaupten
konnte, den Schlüssel zum Wissen und den Schlüssel zum Heil zu besitzen. Das lag jedoch daran , daß
sie lesen konnte und die anderen Leute nicht. Heute
spricht diese Elite nicht mehr Latein, und es gibt
viele Leute, die lesen können und die sich, wenn ihre
eigene Gesundheit in Gefahr ist, nicht einfach mit
der passiven Rolle des simplen Gläubigen zufriedengeben wollen.

Freude und Schmerz

Psychoanalyse und Physioanalyse haben den gleichen Ansatz in ihrem Bemühen, den Menschen besser verstehen zu können. Beide Annäherungsweisen
beschäftigen sich vor allem mit dem Unausgespro-
chenen. Es gibt keine Schranke zwischen Psyche
und Physis. Das Unterbewußtsein ist der Bewahrer
vergangener Erfahrungen, es gibt kein physisches
Trauma, das sich nicht in unsere Psyche einschreibt.

*Es gibt keine
Schranke
zwischen Psyche
und Physis*

Ein psychisches
Trauma wird eine
physische
Reaktion nach
sich ziehen

Wir können sogar so weit gehen, zu vermuten, daß ein psychisches Trauma eine physische Reaktion nach sich ziehen wird, denn es ist unmöglich, das Zusammenwirken und die Einheit des Ganzen abzustreiten.

Physiologisches und psychisches Unterbewußtsein sind ein einziges Unterbewußtsein, das sich mit der Tinte der Freude und des Schmerzes in das Leben einschreibt.

Die Spuren des Ruderbootes

Martha hatte sechs Monate lang Schmerzen in ihrem Arm. Sie allein kennt den empfundenen Schmerz, sie allein kann den Grad der daraus entstandenen Behinderung ermessen, ihre Enttäuschung, ihre Ängste, sich nicht von dieser Krankheit befreien zu können, die sich auf ihre Arbeit, ihre Familie, ihr Leben auswirkt. Begeistert von der Geschwindigkeit, mit der ein so spektakuläres Ergebnis erzielt werden konnte, hat Martha versucht, herauszufinden, welche Kosten die vorangegangenen Untersuchungen und Behandlungen in den letzten sechs Monaten verursacht hatten. Aufgrund ihrer Nachforschungen konnte sie mir eines Tages sagen, daß ich nicht teuer genug sei. Die Summe der Kosten für Arztbesuche, Röntgenaufnahmen, Computertomographie, Medikamente, Massagen, Krankengymnastik und Kur addierte sich auf beachtliche 11 850 DM. Die verlorene Zeit war darin natürlich noch nicht enthalten.

Die Behandlung
der Symptome
verursacht hohe
Kosten

Die Behandlung der Symptome verursacht hohe Kosten.

Man sollte noch darauf hinweisen, daß diese Summe von der Krankenkasse bezahlt wurde, die von ihren Mitgliedern Beiträge erhebt, deren Höhe

von den entstandenen Kosten abhängen, die man
fälschlicherweise Kosten der Gesundheit nennt, obwohl es sich tatsächlich um Kosten der Krankheit
handelt. Die verschiedenen Ärzte wurden bezahlt,
obwohl ihre Arbeit nicht den erwarteten Erfolg
brachte. Medikamente wurden geschluckt, verdaut
und, mit etwas Glück, vielleicht sogar wieder ausgeschieden.

Überlegungen

Es genügt eben nicht, mit aller Kraft Stabhochspringen zu wollen, um es dann auch zu können, oder mit
aller Kraft einen Golfschlag von 230 Metern ausführen zu wollen, in der Annahme, daß es gelänge.
Es reicht nicht, Millionär werden zu wollen, und
schon wird man es. Genauso reicht auch der Wille,
sich von hartnäckigen Schmerzen befreien zu wollen, nicht aus, sie zum Verschwinden zu bringen.
Man muß versuchen, die Hintergründe zu verstehen
und sich dadurch die Mittel verschaffen, das gesteckte Ziel zu erreichen. Jeder einzelne menschliche
Körper ist der fähigste Arzt der Welt, jeder Mensch
kann Stabhochsprung machen, ein guter Golfspieler
werden, Millionär werden oder zwei Stunden rudern, ohne daß dies die Gesellschaft 11 850 DM kostet. Unsere Behandlung hat nur 1000 DM gekostet,
was in unserer Wettbewerbsgesellschaft ein Fehler
ist, wo das Teuerste auch als das Beste gilt.

    Statt Milliarden auszugeben, um gegen die
Krankheit zu kämpfen, wäre es vielleicht klüger,
den Menschen zu helfen, daß sie ab der frühsten Jugend ihren Möglichkeiten entsprechend am besten
leben können, denn in jedem einzelnen steckt eine
Sportskanone, ein Wissenschaftler, ein Millionär,
ein Held oder ein künstlerisches Genie.

*Man muß versu-
chen, die
Hintergründe zu
verstehen*

So, wie man den Gang als eine Folge von vermiedenen Stürzen definieren kann, kann man Gesundheit als eine Folge von vermiedenen Krankheiten definieren.

Gesundheit und
Wohlbefinden sind
kein statischer
Zustand

Gesundheit und Wohlbefinden sind kein statischer, festgeschriebener Zustand, sondern das dynamische Resultat einer Vielzahl von psycho-physiologischen Handlungen. Diese Dynamik ist bei jedem eine andere. Gesundheit und Wohlbefinden sind unsere eigene Antwort auf eine Vielzahl herausfordernder Kräfte. Es ist Mode geworden, diese Kräfte, die Bedingungen, die äußeren Faktoren für das Wohlbefinden verantwortlich zu machen; zum Beispiel für gewisse Schmerzen das Wetter – egal, wie es ist; das Auto für die Rückenprobleme; den Streß des modernen Lebens für die Aggressivität; die bösen Mikroorganismen für die Krankheit. Die Leute schimpfen auf den Arbeitsmarkt, weil sie keine Arbeit haben; ihr unzureichendes Glück, weil sie immer noch nicht im Lotto gewonnen haben; und auf ihren Ehepartner, wegen ihres traurigen Lebens.

All diese Rechtfertigungsversuche sind jedoch nichts weiter als Ausflüchte und der Ausdruck der Weigerung, den Tatsachen ins Gesicht zu sehen.

– Wenn das Wetter schuld ist an den Schmerzen, warum tut jemand anderem dieses Gelenk dann nicht auch weh? Warum schmerzen nicht alle Gelenke? Wenn es wirklich am Wetter liegt, warum beschwert sich der Nachbar nicht? Und alle anderen Einwohner in Ihrem Viertel?

– Wenn es der Streß des modernen Lebens ist, der aggressiv macht, warum gibt es dann nicht von morgens bis abends Straßenkämpfe?

– Wenn die Rückenschmerzen vom Autofahren kommen, warum schließen sich dann nicht alle Autofahrer zusammen, um das Auto auszurotten?

– Wenn wirklich die Mikroorganismen die Krankheiten verursachen und diese Mikroorganismen durch den Speichel oder das Blut übertragen werden, bedeutet das dann nicht, daß bereits Adam und Eva nicht nur Tuberkulose hatten, sondern bereits auch Aids?

Pasteur hat sein ganzes Leben dem Studium der Mikroorganismen gewidmet, um abschließend zu der Erkenntnis zu gelangen, daß diese Mikroorganismen nicht das wichtigste sind, denn er versicherte: »Der Wirt ist alles.«
Unsere Gesellschaft hat es vorgezogen, den Mikroorganismen den Krieg zu erklären, statt sich um die Wirte zu kümmern.

Nicht durch das Verbot, Auto zu fahren, werden wir die Rückenschmerzen beseitigen, und selbst wenn wir die Ruderboote abschaffen, wird das Karpaltunnelsyndrom nicht verschwinden, oder nach der Abschaffung der Staubsauger die Hausfrau keinen Hexenschuß mehr bekommen. Es reicht nicht aus, die Drogen für illegal zu erklären, damit es keine Drogen mehr gibt, oder die Zahl der Gefängnisse zu erhöhen, damit die Kriminalität verschwindet.
Auch durch eine größere Anzahl Krankenhäuser wird die Krankheit nicht beseitigt. Es sind nicht so sehr die äußeren Faktoren, die zählen, es ist vor allem die individuelle Antwort, die jeder einzelne Mensch aus seinem Inneren heraus geben kann.
Es ist höchste Zeit, mit der Hexenjagd aufzuhören und sich endlich näher damit zu befassen, wie sich die Abwehrkräfte und die Anpassungsfähigkeit des einzelnen Menschen erhöhen lassen.

Es ist die individuelle Antwort, die zählt

Die Schlüssel zur   Die Schlüssel zur Gesundheit sind verfügbar, sie
Gesundheit   heißen:

– Früherkennung
– Prophylaxe
– Prävention
– Nachsorge

Diese Methoden, die wir als postmodern bezeichnen können, sind in der Lage, eine Art Neuprogrammierung des physiologischen und psychischen Unterbewußtseins zu bewirken.

Eine Überzeugung, eine Denkweise zu ändern oder ein paar Grad mehr an Beweglichkeit an der richtigen Stelle zu erreichen, kann einen so großen Einfluß haben, daß er über Unglück und Krankheit oder Glück und Wohlbefinden entscheidet.

»Der menschliche Körper verfügt über eine große Intelligenz.«
Friedrich Nietzsche

3. Jürgen

Als er meine Praxis betritt, sagt Jürgen:

»Ich weiß nicht genau, ob ich hier richtig bin. Ich bin nicht sicher, ob Sie mir überhaupt helfen können.«

»Im Augenblick weiß ich nicht viel über Sie, Sie selbst wissen bestimmt mehr. Nehmen Sie doch bitte erst einmal Platz.«

»Ich kann niemandem mehr etwas glauben. Ich habe wirklich alles getan und versucht, aber es geht mir nicht besser. Ich bin zu Ihnen gekommen, weil ich nicht mehr weiß, was ich tun soll. Sie sind meine letzte Hoffnung.«

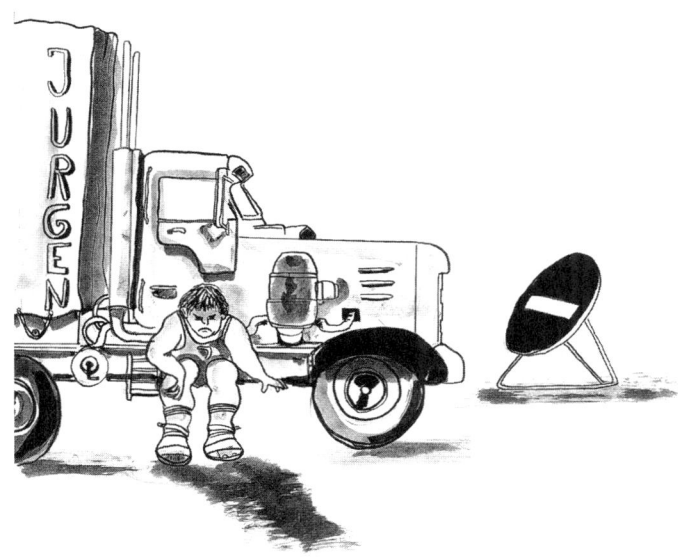

Jürgen ist ein ängstlicher junger Mann. Sein Blick schweift unruhig hin und her, als ob er nach etwas oder jemandem suche. Nach sich selbst vielleicht? Ich erfahre, daß er fünfundzwanzig Jahre alt ist und vor

Jürgen ist ein ängstlicher junger Mann

zwei Jahren eine Bandscheibenoperation zwischen
dem 5. Lendenwirbel und dem Kreuzbein hatte, daß
er immer noch Schmerzen hat, die in den letzten drei
Monaten immer schlimmer geworden sind. Er
schläft schlecht, leidet unter Blähungen, er ist nicht
mehr in der Lage, irgendeinen Sport zu betreiben.
Häufig hat er Kopfschmerzen mit einem Druckge-
fühl hinter den Augen. Jürgen ist 1,75 Meter groß,
wiegt 92 Kilo, seine Haare sind fettig, sein Gesicht
voller Pickel, und der Schweiß steht ihm auf der Stirn.

Als er einen Neurochirurgen aufsuchte, hat dieser die Möglichkeit einer zweiten Operation an der
Wirbelsäule in den nächsten zwei Monaten erwo-
gen, wenn bis dahin Gymnastik und Physiotherapie
nicht zu einer merklichen Besserung geführt haben
sollten. Seit seine Rückenprobleme anfingen, hat
Jürgen nie mehr normal arbeiten können; er war
Lastwagenfahrer im Geschäft seines Vaters.

Analyse

*Im Profil ist
Jürgens
Wirbelsäule zu
gerade*

Während Jürgen sich auszieht, sehe ich mir die neuesten Röntgenaufnahmen an. Sein Becken befindet
sich etwa im Gleichgewicht. Das Pfannendach seiner Hüftgelenke ist etwas zu schwach ausgeprägt.
Im Profil ist die Wirbelsäule zu gerade, die Lordose
der Halswirbelsäule ist nicht harmonisch, und weil
sich die beiden S-Kurven der Wirbelsäule im
Gleichgewicht halten, sich gegenseitig ausgleichen
müssen, ist es nicht verwunderlich, daß auch die
Lendenwirbelsäule zu gerade verläuft.

Er hat große, sehr flache Füße. Ich bemerke, daß
Jürgen die Art von Schuhen trägt, die eigentlich gar
keine sind. Es sind diese Art Latschen, die sich Ge-
sundheitssandalen nennen, aber überhaupt nichts
mit Gesundheit zu tun haben, da die Füße derjeni-

gen, die sie tragen, ihr Leben damit zubringen, sie
nicht zu verlieren. Diese sogenannten Schuhe, in die
man leicht hineinschlüpfen kann, können zwar den
Eindruck von Bequemlichkeit vermitteln, sind aber
so gesund für unsere Füße wie die Angel für den
Fisch. Solche Schuhe geben zu sehr nach, stützen
den Fuß nicht, was dazu führt, daß Haltung und
Statik negativ beeinflußt werden.

Jürgens Haut ist zartrosa, stellenweise rot. Die
Schulterregion und der Halsansatz sind übersät mit
Pickeln. Jürgen fühlt sich nicht wohl in seiner Haut.
Die Knie sind nach vorne gewölbt, der Gang ist
schwer und ruckartig, und sein Kopf bewegt sich
bei jedem Schritt abwechselnd nach rechts und
links. Dieser junge Mann »schleppt sich durch die
Gegend«.

Jürgen fühlt sich nicht wohl in seiner Haut

Im Liegen, noch bevor ich Bein- und Armlängen
vergleiche, bitte ich Jürgen, zuerst das rechte, dann
das linke Bein gerade hochzuheben. Die Beweglichkeit beträgt etwa 35 Grad, ausgehend von der Horizontalen, die der Tisch bildet; dies ist nur etwa ein
Drittel dessen, was man bei einem jungen Mann seines Alters erwarten könnte. Ich teste die Abduktion
der Hüften, indem ich nacheinander seine Beine ab-
spreize und messe auf jeder Seite maximal nur etwa
40 Grad. Auch das ist viel zu wenig.

Beim Abtasten ist die Knieinnenseite am Aus-
gangspunkt des Sartorius, des »Schneidermuskels«,
sehr empfindlich. Die Spanner der Fascia Lata, des
großen Gesäßmuskels an der Außenseite des Ober-
schenkels, diese »Verbindungskabel« zwischen
Hüfte und Knie, sind äußerst hart und verspannt. Die
Region um Hinterkopf und Atlas ist so verkrampft,
daß ich Jürgen bitte, sich aufzusetzen, damit ich die
Beweglichkeit der Halswirbelregion überprüfen
kann. Ich bemerke, daß Jürgen sich beim Aufsetzen
zuerst auf die Seite rollt, was zeigt, daß er nicht nur die

richtige Bewegung gelernt hat, die seinem Rücken ein
Übermaß an Streß erspart, sondern sie auch anwendet. Die Beweglichkeit der Halswirbelsäule ist in allen Richtungen eingeschränkt.

Einige Anmerkungen

*Die Krümmungen
der Wirbelsäule
erzählen die
Lebensgeschichte
eines Menschen*

Die Krümmungen der Wirbelsäule erzählen die Lebensgeschichte eines Menschen, denn sie sind das
Resultat von Anpassungen. Die Krümmung der
Halswirbelsäule oder Lordose, die nach hinten kon-
kav ist, beginnt sich auszubilden, wenn das Kind
mit drei Monaten anfängt, den Kopf hochzuheben.
Bei der Geburt beträgt die Größe des Kopfes ein
Viertel der Körpergröße, im Alter von fünfundzwanzig Jahren nur noch ein Achtel. Der Kopf des
Neugeborenen ist im Vergleich zum gesamten Körper zu schwer. Man muß daher, wenn man das Baby
trägt, den Kopf so lange stützen, bis die Muskeln so
gut aufeinander abgestimmt sind, daß sie dieses Gewicht halten können. Mit achtzehn Monaten ist die
Krümmung der Halswirbelsäule ausgebildet, obwohl die Wirbel noch nicht verknöchert sind.

Mit etwa neun Monaten richtet sich das Baby auf,
etwa im zwölften beginnt es zu laufen, und in dieser
Zeit formt sich die Krümmung der Lendenwirbelsäule. Wenn sie sich an diese Zeit zurückerinnern, haben alle Eltern das Bild ihres Kindes vor Augen, das
sich mit vorgestrecktem Bauch, auf wackeligen Beinen hin und her schwankend, vorwärtsbewegt. Das
physiologische Unterbewußtsein arbeitet hart in
dieser Zeit, jede Sekunde ist wichtig, jeder kleine
Druckunterschied entscheidet darüber, ob das Kind
hinfällt oder sich auf seinen Beinen halten kann.

Die Neuronen beraten sich untereinander, diskutieren, stimmen sich ab, ebenso die Muskeln, die

Propriorezeptoren am Ursprung und am Einsatzort
jeder einzelnen Sehne, jedes einzelnen Gelenkes,
sammeln eine möglichst große Anzahl der Informationen, die von den Füßen zum Kopf und vom Kopf
zu den Füßen fließen.

Das ist eine aufregende Periode in einem Organismus, der dabei ist, sich zu organisieren. Das
Wunder des Lebens ist kein Wunder, sondern das
Ergebnis einer unfaßbaren Arbeitsleistung. In
zwölf Monaten verdreifacht das Baby sein Gewicht
und verdoppelt seine Körperlänge. In zwölf Monaten erlernt das Baby, dessen Skelett noch nicht
ausgeformt ist – die Knochenbildung ist erst im
Alter von etwa fünfundzwanzig Jahren abgeschlossen –, das Sitzen, Stehen und Laufen.

Das Wunder des Lebens ist Ergebnis einer unfaßbaren Arbeitsleistung

Diese Lebensenergie, die Doktoren der Chiropraktik als angeborene Intelligenz bezeichnen, arbeitet ohne Atempause, ununterbrochen, rund um
die Uhr, vom Zeitpunkt der Empfängnis bis zum
Tod. Ist das nicht die perfekteste Art von Arbeitsleistung, die man sich vorstellen kann? Zeugt dies
nicht von einer unvorstellbaren Intelligenz, die uns
den größten Respekt abverlangt?

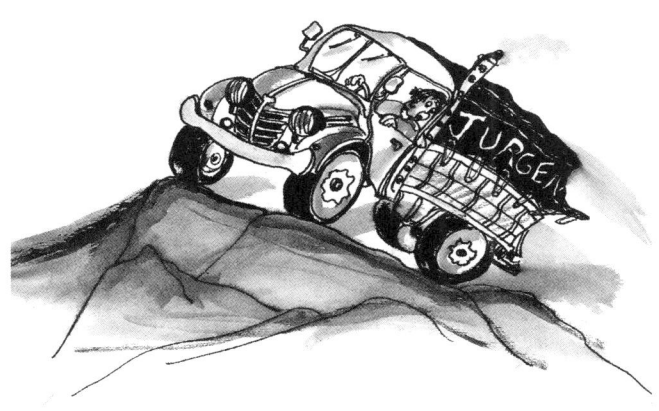

Der menschliche Körper hat sich nicht nur aus
ästhetischen Gründen entschlossen, die Wirbelsäule
mit Krümmungen auszustatten, denn es hat sich bei
Berechnungen der Physiker gezeigt, daß diese
Krümmungen sie 16mal belastbarer machen, als
wenn sie gerade wäre.

Die Vorgehensweise

*Nicht die
Schmerzen sind
zu bekämpfen,
sondern dem
Körper muß
geholfen werden,
daß er besser
funktionieren
kann*

Jürgen hat mir von Rückenschmerzen und Kopfschmerzen erzählt, und ich glaube ihm. Seine
Schmerzen interessieren mich jedoch nicht. Es ist
Jürgen selbst, der mich interessiert. Warum ist ein
junger Mann von fünfundzwanzig Jahren in einem
solchen Zustand? Das wichtigste für mich ist nicht,
was ich für oder gegen seine Schmerzen machen
kann, sondern wie ich ihm helfen kann, damit sein
Körper besser funktioniert. Jürgen spricht immer
wieder über seine Schmerzen, ohne auch nur einmal
seinen Körper zu erwähnen, der sein Unglück hin-
ausschreit. Jürgen ist blockiert, ein Gefangener,
physisch und psychisch.

Wenn jemand jahrelang leidet, wenn er sich physisch am Ende fühlt, wenn er die Phasen von Hoffnung und Enttäuschung bei einem chirurgischen
Eingriff, der immer traumatisch wirkt, erlebt hat,
kann man da erwarten, daß dieser Mensch positiv,
fröhlich und entspannt vor einem sitzt?

Obwohl mehr als 93 Prozent der Patienten, die wegen dieser Art von Problemen unsere Praxen aufsuchen, mit der Behandlung zufrieden sind, bin ich
mir meines Erfolges niemals sicher. Jeder Fall ist
eine neue Herausforderung. Die Menschen vertrauen mir, nennen mich Herr Doktor; was sie jedoch nicht immer wissen, ist, daß sie selbst die Dok-

toren sind. Ich weiß nicht, wie man Schmerzen beseitigt, ich bin weder eine Art Aspirin noch ein ent-
zündungshemmendes Mittel.

Meine Strategie

Als erstes muß ich versuchen, herauszufinden, wieviel Mithilfe ich von diesem verängstigten, müden,
traurigen und von einer Operation und monatelangen Schmerzen traumatisierten Körper erhoffen
kann. Diese Information ist unabdingbar, damit ich
abschätzen kann, wie groß die Chance für einen Erfolg oder Mißerfolg meiner Behandlung ist. Es gibt
tatsächlich eine materielle Grenze, das heißt, einen
Punkt, an dem die angeborene Intelligenz die Fähigkeit des Körpers zur Anpassung schon zu sehr aus-
geschöpft, ja sogar erschöpft hat. So wird diese zum
Beispiel bei einem schweren Sturz versuchen, den
Aufschlag so gut es geht zu absorbieren, jenseits
dieser Toleranzschwelle kann es jedoch zu einem
Knochenbruch kommen. In diesem Stadium ist es
sinnlos zu versuchen, die Muskelspannungen auszu-
gleichen. Die Grenze der Belastbarkeit der Materie
ist erreicht, man muß den Bruch heilen. Was die Wirbelsäule betrifft, so kann sich die Grenze der Belastbarkeit dann ergeben, wenn eine Bandscheibe ausge-
trocknet ist, ihre Elastizität verloren hat und daher
zu brechen droht. Dies ist die einzige sichere, nicht
mehr zu hinterfragende Indikation für einen chirurgischen Eingriff und sollte nicht mit einfachen Band-
scheibenvorfällen verwechselt werden, die jeder
mehr oder weniger häufig hat und die mit Schmerzen
verbunden sein können, aber es nicht zwangsläufig
sind.

    Anschließend muß ich versuchen, den Mangel an
Beweglichkeit zu verbessern, den ich auf allen Ebe-

*Es gibt einen
Punkt, an dem die
Fähigkeit des
Körpers zur
Anpassung
erschöpft ist*

Bei einer derart
eingeschränkten
Beweglichkeit ist
kein Fortschritt
denkbar

nen festgestellt habe, denn bei einer solch eingeschränkten Beweglichkeit ist kein Fortschritt vorstellbar, da jeder Schritt, jede Geste, jede Bewegung
hier schon anormalen Streß bedeuten.
Ich kann mit der Arbeit beginnen.

Die Behandlung

Jürgen liegt auf dem Rücken, ich bitte ihn, sich zu
entspannen, sich ganz gehen zu lassen und ruhig zu
atmen. Ich erkläre ihm, daß ich ihm nicht weh tun,
sondern nur einige Reflexpunkte behandeln werde,
um die Antwort abschätzen zu können, die mir sein
Körper geben wird.
  Ich lege zwei Keile unter seine beiden Beckengelenke und setze mich an sein Kopfende. Ich
schiebe meine Hände unter seinen Hinterkopf, das
heißt, Jürgens Kopf ruht in meinen Händen. Der
Kopf ist hart wie ein Stein, man fühlt keinen Puls,
nimmt keine Bewegung wahr, er fühlt sich an wie
ein Klotz. Indem ich mich von seinem Atemrhythmus leiten lasse, versuche ich, beim Einatmen einen
sanften Druck auszuüben, den ich beim Ausatmen
zurücknehme. Dieses Manöver wiederhole ich ein
gutes dutzendmal, bis zu dem Augenblick, als ich
ein schwaches Pulsieren zu fühlen glaube. Dann
streife ich einen Fingerling aus Gummi über meinen
rechten Zeigefinger und bitte Jürgen, den Mund zu
öffnen und anschließend wieder zu schließen, ohne
die Zähne zusammenzubeißen. Immer noch seinem
Atemrhythmus folgend, drücke ich sanft einige
Punkte in seinem Mund.
  Mein Ziel ist es, ein wenig von der normalen Beweglichkeit des Schädels wiederherzustellen. Denjenigen unter Ihnen, die diese Beweglichkeit noch
nicht bewußt wahrgenommen haben, empfehle ich,

einmal genauer hinzusehen, wenn Ihnen jemand
gegenübersitzt und ißt. Sie werden bemerken, daß
sich jede Kaubewegung bis hin zum Schläfenbein
fortsetzt.

Kurz gesagt: Der Schädel funktioniert wie eine
Pumpe, die von den Atembewegungen angetrieben
wird. Der ganze Körper ist dabei in Bewegung: Die
Schädelknochen, die Hirnhäute, die Rückenmarks-
flüssigkeit; die Zähne bewegen sich oder vibrieren
bei jedem Wort, die Beckengelenke bewegen sich,
ebenso die Organe. Die Nieren beispielsweise wandern bei jeder Atembewegung auf und ab und legen
so in vierundzwanzig Stunden die beachtliche
Strecke von etwa 200 Metern zurück. Alles bewegt
sich im menschlichen Körper, dessen Grundsatz
heißen könnte: Beweglichkeit ist Leben.

Alles bewegt sich im menschlichen Körper

Nach einigen Minuten entferne ich die Keile. Ich
berühre noch einige Reflexpunkte an der Innenseite
der Knie und oberhalb des Schambeins, und dann ist
der Augenblick der Wahrheit gekommen.

Erste Reaktionen

»Jürgen, heben Sie bitte das rechte Bein.«

Bevor er versucht, das Bein anzuheben, wirft
Jürgen einen Blick zur Seite, ich stehe rechts neben
ihm, ich bin nicht in der Lage, seinen Blick zu deuten. Das rechte Bein erhebt sich, steigt höher und
höher und stabilisiert sich bei einem Winkel von
etwa 70 bis 80 Grad, vom Tisch aus gemessen. Nun
suche ich den Blickkontakt zu Jürgen. Aus seinen
Augen spricht ungläubiges Staunen.

»Jetzt bitte das linke Bein, Jürgen.«

Das Bein steigt hoch bis zu einem Winkel von 80
Grad. Ein Seufzer kommt aus Jürgens Mund.

Jetzt muß ich den Abspreizwinkel messen.

Schon beim Ergreifen des rechten Beines fühle ich,
daß die Beweglichkeit größer geworden ist; die
Spannung ist nicht mehr die gleiche. Zuerst beschreibt das rechte, dann das linke Bein einen Winkel von je etwa 70 Grad.

»Genug für heute. Bitte setzen Sie sich auf.«

Jürgen richtet sich direkt auf, ohne sich vorher
auf die Seite zu drehen.

»So, Jürgen, wir haben noch eine Menge zu tun,
und wenn Sie einverstanden sind, werden wir gemeinsam versuchen, Sie aus Ihrer mißlichen Lage
herauszuholen. Geben Sie mir noch drei Behandlungen Zeit, damit ich abschätzen kann, wie Ihr
Körper reagiert. Diese drei Termine werden nicht
ausreichen, aber wir werden dann mehr Klarheit haben. Mit dem, was wir heute erreicht haben, bin ich
sehr zufrieden. Haben Sie den Unterschied in der
Beweglichkeit bemerkt?«

Jürgen nickt zustimmend.

Der eigentliche   »Der eigentliche Arzt, das bin nicht ich, es ist Ihr
Arzt ist Ihr   Körper. Wir werden ihm helfen.
Körper

Als erstes tragen Sie bitte diese Schuhe hier nicht
mehr, weder draußen noch im Haus. Suchen Sie sich
feste, geschnürte Schuhe aus Leder. Tragen Sie darin
stützende Einlagen, denn die Wölbungen Ihrer
Fußsohlen sind zu flach.

Trinken Sie eineinhalb Liter Mineralwasser ohne
Kohlensäure am Tag, und bitte denken Sie daran,
möglichst oft, tief und langsam zu atmen. Ist das vielleicht zuviel verlangt? Werden Sie sich daran halten?«

»Ja.«

Jürgen sitzt immer noch auf dem Tisch. Ich helfe
ihm, die Beine herumzudrehen, und sage, daß er
aufstehen kann. Mit gestrecktem Oberkörper, wie
er es gelernt hat, steht er auf. Ich bitte ihn, einige
Schritte zu gehen, und stelle fest, daß er seinen Kopf
gerader hält und beim Gehen atmet.

»Sehr gut. Ziehen Sie sich bitte wieder an.«

Ich setze mich an meinen Schreibtisch, um die Karteikarte auszufüllen, als Jürgen plötzlich in Tränen ausbricht. Er hält sich die Hände vor die Augen, seine Schultern sind von einem Schütteln ergriffen, er scheint sich nicht beruhigen zu können. Ich entscheide mich, nichts zu tun, sondern einen Augenblick abzuwarten. Tatsächlich beruhigt er sich bald darauf wieder, und ich reiche ihm ein Taschentuch, damit er die Tränen trocknen kann. Lächelnd frage ich ihn, ob er weiß, warum er weinen mußte.

»Es ist stärker als ich. Ich weiß nicht warum, ich kann mich nicht zurückhalten«, schluchzt er und beruhigt sich dann wieder. »Entschuldigen Sie bitte, Sie haben mir nicht weh getan, und es ist das erste Mal seit langer Zeit, daß ich Vertrauen zu jemandem habe. Sie sagten lediglich, Sie wollten etwas versuchen, und dann habe ich, ohne daß es weh tat, schon nach zehn Minuten Behandlung einen größeren Erfolg feststellen können, als vorher nach monatelangen Behandlungen durch Leute, die sich ihrer Sache immer sehr sicher waren und mir sagten, ich solle dies oder jenes tun, ohne daß sich je etwas gebessert hätte.«

»Lassen Sie die Vergangenheit Vergangenheit sein. Sagen Sie sich einfach, daß Ihre Situation, wenn Sie diese Behandlungen nicht gehabt hätten, vielleicht heute noch schlimmer gewesen wäre, als sie es jetzt ist. Was zählt, ist das Hier und Jetzt, versuchen Sie, eine neue Seite im Buch Ihres Lebens aufzuschlagen. Sie sind noch jung, ich hoffe, daß wir gemeinsam zu einem guten Ergebnis kommen werden.«

Was zählt, ist das Hier und Jetzt

Die Fortsetzung

Jürgen führt das vorgeschlagene Programm gewissenhaft aus. Er trägt seine Stützeinlagen in klassischen schwarzen Schnürschuhen. Nach der vierten Behandlung hat sich die Beweglichkeit seiner Beine und des Nackens bedeutend verbessert. Kopfschmerzen hat er nur noch selten, Rückenschmerzen spürt er gar nicht mehr. Genau vier Wochen und sechs Behandlungen nach seinem ersten Besuch in meiner Praxis beginnt Jürgen wieder mit einer Teilzeitarbeit.

In den wenigen Wochen ist aus Jürgen ein anderer junger Mann geworden. Obwohl ich mir den Erfolg nicht zuschreibe, denn er selbst ist dafür verantwortlich, bin ich von seinem Vertrauen und seiner Dankbarkeit tief berührt. Unbesorgt kann ich jetzt sein Gewichtsproblem und seine Haut ansprechen, indem ich ihm erkläre, wie und warum dies alles zusammenhängt. Jürgen entscheidet sich für eine Colon-Therapie zur Reinigung seines Darmes, er achtet bewußter auf das, was er ißt, und trinkt eineinhalb Liter Mineralwasser täglich. Jeden Monat kommt er zu einer Kontrollbehandlung.

Ich rate ihm, ganz vorsichtig wieder eine sportliche Aktivität aufzunehmen. Er entscheidet sich fürs Radfahren. Er nimmt zehn Kilo ab, seine Haut ist wieder ganz gesund, lediglich auf den Schultern sind ein paar Narben zurückgeblieben, und er hat keine fettigen Haare mehr. Er schwitzt nicht mehr so stark wie früher, was damals auf eine Überaktivität der Nebennieren zurückzuführen war, die unter besonderem Streß standen.

Jürgens gesamte Persönlichkeit hat sich verändert

Die physische Verwandlung ist bemerkenswert: Nicht nur die Schmerzen sind verschwunden, Jürgens gesamte Persönlichkeit hat sich verändert. Er blickt viel freundlicher ins Leben, weil das Leben freundlich zu ihm ist.

Als ich mit meinen Kindern in Urlaub fahre und ihm, da alles gut geht, vorschlage, erst in sechs oder acht Wochen wiederzukommen anstatt wie sonst immer in vier, schaut er mich nur an und sagt: »Wenn Sie einverstanden sind, möchte ich doch in vier Wochen wiederkommen. Wenn Sie nicht selbst da sind, werde ich einen Termin bei Ihrem Kollegen ausmachen.«

Jürgen hat unsere Art zu arbeiten verstanden. Manchmal frage ich mich, was wohl aus ihm geworden wäre, wenn er sich zu einer zweiten Wirbelsäulenoperation bereit erklärt hätte.

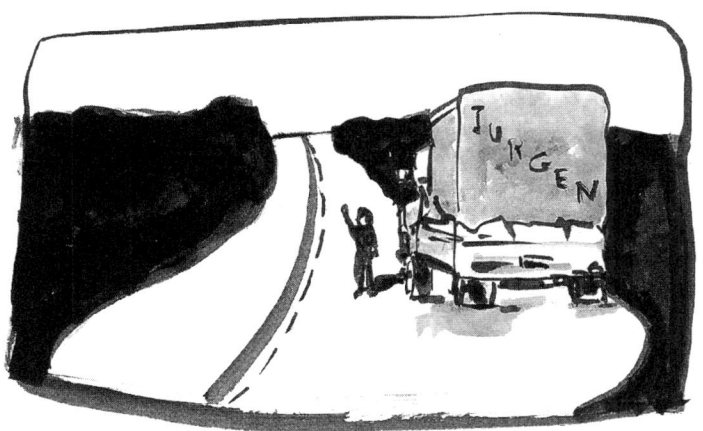

Die Lehren

Jeder Patient ist eine Lehrstunde für mich. Meine Arbeit wird nie langweilig, denn es gibt keine zwei Menschen auf der Welt, die völlig gleich sind.

Natürlich taucht häufig das Wort »Schmerz« in seinen vielen verschiedenen Varianten auf. Ob chronisch oder akut, Schmerzen sind Hinweise, aber da sie nur subjektiv empfunden werden kön-
Beweglichkeit läßt nen, sind sie sehr schwer einzuschätzen. Die Be-
sich messen weglichkeit dagegen ist ein objektiver Hinweis, weil sie sich messen läßt. Wenn ich einen Patienten bitte, das Bein anzuheben, wähle ich immer einen Anhaltspunkt, der es mir erleichtert, einen Vergleich mit dem anderen Bein vorzunehmen und auch einen eventuellen Erfolg der Behandlung messen zu können.

Ich stelle jedes Mal den Grad der Beweglichkeit vor und nach meiner Behandlung fest. Es ist äußerst wichtig, die optimale Beweglichkeit zu erhalten, denn jeder zusätzliche Grad zählt, und schon die geringste Einschränkung ist ein Anzeichen für eine Anomalie und bedeutet für gewisse Strukturen einen Streß oder eine Überanstrengung, sei es im Augenblick, auf kurze oder auf lange Sicht.

Als ich Jürgen zum ersten Mal sah, konnte ich bereits feststellen, daß es sich bei ihm nicht um ein einzelnes Problem handelte, sondern eher um einen im allgemeinen schlechten Gesundheitszustand. Alles war schlecht, seine Stimmung, sein Äußeres, die Haut, die Verdauung, die Wirbelsäule.

Ich bin weder Dermatologe noch Psychotherapeut, ich spreche selbst nur sehr wenig in meiner Praxis, ich ziehe es vor, zuzuhören, zu beobachten, denn es gibt immer eine Menge zu lernen. Was mich immer wieder verwundert, ist die Wechselwirkung der einzelnen Faktoren untereinander und die enorme Fähigkeit des Lebens zum Neubeginn. Oft genügen ein paar kleine Dinge, und jemand, dessen Augen traurig und leer sind, findet ins Leben zurück.

Natürlich wirken sich chronische Schmerzen auf den Körper aus, sie beeinflussen aber auch den Geist. Nach einer gewissen Zeit läßt dieser Mensch die Arme sinken, verfällt in eine Art Depression, leidet an Schlaflosigkeit. Ängste tauchen auf, er verliert jede Lust, sich ordentlich zu ernähren, und sucht statt dessen nach »schnellen Muntermachern«, was sich in einer Lust auf »schnelle« Zucker ausdrückt.

Chronische Schmerzen beeinflussen den Geist

Raffinierte Zucker, gepaart mit Fett, bilden eine wunderbare Mischung für eine unkontrollierte Gewichtszunahme. Der Körper stürzt sich auf die schnell verdaulichen Zucker, und dadurch bleiben die Fette zu lange im Körper, bevor sie verdaut werden. Eine langsame Verdauung belastet den Organismus, zuviel zu essen macht eher müde als fit. Diese zu hohe Energieaufnahme, die dazu führt, daß für die Verdauung sehr viel Energie aufgebracht werden muß, nimmt dem Körper sozusagen die Kraft, die er dazu verwenden könnte, seine inneren Probleme zu lösen. Daher können die Giftstoffe nicht ordentlich ausgeschieden werden, der Organismus verschlackt, die Abwehrkraft sinkt, die kleinste Aufgabe erscheint wie ein unüberwindliches Hindernis. Müdigkeit und Erschöpfung werden gefährlich vertraut, und die Zeit verrinnt. Während dieser Zeit wird die kleine Blockade immer gefährlicher, die Muskeln immer verspannter, weil sie ununterbrochen versuchen, einen Ausgleich zu finden, sich an ein Ungleichgewicht anzupassen. Ein punktuelles Problem verfestigt sich und wirkt sich auf andere Teile des Körpers aus.

Eine langsame Verdauung belastet den Organismus

Das Phantastische, das Faszinierendste ist, zu beobachten, wie schnell sich dieser Prozeß umkehren kann. Der menschliche Körper registriert alles. Wenn sich der Druck in einem Gelenk oder die

Spannung eines Muskels auch nur geringfügig ändern, so kann diese Information für den Körper schon ausreichen, diese Veränderung zu registrieren und sofort die nötigen Dispositionen zu treffen. Wenn man einen Beweglichkeitsverlust feststellt, ist das Behandeln von ein oder zwei Reflexpunkten oft ausreichend, den Teufelskreis zu durchbrechen. Die Beweglichkeit nimmt augenblicklich zu, dadurch werden die Verspannungen gelöst und der Prozeß der Normalisierung eingeleitet. Man darf nämlich nicht vergessen, daß es der Intelligenz unseres Körpers und dem physiologischen Unterbewußtsein nicht an Erfahrung mangelt, denn sie hat vom Augenblick der Zeugung an jede kleinste physiologische Reaktion gesteuert. Diese Kraft, diese Energie, die das Leben ausmacht, vorausgesetzt, sie kann sich frei entfalten, hat die Macht zu heilen. Diese Intelligenz wurde schon im 19. Jahrhundert von dem französischen Biologen Claude Bernard wissenschaftlich untersucht. Er hat ihr den Namen Homöostase gegeben und sie folgendermaßen definiert:

Diese Kraft, die das Leben ausmacht, hat die Macht zu heilen

»Alle lebendigen Mechanismen, so verschieden sie auch sein mögen, haben ein einziges Ziel: Die Bedingungen des Lebens konstant zu halten.«

Definition der Homöostase

Hippokrates hat diese Kraft »Vis Medicatrix naturae« genannt, Paracelsus »Archeus«, die Chinesen das »Chi«, die Ägypter das »Ka«, die Hindus das »Prana«, die Hawaiianer das »Mana«.

Obwohl man sie schon seit Tausenden von Jahren kennt und beschrieben hat, erfährt die Intelligenz unseres Körpers nicht den Erfolg und den Respekt, der ihr gebührt. In einer Welt, in der der Kartesianismus noch immer als modern gilt, kann diese angeborene Intelligenz keinen Durchbruch erzielen, denn es ist schwierig, ihre Länge zu messen, das Gewicht zu ermitteln, ihre Dichte zu messen oder ihre Farbe zu beschreiben. Unser »Leib-

arzt«, der in unserem Inneren alle Lebensfunktionen überwacht, muß seinen Platz anderen Ärzten
überlassen, die sich von außen daran machen, die
Schmerzen auszumerzen.

»Mir ist sehr schnell der Gedanke gekommen, daß,
in Anbetracht der Probleme und der Komplexität
des Lebens, eine Antwort, die nicht von innen
heraus kommt, schlußendlich nur wenig
Bedeutung haben kann.«
C. G. Jung
Erinnerungen, Träume, Gedanken (Prolog)

In Jürgens Fall ist es sehr gut möglich, daß die erste
Indikation zur Operation ein wenig zu schnell erstellt wurde.

In Deutschland ist die Zahl der Bandscheibenoperationen sechsmal höher als in England und
dreimal so hoch wie in Schweden. Dies ist, nach
meiner bescheidenen Meinung, eher ein sozio-kulturelles Phänomen als ein anatomisch-physiologischer Unterschied...

Wäre noch zu bemerken, daß die Doktoren der
Chiropraktik von den Gesundheitssystemen dieser
beiden Länder anerkannt sind...

4. Der Prinz

Eines Abends, sehr spät, es ist schon gegen Mitternacht, klingelt mein Telefon.

»Entschuldigen Sie bitte, Herr Doktor, daß ich so spät noch anrufe. Ich muß Sie um einen großen Gefallen bitten. Wäre es möglich, daß Sie morgen früh um 7.30 Uhr eine Adresse aufsuchen, die ich Ihnen durchgeben werde? Es handelt sich um jemanden, dessen Wohl uns sehr am Herzen liegt. Ein enger Freund. Ich spreche vom Flugzeug aus und habe nicht eher einen Anschluß bekommen, daher mußte ich Sie so spät noch stören.«

Ich kenne die Stimme.

»Nennen Sie mir die Adresse, ich werde da sein.«

Am nächsten Morgen befinde ich mich zu einer für mich ungewöhnlichen Zeit in einer der vornehmsten Straßen von Paris. Ich finde die angegebene Hausnummer und stelle fest, daß sich im Erdgeschoß des Gebäudes eine Iranische Bank befindet. Nachdem ich einem Bewacher in Uniform meine *Der Butler öffnet* Identität nachgewiesen habe, bringt mich ein Auf- *die Fahrstuhltür* zug in die oberste Etage. Ein Butler mit weißen Handschuhen, weißer Weste und schwarzer Hose, der zweifellos durch den Wächter verständigt worden ist, öffnet die Fahrstuhltür, und ich stehe direkt in der Eingangshalle einer Privatwohnung.

»Sie werden schon erwartet, Herr Doktor. Ich bringe Sie in das Zimmer des Prinzen.«

Wir gehen durch einen breiten Flur mit wunderschönen Gemälden und Spiegeln und einen großzügigen, sehr vornehm möblierten Salon. Mir wird bewußt, daß ich mich hier in Paris in den ehemaligen Privatgemächern des Schahs von Persien befinde. Der Butler klopft an eine doppelte Tür und tritt dann

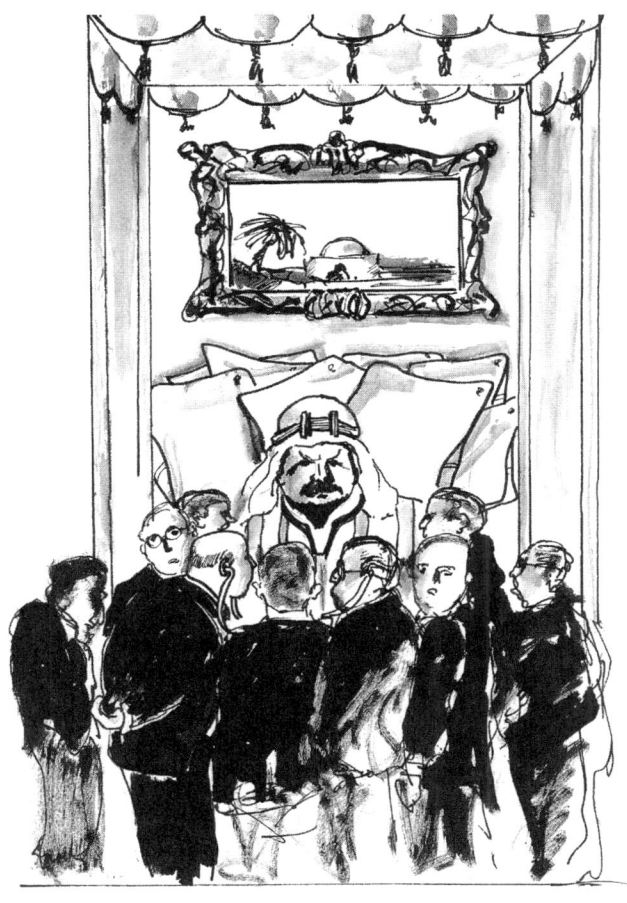

zur Seite, um mich eintreten zu lassen. Das Zimmer hat etwa die Größe eines Tennisplatzes, und ich bemerke am anderen Ende drei Herren, die dort zusammenstehen. Riesige Fenster geben den Blick über ganz Paris frei. Rechts von mir befindet sich ein riesiges Bett, in dem ein Riese mit schwarzem Bart und Schnurrbart liegt. Einer der drei Herren löst sich von der Gruppe und kommt mir entgegen.

Ein Zimmer von der Größe eines Tennisplatzes

»Ich bin der Leibarzt des Prinzen. Erlauben Sie mir, Sie mit zwei französischen Professoren bekanntzumachen, die dem Prinzen empfohlen wurden.«

Die Namen der beiden sind mir nicht unbekannt. Ich habe die Ehre, vom Kopf bis zu den Füßen gemustert zu werden. Einer der Professoren nimmt Röntgenaufnahmen aus einer Hülle, hält sie mit ausgestrecktem Arm gegen das Licht und schlägt mir mit gelehrter Miene vor, sie anzusehen. Nachdem ich mir einige der Aufnahmen angesehen habe, danke ich den Herren und gehe auf das Bett zu. Schließlich bin ich ja nicht zum Plaudern gerufen worden.

»Wie geht es Ihnen?«

Der Prinz ist seit »Schlecht. Sehr schlecht. Ich bin seit drei Wo
drei Wochen ans chen an dieses Bett gefesselt, mein Hintern ist von
Bett gefesselt den Spritzen völlig zerstochen, und niemand scheint fähig zu sein, mich hier herauszuholen.«

»Ist dies das erste Mal, daß Sie diese Art von Problem haben?«

»Ich habe Rückenschmerzen, seit ich achtzehn Jahre alt war, und jetzt bin ich siebenundfünfzig.«

Ich frage den Prinzen, ob ich seine Bettdecke zurückschlagen darf. Er trägt ein makelloses weißes Gewand und ist ungefähr 1,95 Meter groß.

»Würden Sie bitte das rechte Bein hochheben?«

»Ich sagte Ihnen bereits, daß ich mich nicht bewegen kann.«

Die Antwort ist nicht sehr freundlich, eher ungeduldig.

»Und das linke Bein?«

Der Prinz wirft mir einen vernichtenden Blick zu, er dreht schon den Kopf in die Richtung der drei Ärzte, die sich im Hintergrund aufhalten. Der Prinz ist mit den Nerven am Ende, und ich habe nicht den Eindruck, daß er sehr viel Geduld mit mir haben wird.

»Versuchen Sie bitte zu husten, und sagen Sie mir dann, ob Ihnen das Schmerzen im Rücken verursacht.«

Zum ersten Mal tut der Prinz, worum ich ihn bitte, und antwortet mir dann, daß es sich wie ein Schlag im unteren Rücken anfühlt, wenn er hustet.

Ich weiß nichts über diesen Mann. Ich kann nicht einmal seine Beweglichkeit messen. Er scheint auch nicht besonders kooperativ zu sein. Ich zögere einen Augenblick, denn ich bin mir darüber im klaren, daß meine Zeit begrenzt ist. Ich kann mich nicht hinter irgendeinem Medikament oder einer Verordnung verstecken. Ich denke einen Augenblick an den Telefonanruf vom Abend vorher und weiß, daß ich etwas tun muß.

Ich weiß, daß der Rücken des Prinzen untersucht, abgetastet, massiert und gespritzt worden ist. Ich werde deshalb den Rücken in Ruhe lassen und sehen, was ich aus der Entfernung tun kann. Ich bitte den Prinzen, den Mund zu öffnen. Er tut es, wirft mir jedoch einen erstaunten, fast ungläubigen Blick zu. Der Kiefer öffnet sich nicht gleichmäßig, der Prinz öffnet und schließt den Mund mit einer kleinen Bewegung seitwärts. Dies ist zwar nur ein kleiner Hinweis, aber im Augenblick genügt er mir.

Ich entschließe mich dazu, es mit einigen Reflexpunkten zu versuchen, die mit dieser Art von Problemen in direktem Zusammenhang stehen. Ich habe kein Instrument, keine Maschine, kein Medikament: Alles was ich an Hilfsmitteln zur Verfügung habe, sind die kleinen Gummifingerlinge in meiner Tasche.

Also beginne ich mit der Behandlung einiger Reflexpunkte an der Schädelbasis auf der Linie des Hinterhauptes, dieser Linie, wo die Rücken- und

Behandlung der Reflexpunkte an der Schädelbasis

die Halsmuskeln in der Sehnenhaut enden. Die Sehnenhaut ist die verbindende Hülle, die die Muskeln
einhüllt und sie dann an den Knochen befestigt.
Dazu brauche ich etwa drei Minuten. Ich streife einen Fingerling über meinen Zeigefinger und bitte
den Prinzen, langsam und tief einzuatmen, wenn ich
nun damit beginne, in seinem Mund einen Druck
auszuüben. Der Prinz hebt die Hand und bedeutet
mir aufzupassen, da er vor einem Monat nach Paris

Der Prinz ist nach
Paris gekommen,
um sich eine
Zahnkrone einset-
zen zu lassen

gekommen ist, um sich eine Krone einsetzen zu lassen. Das Zahnfleisch sei immer noch sehr empfindlich, fügt er hinzu. Als ich mit der Behandlung beginne, die normalerweise nicht schmerzhaft ist,
fängt er an zu stöhnen. Ich nehme meinen Finger
nicht zurück und bitte ihn, erneut langsam und tief
einzuatmen. Der Prinz stöhnt erneut und legt seine
Hand auf meinen Unterarm, um mir zu bedeuten,
daß ich aufhören solle. Ohne meinen Finger aus seinem Mund zu nehmen und um zu verhindern, daß
er mit mir reden und mich hinauswerfen kann, erkläre ich ihm sehr sanft, daß ich dieses Manöver
noch zweimal wiederholen werde und dies dann für
heute ausreichend sei. Der Blick, den er mir zuwirft,
ist nicht gerade freundlich. In meinem Rücken
spüre ich, daß die drei Ärzte hinter mir stehen, um
nicht eine Sekunde von dem, was ich tue, zu versäumen und im Zweifelsfalle eingreifen zu können.

Das ist alles, was ich unter diesen Bedingungen
tun will. Ich brauche dazu höchstens fünf oder sechs
Minuten. Dann bitte ich den Prinzen, das Bein anzuheben. Er schaut mich an, als ob ich verrückt sei.
Das rechte Bein steigt hoch, es hört gar nicht wieder
auf. Ich bin sehr zufrieden, zwinge mich jedoch, mir
nichts anmerken zu lassen, ich ziehe sogar ein wenig die Augenbrauen hoch, als ich ihn bitte, nun das
linke Bein anzuheben. Der Prinz sieht mich erneut
an, läßt aber keine Reaktion erkennen. Das linke

Bein steigt langsam und gleichmäßig hoch bis auf
eine beachtliche Höhe.

Die Mediziner rücken noch näher. Als ich die
Abduktion des rechten Beines prüfe, werden sie
durch die Länge des Beines und die Weite der Bewegung gezwungen, einen Schritt zurückzutreten.

»Sie werden jetzt aufstehen. Legen Sie sich bitte
auf die Seite.« Langsam dreht der Prinz sich um.

»Stützen Sie sich mit der linken Hand auf der Bett-
kante ab, und benutzen Sie die Hand und den Arm,
um sich aufzusetzen.« Der Prinz sitzt, es ist ihm ein
wenig schwindelig, was durchaus verständlich ist,
wenn jemand drei Wochen lang nur gelegen hat. Ich
bitte ihn, langsam und tief durchzuatmen und ein wenig abzuwarten. Zwei Minuten später steht er und
geht durch das Zimmer. Die Ärzte machen große Augen. Sie beglückwünschen den Prinzen.

»Majestät, das ist ein Wunder«, sagt der eine.

»Sie haben es geschafft, Majestät«, sagt der andere.

Der Leibarzt des Prinzen sagt nichts, er lächelt
zuerst dem Prinzen zu, dann zu mir herüber. Der
Prinz wechselt einige Worte in arabischer Sprache
mit seinem Arzt. Kurz darauf erscheint der Butler
und bittet die beiden Professoren, ihm zu folgen.
Man setzt sie regelrecht vor die Tür. Es war dem
Prinzen wohl aufgefallen, daß diese beiden renom-
mierten Ärzte, abgesehen von ihren medizinischen
Fähigkeiten, auch eine etwas zu primitive Art der
Schmeichelei praktizierten.

Die beiden Professoren werden vor die Tür gesetzt

Der Prinz geht langsam weiter, dann dreht er sich
zu mir um und lächelt mir zum ersten Mal zu.

»Ich weiß zwar nicht, was Sie mit mir gemacht
haben, es geht mir jedenfalls sehr viel besser, und
dafür danke ich Ihnen. Was soll ich jetzt tun?«

Ich erkläre ihm, daß er Freunde hat, denen sehr
viel daran liegt, ihn bei guter Gesundheit zu sehen.

Darüber scheint er sich zu freuen. Ich schlage ihm
vor, am Abend wiederzukommen und, mit seiner
Erlaubnis, auch noch zweimal am nächsten Tag. Ich
rate ihm, sich nicht zu überanstrengen, ein bißchen
auszuruhen, wenn er müde ist, sich ab und zu hin-
zusetzen, auf und ab zu gehen und den ganzen Tag
über möglichst vielen verschiedenen Aktivitäten
nachzugehen, und vor allen Dingen solle er vermeiden, was ihm seit drei Wochen empfohlen worden
war, nämlich im Bett zu liegen.

Der Prinz dankt mir noch einmal und bittet dann
seinen Arzt, mich hinauszubegleiten.

In den nächsten vier Jahren, bis mein Sohn geboren wurde, habe ich den Prinzen jeden Monat
eine Woche lang behandelt, wo immer er sich auch
aufhielt, in Riad, Djerba, in Kairo, im Sudan, in
London, New York oder in Cannes. Wir machten
dann jeden Morgen und jeden Abend eine Kontrollbehandlung; er hat nie wieder einen Rückfall
bekommen.

Gefährlichkeit der
Chiropraktik

Manche Leute behaupten, die Chiropraktik könne
gefährlich sein, wenn die Behandlungen zu dicht
aufeinanderfolgten, weil die Gelenke ausleiern
könnten. Das ist ein Irrtum. Chiropraktik ist
niemals gefährlich, wenn sie von kompetenten und
geübten Leuten ausgeübt wird. Wenn jedoch verschiedene Leute, angelockt von der Schnelligkeit,
mit der man zu guten Resultaten kommen kann,
versuchen, sich an ein oder zwei Wochenenden gewisse chiropraktische Techniken anzueignen, um
sie dann montags in ihrer Praxis gleich anzuwenden,
kann bereits eine einzige Behandlung ein Risiko
sein.

Anmerkung

Zwei Tage, nachdem ich den Prinzen zum ersten
Mal gesehen hatte, machte ich für ihn einen Termin
bei einem mir bekannten Professor für Zahnheil-
kunde aus. Eine leichte Fehlstellung der Zähne, die
durch die neue Krone verursacht wurde, war die
Ursache dafür, daß der Prinz drei Wochen ans Bett
gefesselt war. Ich war dabei, als die Zähne neu ein-
geschliffen wurden, der Unterschied war minimal,
aber es kostete den Professor eine ganze Stunde, bis
er mit seiner Arbeit zufrieden war. Durch die Behandlung einiger Reflexpunkte im Mund hatte ich
den Kompensationsprozeß zum Ausgleich der unterschiedlichen Muskelspannung durchbrochen.
Was meiner Meinung nach außergewöhnlich war,
war nicht das gute Ergebnis, das ich erzielt hatte,
denn solchen Problemen stehe ich in meiner Praxis
fast täglich gegenüber, vielmehr war es wieder einmal die Gelegenheit, feststellen zu können, wie in-
telligent und einfühlsam der Körper ist. Ein simpler
Präkontakt der Zähne kann den Körper in seiner
Gesamtheit schädigen, die auftretenden Symptome
sind weder ein Zufall noch eine göttliche Strafe,
sondern das logische Resultat einer inneren Fehl-
funktion. Dies macht wieder einmal deutlich, daß
die alleinige Annäherung an ein Problem von außen,
die darin besteht, sich mit der Verabreichung von
Beruhigungs- oder entzündungshemmenden Mitteln zufrieden zu geben, manchmal zu einer zeit-
weisen Erleichterung führen kann. Um aber eine
dauerhafte Erleichterung zu erlangen, ist es unbedingt notwendig, in jedem Fall die Ursache, die zu
einer bestimmten Situation geführt hat, zu finden
und sie möglichst zu beseitigen.

*Fehlstellung der
Zähne als
Krankheitsursache*

»*Manchmal, wenn ich mir vor Augen halte, welche großartigen Wirkungen die kleinen Dinge haben, bin ich versucht zu glauben, daß es gar keine kleinen Dinge gibt.*«
Bruce Barton

Die Leute

Es war einmal ein Prinz, der sein Leben mit einem großen Handicap beginnen mußte: Dem Reichtum seines Vaters. Die erste Mission, mit der der Vater seinen Sohn im Alter von achtzehn Jahren betraute, bestand darin, zwölf Erdölfässer von Riad nach Genf zu begleiten. Das kommt einem nicht besonders schwierig vor, vor allem deshalb, weil die Reise in einem Privatflugzeug stattfinden sollte. Um die Aufgabe etwas schwieriger zu gestalten, waren die zwölf Fässer nicht mit Erdöl gefüllt sondern mit Gold. Das Ende der Geschichte ist, daß der Sohn seine Aufgabe erfüllt hat. Damit wir uns richtig verstehen: Da er in einer Privatmaschine reiste und mit einem königlichen Namen ausgestattet war, haben sich die Zöllner in der Schweiz darauf beschränkt, ihre Hände sorgfältig an der Hosennaht zu lassen, anstatt mit ausgestrecktem Arm nach den Papieren zu fragen. Diese Geschichte verdeutlicht die ganze Arroganz des Geldes. Schon mit achtzehn Jahren *Die Arroganz des* wußte der Prinz, daß alles käuflich ist. Sein Vater *Geldes* sammelte 600er Mercedes, und ich hatte bald die Gelegenheit, diese zu bewundern. Zu Dutzenden standen sie da, in allen Schattierungen, von Rosa bis Zartgrün, nicht zu vergessen die weißen, grauen und schwarzen. Mit dem Prinzen hätte es böse enden können, doch glücklicherweise war er neugierig auf die Welt und auf das Leben. Er entschloß sich, in Kalifornien zu studieren, und nahm die Sache so

ernst, daß er sogar ein Diplom erhielt, das er eigentlich gar nicht brauchte, um all das zu bekommen,
was das Leben bereithält.

Nach Erhalt dieses Diploms mußte der Prinz in
das klösterliche Leben von Riad zurückkehren, wo
im Vergleich zu Kalifornien nicht besonders viel los
war. Der Prinz hatte jedoch die Gewohnheit, zu lesen, zu lernen, zuzuhören und zu beobachten. Eines
Tages entschloß er sich, mit dem Geld, das ihm sein
Vater gab, etwas zu tun, und zwar nicht für sich   *Für andere*
selbst, sondern für andere. Er entschloß sich, einen   *etwas tun*
Betrag von mehreren Millionen auf das Konto einer
weltweit tätigen karitativen Stiftung, die sich um das
Wohl benachteiligter Kinder kümmert, zu überwei-
sen. Aus Bescheidenheit tat er dies anonym. Diese
karitative Vereinigung hatte noch nie eine solch
große Spende bekommen. Und dann auch noch
anonym!

Was sollte man tun? Vielleicht war dies schmutziges Geld, Geld aus illegalen Geschäften? Die Vereinigung beschloß daher, diskrete Nachforschungen
anzustellen, um herauszufinden, woher das Geld
stammte. Da die Bankiers in der Schweiz von Natur
aus sehr diskret sind, dauerten diese Nachforschungen neun Monate, aber schließlich half die Zeit und
vielleicht auch ein wenig das Geld… und die Identität des Prinzen wurde festgestellt. Der Präsident
der Vereinigung schickte ein herzliches Dankschrei-
ben an den Prinzen, in dem er ihm auch erklärte, daß
es seine Pflicht gewesen war, den Ursprung des Geldes herauszufinden, daß er jedoch seine Großzügigkeit sehr schätze und seine Diskretion respektiere.
Wenn sich der Prinz jedoch dazu entschließen
könne, einen führenden Posten in der Vereinigung
zu übernehmen…

Der Prinz akzeptierte und wurde bald darauf
zum Präsidenten dieser weltbekannten Vereini-

Der einzig wahre Reichtum

gung gewählt. Weniger bekannt ist die Tatsache, daß er in der ganzen Geschichte dieser Vereinigung der Mann ist, der am meisten für das Wohl der ärmsten der armen Kinder dieser Welt gespendet hat. Zehn Jahre lang war er ein angesehener Präsident. Trotz seines Handicaps, erinnern wir uns, er stammte aus einem sehr reichen Milieu, hatte der Prinz verstanden, daß der einzig wahre Reichtum der Reichtum des Herzens ist.

»Ein Mensch, egal, ob jung oder alt, arm oder reich, beschränkt sich nicht nur auf das, was er nach außen hin darstellt. Er ist mehr als das Auto, das er fährt, oder die Stellung, die er in einem Unternehmen oder in der Gesellschaft einnimmt. Der Arzt der Zukunft kann seine Rolle nicht darauf beschränken, den Schmerz zu beseitigen oder die Krankheit zu besiegen. Es hat keinen Zweck, immer weiter aufzuspalten und zu trennen, man muß vielmehr versuchen, alle die Faktoren zusammen zu betrachten und zu verstehen, die einen Einfluß auf das Funktionieren des menschlichen Organismus haben können, denn die Lösung für die Probleme eines Menschen kann nur aus seinem Inneren heraus kommen.

5. Die kleine Königin

Vorstellung

Ein junges Paar betritt meine Praxis. Der Vater hat
ein Baby auf dem Arm. Als sie Platz genommen haben, schaut er zu seiner Frau herüber und beginnt
zu sprechen:

»Unser kleines Mädchen ist zehn Monate alt und *Sonja leidet an*
leidet unter einer idiopathischen Skoliose, die vom *einer idiopathi-*
Arzt festgestellt wurde. Ein Professor, den wir im *schen Skoliose*
Krankenhaus aufgesucht haben, hat uns das be-
stätigt. Wir haben die Röntgenbilder mitgebracht.«

Der Radiologe hat den Winkel der Skoliose auf
der Röntgenaufnahme eingezeichnet und ausge-
messen: Er beträgt 20 Grad. Er befindet sich in der
mittleren Region der Wirbelsäule, das heißt, daß
sich der Höhepunkt der Verkrümmung in Höhe des
7. Brustwirbels befindet. Sie ist linkskonkav.

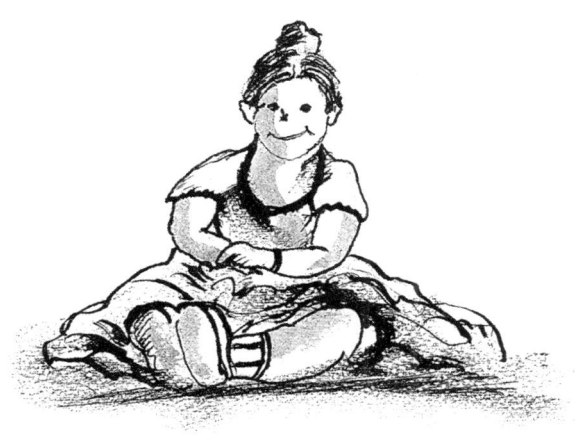

Während ich noch die Röntgenbilder betrachte, sagt die junge Mutter:

Im Falle einer Verschlimmerung muß operiert werden

»Wir machen uns große Sorgen. Der Professor hat nicht von einer Behandlung gesprochen, er hat nur gesagt, daß man die Entwicklung beobachten und im Falle einer Verschlimmerung eventuell eine Operation in Betracht ziehen müsse.«

»Diese Art von Skoliose tritt sehr selten auf. Gibt es jemanden in Ihrer Familie, der an Skoliose leidet?«

Die Antwort ist negativ.

»Ist Ihr kleines Mädchen vielleicht einmal vom Wickeltisch oder aus einem Bett gefallen? Haben Sie vielleicht einen Autounfall gehabt?«

»Nein. Nichts derartiges ist passiert.«

»Wie ist die Entbindung verlaufen?«

Die Mutter ergreift das Wort:

»Die Entbindung hat sehr lange gedauert. Sonja ist zwölf Tage nach dem berechneten Termin auf die Welt gekommen, sie wog bei der Geburt vier Kilo und, wie Sie sehen können, bin ich nicht sehr breit gebaut.«

Skoliose bei ganz kleinen Kindern ist sehr selten

Skoliosen bei ganz kleinen Kindern sind glücklicherweise sehr selten, aber unglücklicherweise oft sehr schwerwiegend. Man nennt sie idiopathisch, weil man nichts über ihre Ursache weiß. In wenigen Wochen kann sich der Winkel der Verkrümmung so stark vergrößern, daß es manchmal notwendig sein kann, eine chirurgische Technik anzuwenden, die man Harringtontechnik nennt. Sie besteht darin, im Inneren des Krümmungswinkels einen Metallstift zu fixieren, der die Aufgabe hat, die Wirbelsäule zu stabilisieren und eine noch stärkere Verkrümmung zu verhindern.

Analyse

Ich bitte die Eltern, die kleine Sonja auszuziehen; sie ist sehr ruhig. Sie kennt die schreckliche Bedrohung, die über ihrer Zukunft liegt, nicht. Man kann die Skoliose nicht nur ertasten, sie ist bereits mit bloßem Auge sichtbar. Ich prüfe die Beweglichkeit der Beine, der Hüften, der Füße, sie ist perfekt.

Die Skoliose ist bereits sichtbar

»Kann Sonja schon krabbeln?«

Die Eltern sehen sich an und schütteln den Kopf.

»Sie fängt an, zu stehen«, fügt der Vater hinzu.

Dies ist ein erster Hinweis.

Sonja weint immer noch nicht. Ich halte ihr einen Bleistift entgegen, um ihre motorische Koordinationsfähigkeit abschätzen zu können. Sie hat Schwierigkeiten, ihre kleine Hand zu steuern. Ihre Bewegungen sind zögernd, und sie beschreibt unnötige Kreise.

Der zweite Hinweis.

Die Pubertät ist eine sehr belastende Periode für den Organismus, da sie gewaltige hormonelle Veränderungen mit sich bringt. Das ist die Zeit, in der das Risiko einer Skoliose oder einer Veranlagung zur Skoliose am größten ist, wobei die Mädchen davon häufiger betroffen sind als die Jungen. Der Grund dafür – dies ist allerdings nur eine Hypothese – könnte in der längeren Dauer und der größeren Komplexität der Pubertät liegen. Mit zehn Monaten, einem Alter, in dem ein Kind noch nicht laufen kann, ist es nicht möglich, die Ursache Skoliose in der Schwerkraft zu suchen, die auf ein asymmetrisches Becken einwirkt. Auch kann es sich nicht um ein strukturelles Problem handeln, denn das wäre auf den Röntgenbildern zu erkennen gewesen. In diesem Fall würde man die Skoliose nicht idiopathisch nennen, weil die Ursache in einer Deformation der Wirbel läge. Was bleibt dann noch

Es kann sich um kein strukturelles Problem handeln...

...sondern um eine neurologische Ursache

übrig? Es muß eine neurologische Ursache geben. Die kleine Sonja kann wieder angezogen werden.

»Aber Herr Doktor, tun Sie denn gar nichts?« Die Eltern sind beunruhigt. Ich versuche, sie zu beruhigen.

»Langsam, warten Sie. Ich bin ja noch nicht fertig. Ich muß noch ein paar Dinge überprüfen, bevor ich mit der Behandlung beginnen kann.«

»Man hat uns gesagt, wir sollten zu Ihnen gehen, weil Sie vielleicht direkt auf die Wirbel einwirken und versuchen könnten, den Rücken geradezubiegen.«

»Leider nein. So einfach ist das nicht. Ich kann nicht mehr tun, als der menschliche Körper selbst, ich kann nicht etwas verbessern, das der Körper selbst nicht kontrollieren kann.

Das Wichtigste ist, herauszufinden, ›warum‹ die kleine Sonja nicht gerade wachsen kann. Wenn wir die Antwort auf diese Frage gefunden haben, können wir mit der Behandlung anfangen und haben eine ganz kleine Aussicht auf Erfolg. Bitte halten Sie Sonja in Ihren Armen, und legen Sie sich mit dem Rücken auf diesen Tisch. Wir werden weitersuchen.«

Wir sind bereit. Das kleine Mädchen liegt ausgestreckt auf der Brust und dem Bauch seines Vaters, die Mutter hat sich neben den Tisch gestellt und lächelt ihrem Kind zu. Im Stehen beginne ich, den Schädel des kleinen Mädchens zu untersuchen,

Eine Schläfe scheint etwas abgeflacht, die andere etwas rund zu sein

keine leichte Aufgabe, da es ständig den Kopf bewegt. Schließlich glaube ich, einen kleinen Hinweis gefunden zu haben, eine Schläfe scheint mir etwas abgeflacht, die andere etwas rund zu sein. Bei genauerem Hinsehen fällt mir auf, daß das linke Auge etwas größer aussieht als das rechte.

Dies ist der dritte Hinweis. Ich kann mit der Behandlung beginnen.

Die Behandlung

Ich schiebe meine Hände unter Sonjas Kopf, es be-
unruhigt sie nicht, denn sie fühlt sich sicher auf dem
Bauch des Vaters und mit der Mutter an ihrer Seite,
die ihr zulächelt. Der Schädel ist hart und uneben.
Langsam, ohne jede Gewalt und mit einem Druck
von etwa 15 g, folge ich Sonjas Atembewegungen.
Nach wenigen Minuten beginne ich zu erahnen, wo
Sonjas Problem liegt.

Fehlbildungen des Schädels

Sonjas Problem ist, daß ihre Schädelatmung nicht
richtig funktioniert. Ich suche nach dem Puls, einem
Lebenszeichen, nach einer Freiheit. Ich versuche,
eine Richtung festzustellen, in die die Schädelknochen aus dieser Unbequemlichkeit flüchten wollen,
um den Komfort der Beweglichkeit wiederzufinden. Woher kommt diese Behinderung? Sie ist ein
Geburtstrauma, entstanden durch den schrecklichen Druck, den die Beckenknochen der Mutter bei
der Geburt auf den Schädel des Kindes ausübten.
Dieser kolossale Streß schreibt sich für das ganze
Leben in das physische und psychische Unterbewußtsein ein.

Sonjas Schädelatmung funktioniert nicht richtig

Stellen Sie sich den Schädel wie einen Fußball
vor, der aus lauter Lederstreifen zusammengenäht
ist. Dieser Ball ist mit Flüssigkeit gefüllt, er lebt, und
er bewegt sich, genauso, wie die kleinste Körper-
zelle das tut, die von einer Bewegung, einer Art
kontraktilem Rhythmus angeregt wird. Man kann
sich nun vorstellen, was passieren wird, wenn einer
dieser Lederstreifen nicht richtig mit seinem Nachbarn zusammengenäht ist: Der Ball wird nicht ganz
rund sein. Beim Schädel kann es passieren, daß

durch den Druck, der beim Passieren des Beckens ausgeübt wird, die Stellung der Schädelknochen zueinander verschoben wird. Dadurch ändert sich der ursprüngliche Atemmechanismus, also Rhythmus und Intensität der Atmung, was zur Folge hat, daß eine Reihe wichtiger physiologischer Größen beeinträchtigt werden.

Sind Ihnen schon einmal die vielen verschiedenen Schädelformen von Neugeborenen aufgefallen? Manche Mütter ängstigen sich deshalb nach der Geburt, aber nach 4 – 6 Wochen hat der Schädel meistens zu seiner Harmonie zurückgefunden, einer Rundung, die sich durch die natürliche Gymnastik beim Saugen und Atmen ausbilden kann. Die Natur korrigiert die meisten Fehlstellungen so gut es geht, ich muß jedoch nochmals darauf hinweisen, daß es nicht zwei identische Schädel gibt. Der Geburtsvorgang wirkt sich sowohl auf die Form des Kopfes als auch auf die Form des Gesichtes aus. Wenn man diese vielen verschiedenen Ausprägungen aufmerksam beobachtet, kann man erkennen, daß es runde Köpfe gibt, große Augen, abstehende oder anliegende Ohren, flache und gewölbte Stirnen. Ein Auge kann größer sein als das andere, eine Gesichtshälfte kann größer aussehen als die andere, die Kinnachse kann leicht verschoben sein. Dieser offensichtlich so stabile Schädel ruht auf dem Hohlraum der Nebenhöhlen, die Schädelknochen sind zwar immer an der gleichen Stelle, aber sie sind einem Druck von außen und Spannungen von innen ausgesetzt, die von den Hirnhäuten und durch die Bewegung des Hirnwassers übertragen werden. Und das macht die Rolle der Nahtstellen deutlich, der Nähte unseres Fußballs.

*Der Geburts-
vorgang wirkt sich
auf die Form des
Kopfes und des
Gesichtes aus*

Von der Ursache zur Wirkung

Wenn die Beziehungen der einzelnen Strukturen untereinander nicht perfekt sind, wenn der Mechanismus der Atembewegung nicht harmonisch ablaufen kann, sind bestimmte Strukturen einem Streß ausgesetzt und bestrebt, diesen Streß gleichmäßig auf alle anderen zu verteilen. Diese Disharmonie beeinträchtigt die Anpassungsfähigkeit und die Widerstandsfähigkeit des gesamten Organismus und öffnet die Tür für eine Reihe von Problemen, angefangen bei der Schlaflosigkeit des Babys, über dauerndes Schreien, ständige Erkältungen, bis hin zu Nervosität oder Apathie, zu häufigen Mittelohrentzündungen und Anginen.

Wenn die Beweglichkeit des Schädels nicht uneingeschränkt funktioniert, kann es, von den strukturellen Kompensationsproblemen abgesehen, auch zu neurologischen Störungen kommen, die sich möglicherweise erst Wochen, Monate oder Jahre später bemerkbar machen, wenn die Periode des Aufbaus der neurologischen Reflexe, die bis zum Alter von achtzehn Monaten dauert, schon längst abgeschlossen ist. Diese Störungen können sich auf die Sehschärfe auswirken, Koordinationsprobleme verursachen und später zu schulischen Problemen führen.

neurologische Störungen bei eingeschränkter Beweglichkeit des Schädels

Auswirkungen und Gründe

Eine solche Störung wird nur sehr selten erkannt, es sei denn, sie ist sehr stark ausgeprägt. Die Schulmedizin interessiert sich für diese Art der Probleme erst ab 38 oder 39 Grad Fieber und gibt sich dann damit zufrieden, ein Antibiotikum zu verschreiben, ohne sich einmal die Frage zu stellen,

»warum etwas so ist«. Glücklicherweise scheint
die systematische Anwendung von Antibiotika,
auch bei dem geringsten Anlaß, nun endlich aus
der Mode zu kommen.

Antibiotika

*»Neuere Studien in den meisten industrialisierten
Ländern warnen vor den Gefahren, die die
Verwendung dieser Produkte mit sich bringt.
Schätzungsweise 50 bis 90 Prozent der
Verordnungen seien überflüssig.
Verstärkung der Resistenz von Bakterien, aller-
gische Reaktionen, rheumatische Entzündungen
und alle möglichen Nebenwirkungen sind
möglich.
In England werden jedes Jahr 1000 Menschen
durch Penicillin getötet, und die erschreckende
Wahrheit ist, daß durch die verordneten
Medikamente mehr Menschen getötet werden, als
durch alle illegalen Drogen, wie zum Beispiel
Heroin und Kokain, zusammen.«*
Dr. Vernon Coleman, *Betrayal of Trust,* Euro-
pean Medical Journal

*Warum leidet ein
Kind unter
Asthma?*

Statt Standardmedikamente zu verordnen, deren
Wirkungen nicht vorhersehbar sind, wäre es da
nicht besser, zu versuchen herauszufinden, warum
das eine Kind mehr Erkältungen hat als sein kleiner
Nachbar, oder warum es unter Asthma leidet?
    Warum es ein Bettnässer ist oder Schwierigkeiten
in der Schule hat? Warum nur hat es Schwierigkeiten mit dem Essen oder mit dem Schlafen?
    Hängt das vom Zufall ab? Nein.
    Sind die Leute schuld? Nein. Wird die moderne
Wissenschaft bald das »Kopfschmerz-Gen« ent-

decken? Oder ein Gen, das Bettnässen verursacht?
Nein.

Die Ursache liegt in der individuellen Abwehrkraft.

**Wenn jedes Kind von Geburt an gründlich
untersucht und regelmäßig prophylaktisch
betreut würde, könnten Millionen von Menschen
viel leistungsfähiger sein.**

Es ist allgemein bekannt, daß die Geburt einen
großen Streß für die Mutter darstellt. Was jedoch
viel zu viele Leute nicht wissen, ist, daß die Geburt
sowohl für den Schädel als auch für die Verbindung
zwischen Schädel und Wirbelsäule des Babys einen
ungeheuren Streß bedeutet, denn Babys sprechen
nicht darüber. Sie weinen.

Dein Rücken, dein Leben

Wieder einmal sollten wir uns die Wechselbeziehungen vor Augen halten und nicht den Schädel getrennt von der Wirbelsäule oder den Schädel getrennt vom Becken betrachten. Der Körper ist eine
Einheit.

Die Wirbelsäule verbindet den Schädel mit dem
Becken, ebenso die Hirnhäute, das Rückenmark,
aus dem 31 Nervenpaare hervorgehen, und die 144
Rückenmuskeln. Das strukturelle Gleichgewicht
der Wirbelsäule hängt direkt von den Muskeln ab,
die wie die Wanten eines Segelschiffes funktionieren. Wenn die Muskelspannung auf einer Seite
größer ist als auf der anderen, kann dies zu einem
Ungleichgewicht führen.

Die einfachste und leider weit verbreitete Haltung ist dann zu sagen, daß man den schwachen
Muskel stärken müsse. Diese Haltung fragt jedoch
nicht nach dem »Warum«. Ein schwacher Muskel

*Das Gleich-
gewicht der
Wirbelsäule hängt
von den Muskeln
ab*

ist doch nicht deshalb schwach, weil er einem Gymnastiklehrer oder einem Krankengymnasten zu Arbeit verhelfen will.

Für die Schwäche eines Muskels gibt es physiologische Gründe, beispielsweise daß er nicht den richtigen neurologischen Reiz bekommt oder nicht genug durchblutet wird. Es kann auch sein, daß das lymphatische System dieses Muskels nicht ganz richtig funktioniert oder sein Antagonist zu stark gespannt ist. Wenn man dem Körper eine bestimmte Muskelarbeit abfordert, wird er sein Möglichstes tun, die geforderte Leistung mit Hingabe zu erbringen; ganz gleich, ob es sich darum handelt, eine Tonne oder ein Kilo hochzuheben. Damit wir uns richtig verstehen, es ist natürlich leichter, ein Kilo hochzuheben als eine Tonne, es ist jedoch interessant, daß es möglich ist, den Muskeln bewußt einen Befehl zu geben, woraufhin sich diese dann, unabhängig von der Schwierigkeit der gestellten Aufgabe, an die Arbeit machen; natürlich mit mehr oder weniger Erfolg, je nach dem Ausmaß der geforderten Leistung.

Für die Schwäche eines Muskels gibt es physiologische Gründe

Ich möchte Ihnen eine Frage stellen: Haben Sie schon einmal gemeinsam mit einem Freund etwas Schweres getragen? Ein Klavier, eine Truhe, einen Schrank vielleicht?

Wenn es darum geht, eine solche Leistung zu erbringen, wer trägt dann schwerer, Ihr Freund, der fünfundsechzig Kilo wiegt, oder Sie selbst mit fünfundachtzig Kilo?

Der Schwächere oder der Stärkere? Der Stärkere natürlich! Denn die Muskeln leisten Teamarbeit, und sie stimmen sich dabei so gut wie möglich untereinander ab, um die von ihnen geforderte Leistung zu erbringen. Sie ergänzen sich und sie gleichen aus, aber es liegt auf der Hand, daß die starken Muskeln den größeren Teil der Arbeit erbringen.

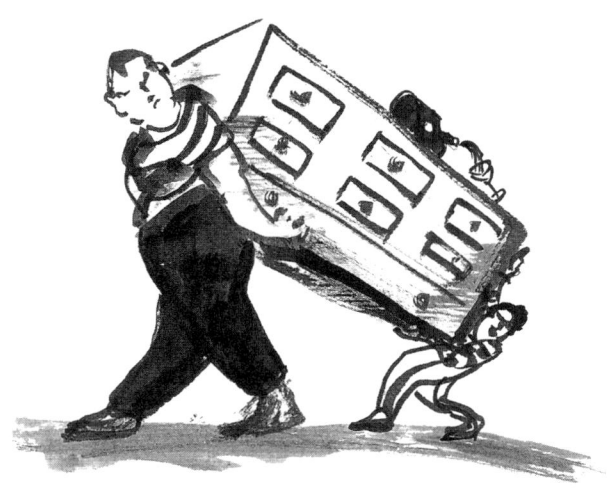

Wer arbeiten kann, der arbeitet. So sind zum Beispiel Streckübungen auf dem Bauch, um einen
asymmetrischen Rücken zu stärken, ein großer
Fehler, denn die starken Muskeln leisten dabei mehr
als die schwachen, mit der direkten Folge, daß die
Asymmetrie dadurch sogar noch verstärkt wird.

Das Ausmaß der Verbindungen einzelner Kom-
ponenten, die das Schädel-Becken-Gleichgewicht
bilden, bezeichnen wir als Nerven-Muskel-Ske-
lett-System, das heißt als ein System, das die engen
Verbindungen zwischen dem Nervensystem, dem
Muskelsystem und dem Knochengerüst herstellt.
Diese Achse ist das Zentrum des menschlichen Körpers, von ihr hängt ganz einfach das Leben eines jeden Menschen ab. **Der Schädel, die Wirbelsäule
und das Becken bilden ein schützendes Haus für
unser Nervensystem, und die Muskeln haben die
Aufgabe, darüber zu wachen, daß das Haus nicht
einstürzt.**

Obwohl dieser Gedanke so einfach ist, ist er dennoch in unserem alltäglichen Denken, das immer
noch zu sehr damit beschäftigt ist, alles auseinan-

*Das Nerven-
Muskel-Skelett-
System*

derzudividieren, nicht vohanden. Den Beweis dafür
liefern die auf das Nervensystem spezialisierten
Neurologen, die Physiotherapeuten, Masseure und
Gymnasitiklehrer, die ihr Leben den Muskeln verschrieben haben, und die Orthopäden, Osteopathen
und einige Chiropraktiker, die ausschließlich auf die
Behandlung der Knochen eingeschworen sind.

Sonja

Obwohl ich mich schon seit dreißig Jahren, seit ich
diese Krankheit während eines Praktikums in
Berck Plage in Frankreich, in einem der größten
Skoliosezentren Europas, kennengelernt habe, für
die Skoliose interessiere, muß ich bescheiden zugeben, daß es mir nicht immer gelungen ist, einen
»Trick« für beziehungsweise gegen die Skoliose zu
finden. Mein Eingreifen richtet sich daher nicht
gegen die Skoliose, es ist durch und für die kleine
Sonja bestimmt.

Sonjas Körper
kann sich wegen
der Schädel-
blockaden nicht
harmonisch ent-
wickeln

Zu diesem Zeitpunkt habe ich keinerlei Vorstellung,
wie sich die Krankheit entwickeln wird, ich kann
die Zukunft in keiner Weise vorhersagen. Alles, was
ich weiß, ist, daß sich der Körper des kleinen
Mädchens wegen dieser Schädelblockaden nicht
harmonisch entwickeln kann.

Nach mehreren Minuten der Atemunter-
stützung kommt es mir vor, als ändere sich etwas;
der Schädel in meinen Händen fühlt sich weniger
hart an. Ich muß noch eine kleine Behandlung im
Mund vornehmen. Nachdem ich einen Gummi-
fingerling übergestreift habe, gelingt es mir, meinen Zeigefinger in den kleinen Mund zu stecken –
oberhalb des Zahnfleisches so nah wie möglich am
Jochbogen.

Sonja hält gar nichts von dieser Art der Behandlung, sie versucht, meinen Finger wegzudrücken, und fängt an zu weinen.

Sofort legt ihr die Mutter die Hand auf den Arm, um sie zu trösten. Ich sage Sonja, daß gleich schon alles vorbei ist, was nicht gelogen ist, denn dieser ganze Eingriff dauert nur etwa dreißig Sekunden. Auch ich tröste sie, allerdings heuchle ich mein Mitleid nur, denn das Weinen hilft mir bei meiner Arbeit, da es die Atembewegung verstärkt. Ich brauche die Unterstützung der Atmung, wenn ich diese Korrektur versuche, und man kann ein zehn Monate altes Kind nicht einfach bitten, tief ein- und auszuatmen.

Der ganze Eingriff dauert nur dreißig Sekunden

»Schon fertig. Genug für heute. Bitte lassen Sie sich für die nächsten beiden Wochen drei oder vier Termine geben. Ich kann Ihnen nichts garantieren, ich weiß noch nichts. Vertrauen Sie nicht auf mich, machen Sie sich einfach mit dem Gedanken vertraut, daß wir Sonjas Körper helfen werden, im Ganzen besser zu funktionieren.«

Zuerst reagieren die Eltern etwas erstaunt. Ich erkläre ihnen jedoch, was ich vorhabe, und glücklicherweise gewinne ich ihr Vertrauen.

Das Ergebnis

Sonja hat den normalen Behandlungsplan durchlaufen, das heißt vier oder fünf Behandlungen in den ersten drei Wochen, dann vier weitere Behandlungen im Laufe der folgenden drei Monate und anschließend eine Kontrollbehandlung alle drei bis vier Wochen.

Ein Jahr später kommt Sonja mit ihrer Mutter in meine Praxis. Die Mutter erzählt mir, daß Sonja anscheinend immer aufgeweckter wird. Von einem

eher etwas apathischen Kind hat sie sich zu einem
richtigen kleinen Spaßvogel entwickelt, der ständig
Dummheiten im Kopf hat, ganz so, als ob er die Geduld der Umgebung und der Eltern auf die Probe
stellen wollte.

»Oh, ich habe Ihnen auch noch die neuesten
Röntgenbilder mitgebracht.«

Der Skoliose-
winkel ist nur noch
halb so groß wie
vor einem Jahr
Es ist nur ein einziges Röntgenbild, aber es
genügt mir vollkommen. Der gemessene und einge-
zeichnete Skoliosewinkel beträgt 10 Grad. Er ist nur
noch halb so groß wie vor einem Jahr. Ich bin sehr
zufrieden, weise jedoch mit Nachdruck darauf hin,
daß wir noch weitermachen müssen.

Zwei Jahre nach der ersten Behandlung hat sich die
idiopathische Skoliose mit ungewisser Prognose in
eine einfache Neigung zur Skoliose ohne meßbare
Verkrümmung verwandelt. Dieses Ergebnis wurde
ohne Korsett, ohne Gips und ohne Medikamente
erzielt. Nie ist Sonja der Gedanke gekommen, daß
sie nur knapp einem sehr schwierigen Leben ent-
ronnen ist. Sie fühlt sich in meiner Praxis wie zu
Hause, malt mir Bilder mit Herzchen und bei jeder
möglichen Gelegenheit bekomme ich ein Küßchen.
Die Eltern kommen regelmäßig zur Kontrolle, und
der Röntgenarzt empfiehlt seinen Patienten unsere
Praxis.

Einige Minuten haben ausgereicht, um eine Situation, die das große Risiko in sich barg, sich zu
einer schweren Belastung zu entwickeln, in ein Leben von großem Wohlbefinden zu verwandeln.
Diese Veränderung wurde nicht durch die Einwir-
kung äußerer Faktoren in Form von Medikamenten oder eines aggressiven chirurgischen Eingriffs
erzielt. Auch ich kann nicht die Verantwortung
dafür übernehmen, eine idiopathische Skoliose
korrigiert zu haben, ich kann lediglich bezeugen,

daß das Auffinden und Korrigieren einer Fehl-
funktion anscheinend dem Körper zu einer besseren Entwicklung verholfen hat.

Der Körper geht sehr freigiebig mit seinen Informationen um. Er spricht von den Füßen über die
Zähne bis zum Kopf, er drückt das physiologische
Unterbewußtsein aus, das die Erfahrungen der Vergangenheit enthält. Er sagt uns jedoch auch etwas
über unsere Zukunft. Über die Physioanalyse kann
man eine ganze Reihe wichtiger Informationen über
die weitere Entwicklung im Leben eines Menschen
erhalten. Man kann sogar so weit gehen zu sagen,
daß man nach einigen Untersuchungen die schuli-
sche Leistungsfähigkeit von Kindern abschätzen
kann, und zwar nicht nur die allgemeine Leistungsfähigkeit, sondern auch, in welchen Fächern diese
überwiegend zum Tragen kommen wird. Amerika-
nische Studien belegen, daß 78 Prozent der Kinder
mit Schulproblemen eine schwierige Geburt hatten.
Kann das noch ein Zufall sein? Wir leben in einer
Gesellschaft, in der es bisher eine klare Entscheidung gab, Probleme zu beseitigen, sobald sie erkannt sind. An der Schwelle zum 21. Jahrhundert
sollte unsere wissenschaftsgläubige Gesellschaft, die
der Meinung ist, es sei eine Tugend, die Natur zu beherrschen und zu kontrollieren, endlich anfangen,
an der Wirksamkeit dieser Prinzipien zu zweifeln.
Warum sollte man alle Kräfte aufbieten, nur um mit
den Selbstheilungskräften des Körpers zu rivalisie-
ren? Es ist an der Zeit, daß wir uns mit unserem
Körper versöhnen und die wunderbare Intelligenz,
die in ihm wohnt, respektieren. So wie es auch Zeit
ist, uns mit der Natur auszusöhnen, bevor unsere
Gesellschaft sie zerstört hat, um ihren Drang nach
kurzfristigem Profit zu befriedigen.

*Der Körper sagt
uns etwas über
unsere Zukunft*

*Es ist an der Zeit,
daß wir uns mit
unserem Körper
versöhnen*

>*Die angeborene Intelligenz des menschlichen
Körpers ist das höchste und erhabendste Genie; in
ihr spiegelt sich die Weisheit des Universums
wider. In jedem menschlichen Körper gibt es eine
Apotheke, und diese Apotheke ist fähig,
Wundermittel herzustellen: Beruhigungsmittel,
Schlafmittel, Substanzen zur Stärkung des
Immunsystems und Medikamente gegen den
Krebs.*«
Dr. Deepak Chopra, *Quantum Healing*

Die Einstellung, sich mehr für die Wirkungen als für
die Ursachen zu interessieren, beschränkt sich nicht
nur auf die Medizin und die Gesundheit, sie ist auch
auf anderen Gebieten menschlicher Aktivitäten
weit verbreitet. Diese kurzsichtige Einstellung erweist sich als immer kostspieliger. Die Einstellung,
daß alles erlaubt ist und man sich später um die Kosten kümmern wird, verführt Millionen Menschen
dazu, in einer Illusion des Wohlbefindens zu leben,
die sich nicht selten auf die Größe einer Kreditkarte
aus Plastik reduziert. Nichts ist umsonst, auch nicht
der Kredit, und wenn dann die Rechnung kommt,
ist sie immer höher, als man gehofft hatte. Mensch
Mensch und und Natur bilden eine Einheit, und man darf nicht
Natur bilden glauben, daß man die Natur ausbeuten kann, ohne
eine Einheit daß dies für den Menschen katastrophale Konsequenzen mit sich brächte. Ebenso darf man nicht
glauben, daß die Menschen in guter Gesundheit leben und sich wohl fühlen könnten, wenn sie sich damit zufriedengeben, die Symptome zu behandeln,
statt zu versuchen, die angeborene Intelligenz des
menschlichen Körpers zu verstehen und zu respektieren. Die dominierende Haltung gegenüber der
Natur und dem menschlichen Körper kann nur zu
Ungleichgewicht, Disharmonie und Unglück
führen.

Ob jemand Lastwagenfahrer ist wie Jürgen, ein Prinz, ein Schüler wie André, eine Sekretärin wie Martha oder ein Baby wie Sonja: Jeder Mensch hat das gleiche Recht, geachtet zu werden. Ich habe niemals einen König, einen Prinzen oder Präsidenten besser oder länger behandelt, als die kleinen Leute. Wozu sollte das auch gut sein? Wenn sich eine Krankheit manifestiert, behandelt das Leben alle Menschen gleich. Ein Prinz leidet nicht mehr und nicht weniger als ein Taxifahrer, wenn sein Ischiasnerv um Hilfe schreit.

Das *British Medical Journal* hat das Ergebnis einer Studie veröffentlicht, die bestätigt, daß 93 Prozent der Personen, die sich von einem Doktor der Chiropraktik behandeln ließen, mit der Behandlung zufrieden waren. Diese hohe Rate, die von keinem anderen Beruf im Gesundheitswesen erreicht wird, ist nicht das Verdienst eines bestimmten Arztes oder einer bestimmten Technik, sie ist das Verdienst der wunderbaren Selbstheilungskraft des Körpers. Nach fünfundzwanzig Jahren Berufserfahrung, in denen ich einige hunderttausend Menschen beraten habe, freut es mich, diese Erfahrungen mit Ihnen teilen zu dürfen. Wenn Sie Schmerzen haben, wenn Sie unglücklich sind, behalten Sie die Hoffnung, denn Sie müssen wissen, daß die Fälle, die ich Ihnen beschrieben habe, wahre und typische Fälle sind und keine Ausnahmen.

93 Prozent der Patienten eines Doktors der Chiropraktik sind mit ihrer Behandlung zufrieden

»Der Arzt der Zukunft wird keine Medikamente verordnen, er wird sich für seinen Patienten interessieren, sich um seinen Körper und seine Ernährung kümmern und um die Ursache und die Verhütung von Krankheiten.«
Thomas A. Edison, 1847–1931

Anmerkungen zum ersten Teil

1. Jedes Lebewesen ist einzigartig. Man muß sich daher mehr mit der Person als mit den geschilderten Symptomen beschäftigen. Man muß Vertrauen in das Leben haben und es respektieren, statt sich auf stereotype Behandlungen zu stürzen.

2. Der Körper ist keine stumpfsinnige Uhr, wie Descartes glaubte, der im 17. Jahrhundert, dem Jahrhundert der Automaten, in seinem *Discours de la Méthode* schrieb:

Descartes betrachtete den menschlichen Körper als Maschine

»Ich betrachte den menschlichen Körper als eine Maschine. Ich vergleiche gedanklich einen kranken Menschen mit einer schlecht gebauten Uhr, den gesunden Menschen mit einer gut gebauten.

In dieser Vorstellung vom Körper gibt es keinen Platz für den Geist, und in der Vorstellung vom Geist keinen Platz für den Körper.«

Diese beschränkenden Überzeugungen aus dem 17. Jahrhundert haben ein langes Leben, und sie sind leider immer noch in einigen Köpfen fest verankert.

Der menschliche Körper hat nicht ohne Grund eine Panne, er will uns auch nicht ärgern. Der menschliche Körper ist ein Wunder an Intelligenz, er arbeitet so gut es irgend geht. Denken Sie an das Unterbewußtsein; ob es sich nun um das physiologische oder das psychische handelt, es nährt sich von all den durchlebten Erfahrungen, seien sie gut oder schlecht. Es liegt bei uns, zu begreifen, wie notwendig es ist, durch regelmäßige Kontrolle sicherzustellen, daß die Energie so gut wie möglich fließen und der Körper frei funktionieren kann. Wenn das Wort »Energie« Sie stört, können Sie es durch das Wort Biodynamik oder Biokinetik oder Lebenskraft ersetzen. Lassen Sie sich von diesem Ausdruck nicht stören.

3. Der menschliche Körper ist eine Einheit, es gibt keine Schranke zwischen den Beinen und den Armen, zwischen dem Kopf und den Füßen, zwischen dem Psychischen und dem Physischen. Alle Trennungen und Zerschneidungen waren nur notwendig, um unseren Durst nach Logik zu befriedigen und unser eigenes Verständnis zu erleichtern.

Es gibt keine Schranke zwischen dem Psychischen und dem Physischen

4. Der menschliche Körper ist ein Modellbeispiel für Organisation. Unsere fünf Sinne erlauben uns, Informationen zu verarbeiten, die empfangen, sortiert und gespeichert werden. Die kleinste Information kann in jedem Augenblick einen Überlebensmechanismus in Gang setzen, einen Rettungsplan oder einen Kompensationsmodus, je nach dem Schweregrad der Bedrohung.

5. Eine kleine Änderung kann große Auswirkungen haben. Betrachtet man die gegenseitigen Abhängigkeiten und Wechselbeziehungen, so gibt es nichts, das ohne Auswirkung bliebe. Dies gilt gleichermaßen für das Physische wie das Psychische.

6. Frei sein heißt, der Veränderung die Tür zu öffnen. Es ist lebenswichtig, sich von manchen Überzeugungen zu befreien, die den Mythos nähren, man könne mit dem technischen Fortschritt die Natur und das Leben kontrollieren. Diese Geisteshaltung erweckt in uns die Vorstellung, daß wir von Medikamenten oder bestimmten Techniken abhängig seien, um gesund zu sein. Die Veränderung besteht darin, angesichts der Krankheit, aus der Passivität des Patienten in eine dynamischere Haltung überzugehen, mitzumachen anstatt abzuwarten.

Mitmachen statt abwarten

Nachdem Sie einige Beispiele von Menschen, die viel leiden mußten, kennengelernt haben, müßte Ihnen bewußt geworden sein, daß der Schmerz sich nicht auf ein Gelenk oder eine Bandscheibe beschränkt, sondern sich auf den Menschen in seiner

Gesamtheit auswirkt, auf seine Existenz, sogar auf die Existenz seiner Umgebung.

Im zweiten Teil des Buches werden wir versuchen, uns unsere Umwelt genauer anzusehen und herauszufinden, welche Rolle sie für das Wohlbefinden eines Menschen spielt. Dazu schlage ich Ihnen einen Waldspaziergang vor.

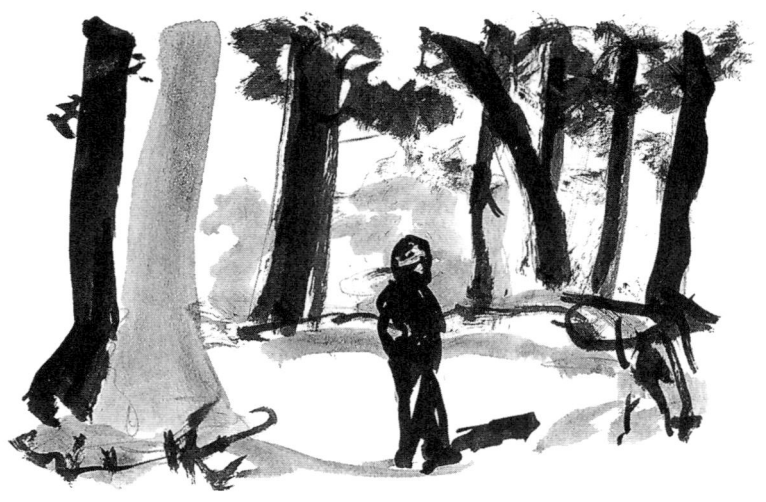

Zweiter Teil

Spaziergang

*»... müssen wir der gegenwärtigen Situation ein
Ende machen, in der eine gesunde Wirtschaft nur
um den Preis kranker Menschen möglich ist.
Unsere Aufgabe ist es, eine gesunde Wirtschaft für
gesunde Menschen zu schaffen.
Der erste entscheidende Schritt auf dieses Ziel hin
ist die Ausrichtung der Produktion auf einen
›gesunden und vernünftigen Konsum‹.«*
Erich Fromm, *Haben oder Sein*

Es liegt keinesfalls in meiner Absicht, etwas zu zerstören, zu kritisieren oder eine Ersatzmoral in Form
eines Allheilmittels zu propagieren. Die Gesellschaft existiert in ihrer heutigen Form, weil auf der
Basis gegenwärtiger Erkenntnisse und Überzeugungen eine Reihe von Entscheidungen getroffen
wurden. Es geht nicht darum, die Männer und
Frauen zu verurteilen, oder deren Aufrichtigkeit
anzuzweifeln, die im Laufe der Jahrhunderte unserer Geschichte zum Wohle der Menschheit ein
ganzes Leben lang versucht haben, die Welt, in der
wir leben, zu studieren und zu verstehen. Wie der
Mensch, so scheinen auch die Erkenntnisse und

*Eine Art
Eigenleben bei
Erkenntnissen und
Überzeugungen*

Überzeugungen über eine Art Eigenleben zu verfügen, denn sie werden geboren, leben und sterben
wieder, um von anderen Erkenntnissen und Überzeugungen abgelöst zu werden, die den augenblick-
lichen Werten in der Gesellschaft besser entsprechen. Es ist ratsam, gewisse Überzeugungen oder
die Anwendung bestimmter Erkenntnisse, die nicht
mehr der wissenschaftlichen Realität unseres Zeitalters entsprechen, in Zweifel zu ziehen. Dank meiner

Arbeit habe ich einen so großen Respekt vor dem Leben, daß es für mich unvorstellbar wäre, einen Menschen oder auch eine Vereinigung schlecht machen zu wollen, nur weil sie nicht die gleichen Werte vertreten wie ich. Dennoch fühle ich mich nicht nur berechtigt, sondern geradezu verpflichtet, meine bescheidenen Erfahrungen mit anderen zu teilen und für manche Überzeugungen und Erkenntnisse, die einen negativen Einfluß auf das Glück und die Gesundheit aller Teile unserer Gesellschaft ausüben, eine konstruktive Alternative vorzuschlagen.

Respekt vor dem Leben

1. Überblick

Das physische, psychische und gesellschaftliche Wohlbefinden beschränkt sich laut Definition der Weltgesundheitsorganisation nicht darauf, frei zu sein von Schmerzen, auch nicht auf eine bestimmte Ernährung, ein bestimmtes Fitness-Programm, das Einnehmen einer bestimmten Droge und auch nicht auf den Besitz einer besonderen Automarke.

Definition des Wohlbefindens

Das Wohl des Menschen ist das Resultat der Gesamtheit der Bedingungen, die es jedem Mann, jeder Frau und jedem Kind ermöglichen, in Harmonie mit sich selbst, in der Gesellschaft und in seiner persönlichen Umwelt zu leben.

Versteht man jedoch das Wohlbefinden als ein Ergebnis, so kann man dabei nicht einfach von einem vorherrschenden Zustand ausgehen, sondern eher von einer Dynamik, die nur wenig mit der Idee von Passivität oder dem heutigen Verständnis von »Patient-Sein« zu tun hat. Dank des wissenschaftlichen Fortschritts, der Forschung, der Mikrobiologie und der Psychologie, dank eines besseren Verständnisses

Wohlbefinden und Gesundheit sind kein Zufall, sondern Ergebnis vieler Faktoren

der Pathologie, wird es offensichtlich, daß Wohlbefinden und Gesundheit kein Zufall sind, sondern das zwangsläufige Ergebnis aus einer Vielzahl von Faktoren. Am Ende des 20. Jahrhunderts ist es anachronistisch, der Idee anzuhängen, ein einziger Berufsstand, so spezialisiert, engagiert und kompetent er auch sein mag, könne von sich behaupten, die Kunst des Heilens zu beherrschen und die Leiden der Menschheit wirksam behandeln zu können. In hochspezialisierten Laboratorien stürzt er sich auf die Erforschung eines neuen Wunderelexiers »Wohlbefinden« und nährt dabei auch noch den Mythos, es wirklich finden zu können. Weil die medizinische Forschung durch den ständigen Kampf gegen die Symptome schon immer versucht hat, die Zeichen der Krankheit zum Verschwinden zu bringen, nährt sie zudem die verrückte Hoffnung, die Krankheit könne eines Tages virtuell werden und verschwinden, so, als ob es diese gar nicht gäbe, sie nur eine Wunschvorstellung, eine Frucht unserer Phantasie sei. Krankheit und Unglück sind jedoch leider oft anzutreffende Realitäten in unserer Gesellschaft.

2 . Wechselwirkungen

Der Begriff Wechselwirkung bedeutet nichts anderes als: »gegenseitige Abhängigkeit«.

Ihr Gemüsehändler ist von Ihnen als Kunde abhängig, um seine Waren verkaufen und davon leben zu können. Genauso brauchen Sie Ihren Gemüsehändler, damit Sie Obst und Gemüse kaufen können. Ihre Beziehung zum Gemüsehändler und die Beziehung des Gemüsehändlers zu seinen Kunden sind Wechselbeziehungen. Diese gegenseitige Abhängigkeit, die Sie an den Gemüsehändler bindet, muß ausgewogen sein, da sonst die Gefahr besteht, daß Ihre jeweiligen Interessen bedroht sind und so die künftigen Beziehungen darunter leiden. Damit diese Wechselbeziehung bestehen bleibt, muß es einen Ausgleich zwischen den Interessen des Gemüsehändlers und Ihren eigenen Interessen geben.

Die gegenseitige Abhängigkeit muß ausgewogen sein

Wenn sich Ihr Gemüsehändler beispielsweise dazu entschließt, Obst und Gemüse mittelmäßiger Qualität zu einem Ihrer Meinung nach überhöhten Preis zu verkaufen, dürfen Sie diese Wechselbeziehung als unvorteilhaft ansehen; Sie werden dann nicht mehr von ihm abhängig sein wollen, weil Sie den Eindruck haben, er nutze Sie aus. Vielleicht werden Sie dann diese gegenseitige Abhängigkeit lösen und versuchen, einen besseren Gemüsehändler zu finden.

Im Laufe dieses zweiten Teils werden wir uns oft mit Phänomenen der Wechselwirkung beschäftigen. Dies mag manchmal auf den ersten Blick zusammenhanglos erscheinen, als eine Abschweifung ohne offensichtlichen Bezug zu Wohlbefinden und Gesundheit. Um Ihnen die Aufgabe zu erleichtern, um Ihnen zu ersparen, daß Sie die Orientierung verlieren, möchte ich Sie bitten, sich immer das Bild des menschlichen Körpers vor Augen zu halten und die

Phänomene der Wechselwirkungen

Art, in der er als ein harmonisches Ganzes funktioniert – fähig, Tag und Nacht, ein ganzes Leben lang die Prinzipien der Wechselwirkungen anzuwenden, von deren Respektieren das Überleben abhängt.

Der menschliche Körper ist das perfekteste und komplizierteste Modell für Wechselbeziehungen

Der menschliche Körper ist das komplizierteste und perfekteste Modell für Wechselbeziehungen, das wir uns vorstellen können. Wir haben bereits gesehen, daß der Körper keine Stars kennt, keine Hauptdarsteller, daß seine angeborene Intelligenz verstanden zu haben scheint, daß das Gesamtwohl von der Arbeit jeder einzelnen Struktur und den guten Beziehungen dieser einzelnen Strukturen untereinander abhängt. Wenn ein einzelner kleiner Muskel beschließt, schlecht gelaunt zu sein, mit dem Fuß aufzustampfen und seine Unabhängigkeit zu erklären, anstatt die Prinzipien der Wechselbeziehungen anzuerkennen, so kann dieser kleine Muskel dem Funktionieren des Körpers als Ganzes großen Schaden zufügen. Der Körper in seiner Gesamtheit ist sich der Bedeutung dieses kleinen Muskels und seiner Leistung an der Gemeinschaftsaufgabe wohl bewußt, und deshalb genießt der kleine Muskel genausoviel Respekt, als wäre er ein großer Deltamuskel. Dieser Respekt zeigt sich vor allem darin, daß er an allen Informationen teilhat. Der kleine Muskel hält sich bereit, um bei der kleinsten Bedrohung eingreifen zu können.

Wenn man sich das Beispiel des Gemüsehändlers auf einer höheren Ebene vorstellt, so herrscht kein Zweifel daran, daß fast die Gesamtheit der menschlichen Aktivitäten in unserer Gesellschaft, direkt oder indirekt, die Macht hat, das Wohlbefinden des einzelnen zu beeinflussen. Es ist unvorstellbar geworden, zu glauben, daß nur ein einzelner Berufsstand für die Gesundheit der Welt zuständig sein soll, denn es ist nicht länger möglich zu leugnen, daß

eine Vielzahl von sich gegenseitig bedingenden Faktoren über Gesundheit und Wohlbefinden des einzelnen Menschen bestimmen.

Unsere Art, uns zu ernähren, ist ein bestimmender Faktor für die Gesundheit und das Wohlbefinden. Es gibt eine Vielzahl von den Menschen selbst
festgelegter Parameter, die Preis und Qualität der
Produkte, die wir verbrauchen, beeinflussen. Der
Erdölpreis spielt eine entscheidende Rolle bei den
Kosten für landwirtschaftliche Produkte, ebenso die
Wechselkurse; auch das Klima, die Qualität des Wassers, der Luft, des Bodens, die Qualität der verwen-
deten chemischen Produkte, die Stimmung des Bauern, die Politik des Bauernverbandes, der Transport,
die Konservierung, die Lagerung, die Verteilung, die
Verpackung, die Hygiene und die Präsentation wirken sich auf Preis und Qualität der Waren aus.

*Unsere
Ernährung ist ein
Faktor für
Gesundheit und
Wohlbefinden*

Auch unsere Lebensweise ist ein bestimmender
Faktor für unsere Gesundheit. Die Wohnung, die
Raumhöhe, die Höhe der Gebäude, die Qualität der
Schallisolation und die Wärmedämmung beeinflussen unser Wohlbefinden genauso wie die Form Ihres Sofas, die Federung Ihres Autos, die Sauberkeit
der Hände Ihres Metzgers, die Arbeit des Schuhfa-
brikanten, das berufliche Verantwortungsbewußt-
sein der Lehrerin Ihrer Kinder, die Fernsehpro-
gramme und die Werbung. Die Verantwortlichkeit
des Menschen zeigt sich überall, und konsequenter-
weise hat auch seine Arbeit Auswirkungen auf das
Leben jedes einzelnen Menschen.

*Auch unsere
Lebensweise
bestimmt unsere
Gesundheit*

Gesundheit und Wohlbefinden hängen nicht von
einem einzigen Berufszweig ab, sie werden von der
Gesamtheit menschlicher Aktivitäten bestimmt.

Diese Phänomene gegenseitiger Abhängigkeiten,
die wir erkennen, verbinden die Menschen untereinander auf die gleiche unerbittliche Weise wie die

Luft, die sie atmen, die Nahrung, die sie zu sich nehmen, das Gebäude, in dem sie wohnen, oder die
Schwerkraft. Was wir manchmal als »Vorstellung
von Wechselwirkungen« bezeichnen, ist nicht nur
einfach eine Vorstellung, sondern nimmt die Gestalt
eines richtigen wissenschaftlichen Gesetzes an, das
in jedem Augenblick seine Richtigkeit unter Beweis
stellt. Wir könnten sogar so weit gehen und sagen,
Nichts bleibt ohne   daß nichts ohne Auswirkung bleiben kann, denn
Auswirkungen   der kleinste Faktor kann sich in eine Ursache verwandeln, die wiederum zu Auswirkungen oder ge-
wissen Reaktionen führt, welche abermals Einfluß
nehmen auf die andere Situation oder zu dem einen
oder anderen Ergebnis führen.

Das Phänomen der Wechselwirkungen beschränkt sich nicht auf das Verhältnis des Gemüsehändlers zu seinen Kunden oder eines Fußes zum
Knie oder lediglich auf die Beziehung zwischen
Körper und Geist. Das Gesetz der wechselseitigen
Abhängigkeit läßt sich auf die Beziehungen zwischen Mensch und Natur anwenden, es findet sich
in der menschlichen Gesellschaft wieder, im
menschlichen Körper, in einem Gelenk, einer Zelle
und wurde sogar auf der Ebene der subatomaren
Strukturen wissenschaftlich nachgewiesen. Der
Körper des Menschen besteht aus Atomen, die wiederum aus Elektronen, Protonen und Neutronen
aufgebaut sind. Nach Meinung des Physikers Fritjof Capra sind diese subatomaren Teilchen keine
»Dinge« sondern Verknüpfungen zwischen »Dingen«, die wiederum Verknüpfungen zwischen anderen »Dingen« sind. Diese Anordnungen stellen
Das Gesetz der   keine Wahrscheinlichkeiten für »Dinge« dar, son-
Wechselwirkungen   dern eher Gewebe von Wechselbeziehungen.
gilt im   Das Gesetz der Wechselwirkungen gilt gleicher-
Mikrokosmos wie   maßen im Mikro- wie im Makrokosmos. Die mo-
im Makrokosmos   derne Wissenschaft muß sich mit der Erforschung

der möglichen Wechselwirkungen zwischen Ozon und Luftverschmutzung, dem Treibhauseffekt und der Industrialisierung, der Wasserqualität und der Schadstoffbeseitigung befassen, um nur einige wenige Beispiele zu nennen.

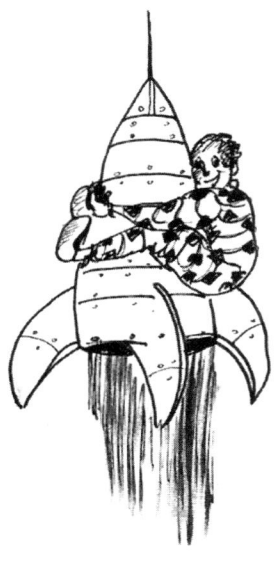

3. Bestandsaufnahme

Wir verdanken der modernen medizinischen Wissenschaft ungeheure technologische Fortschritte auf den Gebieten der Notfallmedizin und der Infektionskrankheiten. Die Tatsache, daß man heute bei jedem Unfall die Hilfe eines Notarztes in Anspruch nehmen kann, und daß man sich täglich zu tausenden, durch die moderne Medizin geretteten Leben beglückwünschen kann darf jedoch nicht darüber hinwegtäuschen, daß es einfacher ist, eine Satellitenbahn im Weltraum zu berechnen, als die Bewegung einer einfachen Amöbe vorherzusehen. Das Ebola- und das Aidsvirus zeigen uns auf grausame Weise die Grenzen der Wissenschaft auf. Auch im Jahre 1996 wird ein Schnupfen noch nach der einfachen Formel »in einer Woche ohne Behandlung und in acht Tagen mit Behandlung« bekämpft, die Tuberkulose, die man schon für besiegt hielt, kehrt mit Macht nach England zurück, die Diphterie nach Rußland und die Kinderlähmung in die Niederlande. Die Antibabypille, Symbol einer emanzipierten Gesellschaft, Beweis für die Beherrschbarkeit wissenschaftlicher Entwicklungen, erweist sich als viel gefährlicher als man bisher gedacht hatte, so daß man fast schon ihre weitere Anwendung in Frage stellen muß; die massenhafte Verordnung von Hormonen bei Frauen in der Menopause kann schwerwiegende gesundheitliche Probleme verursachen; und auf den Einsatz von Antibiotika wird man in fünf bis zehn Jahren vielleicht sogar ganz verzichten. Aspirin ist das älteste Medikament der Welt, aber gibt es irgend jemanden, der behaupten könnte, auch nur eine, geschweige denn alle Wirkungen einer Aspirintablette auf die Gesamtheit der möglichen Wechselbeziehungen im Körper zu kennen? Gibt es jemanden, der weiß, welche Reaktionsmechanismen das Aspirin im mensch-

Das Ebola- und das Aidsvirus zeigen die Grenzen der Wissenschaft auf

Das älteste Medikament der Welt

lichen Körper auslöst? Nein. Niemand weiß das. Strenggenommen ist die allopathische Medizin keine exakte Wissenschaft im engeren Sinne, denn sie arbeitet rein empirisch.

Die allopathische Medizin arbeitet rein empirisch

Die junge Wissenschaft der Ökologie befaßt sich mit dem Studium der Folgen, die sich aus den Beziehungen der Menschen untereinander und zu ihrer Umwelt ergeben. Die Ergebnisse zahlreicher Untersuchungen sind niederschmetternd und alarmierend, denn sie zeigen klar die Risiken auf, die unsere Gesellschaft bedrohen, wenn die vorherrschenden Prinzipien weiterhin ihre Prioritäten auf kurzfristige Erfolge setzen. Ob es sich nun um den menschlichen Körper oder die menschliche Gesellschaft handelt: Es scheint, daß die Bekämpfung der auffälligen Symptome dem Studium der Ursachen und Konsequenzen vorgezogen wird.

»Die wichtigen Probleme, denen wir uns stellen müssen, können nicht auf dem gleichen gedanklichen Niveau gelöst werden, das wir hatten, als wir sie geschaffen haben.«
Albert Einstein

4. Parallelen

Ähnlichkeit in der
Funktionsweise

Ist es nicht überraschend, daß wir hier eine gewisse
Ähnlichkeit in der Funktionsweise aufzeigen können, ganz gleich, ob wir ein Gelenk, einen Menschen oder die Gesellschaft betrachten?

Wir haben verstanden, daß ein Gelenk, das frei
beweglich ist, über eine größere Anpassungsfähigkeit bei bestimmten Bewegungen oder Streß verfügt, als wenn dieses Gelenk, traumatisiert durch einen vorangegangenen Unfall, einen Teil seiner
Beweglichkeit verloren hätte.

Gilt dies nicht genauso für einen Menschen? Ein
Mensch, der in einengenden Überzeugungen gefangen oder Gefangener seiner Schmerzen ist, die
natürlich seine Widerstandskraft und seine Fähigkeit
zur Anpassung beeinträchtigen, kann dieser Mensch
darauf hoffen, harmonisch zu funktionieren?

Und wie sieht es in der Gesellschaft aus? In einer
Gesellschaft, in der Information und Kommunikation ungehindert fließen und stattfinden können, ist
es folgerichtig zu glauben, daß der Austausch er-
wünscht und die Möglichkeiten zur Anpassung
zahlreich sind. Verdammt sich eine durch einen all-
mächtigen Staat oder eine diskriminierende Reli-

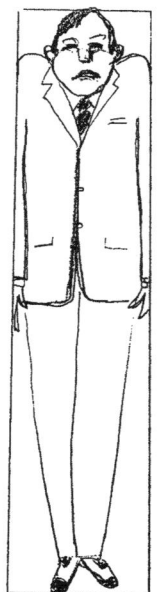

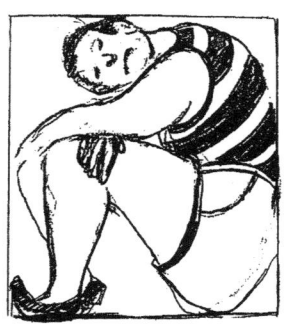

gion erstarrte, rigide und verknöcherte Gesellschaft
nicht selbst zur Unbeweglichkeit? Beschränkt sie
sich nicht selbst auf einengende Überzeugungen?

a) Daß es einem Gelenk gutgeht hängt von der
guten Zusammenarbeit aller Teile dieses Gelenkes
ab, zusätzlich jedoch auch noch von den Verbindungen, die zwischen ihm und seinem Partner und
zu den benachbarten Gelenken bestehen, und
außerdem von den Beziehungen zwischen diesem
Gelenk und Faktoren wie Gewicht, Schwerkraft,
Streß oder Müdigkeit. Beachtet man diese Wechsel- *Wechselwirkungen*
wirkungen, wenn ein Gelenk seinen unglücklichen *zwischen den*
Gelenken unter-
Zustand durch Schmerzen zum Ausdruck bringt, *einander*
darf man sich dann damit zufriedengeben, dieses
Gelenk mit einer Salbe, einem Spray oder einer
Spritze zum Schweigen zu bringen?

b) Ob es einem Menschen, sei er eine Frau, ein
Mann oder ein Kind, gutgeht, hängt vom guten
oder schlechten Funktionieren jedes einzelnen seiner Körperteile ab. Dies betrifft das Spiel der Muskeln untereinander, die verschiedenen Organe und
die verschiedenen Gelenke. Aber dies ist noch nicht *Verbindungen des*
alles. Das Wohlbefinden hängt außerdem davon ab, *Menschen zu*
seiner Umwelt
welche Verbindungen dieser Mensch zu seiner Umwelt hat, von seiner Beziehung zur Ernährung, zu
seiner Arbeit, zum Geld, zum Autofahren, seinem
Verhältnis zu seiner Frau, seinen Kindern, den
Nachbarn, zum sozialen Umfeld und zu seinem Fi-
nanzamt. Wenn ein Mensch sich über sein Unglück
oder seine Schmerzen beklagt oder es ihm nicht
möglich ist, nach den gesellschaftlichen Regeln zu
leben, kann man sich dann damit zufriedengeben,
ihn ins Gefängnis zu sperren oder die Schmerzen,
über die er klagt, mit schmerzstillenden Mitteln
oder chemischen Drogen zu betäuben, deren Nebenwirkungen man nicht kennt?

Das Wohlbefinden einer Gesellschaft hängt vom guten Funktionieren all ihrer Mitglieder ab

c) **Daß es einer Gesellschaft gutgeht**, hängt vom guten Funktionieren aller ihrer Mitglieder ab, ganz gleich ob sie jung sind oder alt, arm oder reich, bescheiden oder mächtig. Wenn wir uns der Logik dieser Behauptung anschließen, wie können wir dann hoffen, das Wohlbefinden durch Gesetze und Bestimmungen verbessern zu können, ohne uns näher damit befassen zu müssen, was zum Wohlbefinden jedes einzelnen Mitgliedes dieser Gesellschaft beiträgt?

Gesundheit und das Wohlbefinden Ihres Nachbarn können Ihre Gesundheit und Ihr Wohlbefinden beeinflussen.

5. Die Nachbarschaft

Übrigens, wenn wir schon über Nachbarschaft reden, darf ich Sie darauf hinweisen, daß Sie kürzlich
neue Nachbarn bekommen haben? Sie wissen es
vielleicht noch nicht? Doch doch, es stimmt! Die
Nachbarschaft hat sich im Laufe der letzten Jahre
unheimlich verändert. Während sich das Leben im
letzten Jahrhundert noch im Rhythmus von Pferde-
fuhrwerken abspielte, hat sich sein Tempo heute auf
eine Raketengeschwindigkeit von 40 000 Kilometer
in der Stunde beschleunigt. Ich hoffe, Sie leiden
nicht unter der Reisekrankheit ... Im Augenblick ist
man mit der Entwicklung von Überschallflugzeu-
gen beschäftigt, die Europa in 45 Minuten Flugzeit
mit Japan verbinden sollen. Leute, die man Tausende von Kilometern entfernt glaubte, sind zu
direkten Nachbarn geworden. Vor einigen Jahren
noch hätte es Monate gedauert, ihnen einen Besuch
abzustatten, heute genügen einige Stunden oder sogar Sekunden, und die Verbindung ist da. Der
Mittelpunkt des Dorfes oder das Zentrum des
Stadtteils haben sich verändert, sie sind nicht mehr
wie im 15. Jahrhundert der Mittelpunkt des gesellschaftlichen Lebens. Die Welt besteht nicht mehr
aus weit entfernten Kontinenten, von deren Völ-
kern wir nichts oder nur wenig wissen, was jahr-
hundertelang eine Quelle von Ängsten und Unsicherheiten sein konnte. Die Welt ähnelt immer mehr
einer sehr großen Stadt. Durch die Möglichkeiten
der Telekommunikation haben sich nicht nur die
Entfernungen reduziert; die Schnelligkeit der Über-
mittlung verkürzt außerdem die Zeit. Früher
konnte es schon eine Weile dauern, bis sich eine allgemeine Unruhe im ganzen Dorf verbreitet hatte,
und eine Nachricht in einem Stadtteil breitete sich
einmal mehr, einmal weniger schnell in der ganzen

Neue Nachbarn

*Die Welt ähnelt
immer mehr einer
sehr großen Stadt*

Stadt aus. Heute strahlen gute und schlechte Nachrichten mit der Geschwindigkeit des elektrischen Stroms in die ganze Welt aus.

Kleine grüne Zahlen flimmern über die Bildschirme, die Drucker rattern Tag und Nacht und transportieren vielleicht im Augenblick gerade eine Nachricht, die morgen früh unser Leben beeinflussen wird. Eine einzige Ziffer, die aufleuchtet, kann ohne den geringsten Skrupel hohe Gewinne oder vernichtende Verluste bedeuten, die Information kennt weder gut noch böse, noch hat sie gute Manieren, sie entschuldigt sich auch nicht.

Die Information kennt weder Gut noch Böse

Vorsicht! Die Information selbst hat keinen Wert an sich. Eine falsche Information, die jeglicher Grundlage entbehrt, kann erst durch das Interesse, die Schwäche und die Gutgläubigkeit gewisser Leute einen Wert bekommen. Erst der Mensch, auf den die Information trifft, verhilft ihr zu Macht. Die gleiche Information kann bei einem Menschen Freude auslösen und einen anderen zum Klagen bringen. Im

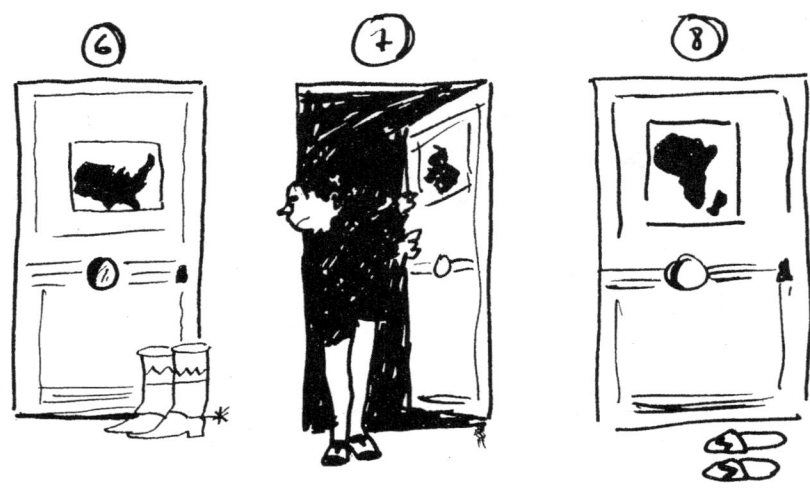

menschlichen Körper ist es die angeborene Intelli- *Die angeborene*
genz, die die Informationen verarbeitet, die ihnen *Intelligenz verar-*
Macht verleiht, gibt und wieder entzieht, die die fäl- *beitet die*
ligen Entscheidungen trifft oder nicht trifft wie zum *Informationen*
Beispiel: »Dieses Kind hat schon wieder die
schrecklichen blauen Bonbons gegessen, ich werde
wieder einmal diese künstlichen Farbstoffe verdauen müssen, welch ein Streß!« Im psychischen
Bereich ist es das Urteil des Unterbewußtseins, das
den Wert der neuen Information im direkten Vergleich mit den Erfahrungen aus der Vergangenheit
ermittelt und sie dann dem Briefkasten zustellt, der
ihrer Bedeutung entspricht.

In der Gesellschaft werden die Informationen
von Menschen interpretiert, denen der globale
Überblick der Intelligenz unseres Körpers fehlt, die
weder deren Erfahrung haben noch über deren
Kompetenz verfügen. Das sind Menschen, die
abends vergessen, ihren Wecker zu stellen, die von
der Verbreitung der Information leben und mit ihr
umgehen wie mit einer Viehherde. So entsteht ein Informationsfluß sorgfältig gepflegter Informationen,
der bewirkt, daß der Kuß einer Prinzessin am Rand
eines Schwimmbeckens uns einen Augenblick die
Bilder von den Leichen der Kinder vergessen läßt,
die jeden Tag sterben müssen.

Wir müssen jetzt lernen, mit der Nachbarschaft aus- *Wir müssen ler-*
zukommen und unsere Ängste zu überwinden, weil *nen, mit der*
unser Wohlbefinden davon abhängt; denn was sich *Nachbarschaft*
heute in einem Stadtviertel irgendwo auf der Welt *auszukommen*
abspielt, kann schon morgen unser eigenes Viertel in
Mitleidenschaft ziehen. Für die Europäer können
die Vereinigten Staaten weit entfernt erscheinen.
Wenn man jedoch einmal den Einfluß der amerikanischen Kultur auf unsere Kultur betrachtet, sind
dann die Vereinigten Staaten wirklich noch so weit

entfernt? Wenn die Vereinigten Staaten unsere Freunde und unsere Nachbarn sind, kann es uns dann gleichgültig sein, daß dort eine Bande von zehn- und elfjährigen Kindern ein kleines fünfjähriges Kind töten, indem sie es aus dem Fenster im 14. Stock eines Gebäudes werfen? Oder alte Leute überfallen? Kann es uns gleichgültig lassen, daß 100 000 Kinder zwischen acht und zwölf Jahren in Los Angeles alleine, ohne Eltern leben, und sich prostituieren müssen, um überleben zu können?

Dürfen wir diese Informationen ignorieren?

Dürfen wir ignorieren, daß jeden Monat 5000 Lehrer von Schülern tätlich angegriffen werden? Können wir ruhigbleiben, wenn wir wissen, daß 135 000 Kinder und Jugendliche täglich bewaffnet in die Schule kommen? Oder sind Sie der Meinung, daß diese Art von Information keinen Einfluß auf Ihr persönliches Wohlbefinden hat?

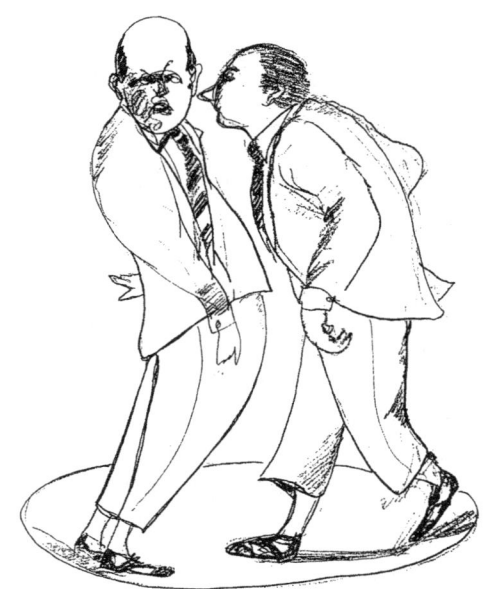

Auch Afrika ist zu einem Nachbarland gewor- *Afrika ist zu*
den. Wenn sich ein afrikanischer Staatschef gegen fi- *einem*
nanzielle Entschädigung dazu bereiterklärt, sich um *Nachbarland*
unsere radioaktiven Abfälle zu kümmern, müssen *geworden*
wir uns vor Augen halten, daß diese Abfälle noch
für mindestens fünfhundert Jahre eine Bedrohung
darstellen. Wenn nun diesem Staatschef nichts Besseres einfällt, als sie irgendwo zu sammeln und in
der Erde zu vergraben und diese Stelle dann mit
Gemüsekulturen zu bepflanzen, glauben Sie, daß
diese Information keinen Einfluß auf Ihr Wohlbefinden hat? Wenn Sie sich vor den Konsequenzen
dieser Machenschaften in Sicherheit wähnen,
schlage ich Ihnen vor, einmal darauf zu achten, wo
manche Früchte und das Gemüse in Ihrem Supermarkt herkommen.

In letzter Zeit ist sehr oft von den gesundheits-
schädigenden Auswirkungen von Tabak und Ziga-
retten die Rede, wir sollten uns dabei jedoch folgendes vor Augen halten: Wenn heute ein einziges
Gramm radioaktives Material in die Umwelt gelangt,
so enthält dieses eine Menge an strahlender Materie, *Gefährlichkeit*
nämlich ein Millionstel Gramm, die genügt, 500 000 *radioaktiver*
Jahre lang Lungenkrebs auszulösen. Der entschei- *Strahlung*
dende Unterschied zwischen radioaktiver Strahlung
und Tabak, denn wir haben ja von Lungenkrebs gesprochen, ist, daß die Raucher für ihre Abhängigkeit
selbst verantwortlich sind. Ganz anders verhält es
sich bei der Radioaktivität: Hier handelt es sich um
unschuldige Opfer, die nicht von der Radioaktivität
abhängig sind und doch 5000 Jahrhunderte lang
ihrem Risiko ausgesetzt sein können; eine sehr lange
Zeit... Man muß wissen, daß 500 Gramm dieses Materials, wenn man es gleichmäßig auf der Erde verteilen würde, die gesamte Menschheit durch Lungenkrebs auslöschen könnte. Man sollte außerdem daran
denken, daß diese Art von Substanzen, ebenso wie

Wege der
nuklearen Abfälle

die Informationen, tonnenweise zirkulieren, und zwar in der Luft, auf den Meeren und auf den Landwegen! (Pierre Pean hat die Wege der nuklearen Abfälle verfolgt, er hat seine Reiseerinnerungen in einem Buch mit dem Titel *L'Argent Noir,* Edition Fayard, veröffentlicht.)

»Eine solche, noch nie dagewesene Zusammenballung von Bedrohungen durch die Nukleartechnologie sollte jedem Menschen deutlich vor Augen führen, daß diese Technologie nicht sicher, nicht ökonomisch, aber vollkommen unverantwortlich, unmoralisch und vollkommen inakzeptabel ist.«
Fritjof Capra, Physiker

»Ein einziges, praktisch unzerstörbares Nuklearunterseeboot vom Typ Poseidon, das heißt zwei Prozent unserer gesamten nuklearen Stärke – auf See, in der Luft und zu Lande –, transportiert eine Anzahl Raketen, die ausreicht, jede beliebige Stadt von großer oder mittlerer Bedeutung zu zerstören.«
Der Demokratische Präsident Jimmy Carter.

Ein, zwei, drei,
vier Tschernobyls

Ob Demokrat oder Republikaner, ob rot, schwarz, violett oder grün, das ist nicht das wirklich Entscheidende. Schlimm ist, daß der Mensch ein, zwei, drei oder sogar vier Katastrophen wie Tschernobyl bräuchte, bevor er begreift, daß er mit einer Schachtel Streichhölzer spielt und das sehr gefährlich ist.

Wie viele Leben werden zerstört, um die Eitelkeit mit gewaltigen Projekten zu befriedigen, wieviel Profit wird auf Kosten des Wohlbefindens und der Gesundheit gemacht?

Es geht hier weder um Politik noch um Moral, es geht um Wechselbeziehungen, es geht um das

Leben. Gesundheit und Wohlbefinden haben nicht die Priorität, wenn die Rüstungs- und die Pharmaindustrie abwechselnd den ersten oder zweiten Platz auf der Liste der weltweit führenden Industrien einnehmen.

Rüstungs- und Pharmaindustrie als führende Industrien

Dies ist nur eines von zahlreichen Beispielen, die uns nicht vergessen lassen sollen, daß diese Situation durch die Regeln unserer eigenen Gesellschaft möglich gemacht wird, die im Verschwindenlassen von Beweisen sehr geschickt ist. Ob es sich um einige Kubikmeter Erde handelt, unter denen gefährliche radioaktive Abfälle verschwinden; um sicher verschlossene Gefängnisse für Kriminelle oder geschlossene Anstalten für zahlreiche Kranke; um Sonderschulklassen für kleine Andrés; um Spritzen oder Beruhigungsmittel für Schmerzpatienten oder um Versprechungen für die, die wählen und Steuern bezahlen.

Die Gesellschaft ist Experte im Vorgaukeln von Illusionen geworden. Es ist eine Illusion, zu glauben, daß es »saubere« Energie gibt, daß bleifreies Benzin die Umwelt schont, wo doch die darin enthaltene Menge an Benzol viel schädlicher ist als das Blei selbst. Es ist eine Illusion, daß Wohlbefinden und Gesundheit für jeden verfügbar sind und bald in den Regalen der Supermärkte zur Verfügung stehen werden, oder daß das Wohlbefinden von der Größe des Fernsehers abhängt. Es ist eine Illusion, zu deklamieren, wie Voltaire es einst ironisch tat: »Alles geht gut, in der besten aller Welten!« Wie lange läßt sich die Illusion der Gerechtigkeit noch aufrechterhalten, wenn unser Nachbar in Afrika seinen Lebensunterhalt aus einem Dollar täglich bestreiten muß und unser Nachbar auf den Philippinen über zwei Dollar dreißig in der Woche verfügt, während ein Kind in den Straßen von Manila für fünfundzwanzig Dollar seinen Körper verkauft? Die Philo-

Illusion von der »sauberen Energie«

Verschmelzung von Logik und Moral

11 000 Kinder sterben täglich an Hunger oder an schlechter Ernährung

sophie hat schon immer klar zwischen Moral und Logik unterschieden. Es ist jedoch gut möglich, daß es durch die von uns aufgezeigten Wechselwirkungen bald zu einer Verschmelzung von Logik und Moral kommen wird, denn es wird immer offensichtlicher, daß das Unglück und das Leid unserer Nachbarn einen direkten Einfluß auf unser eigenes Leben haben. Wie lange kann ein Knie einen anomalen Druck ertragen, bis es seine Überlastung und seinen Streß durch Schmerzen kundtut? Wir haben erfahren, daß jedes Ungleichgewicht im menschlichen Körper die Tür zur Krankheit öffnen kann. Ist es nicht in der Gesellschaft genauso? Im Jahr 1995 wurden in Europa 2,5 Millionen Tonnen Früchte und Gemüse vernichtet, um die Preise künstlich hochzuhalten. Das bedeutet, daß den Bauern 1,2 Milliarden DM dafür bezahlt wurden, daß sie ihre Produktion vernichtet haben. Zur gleichen Zeit sterben in einer Gesellschaft, die 5,8 Milliarden Menschen umfaßt, tagtäglich 11 000 Kinder an Hunger oder an schlechter Ernährung (Prof. Lester Brown, Worldwatch Institute, Washington). Die Haupttodesursache bei diesen Kindern ist nicht ein unbesiegbares und böses Virus, das von irgendwoher kommt, sondern eine banale Durchfallerkrankung, die durch Hygieneprobleme und schlechte Wasserqualität verursacht wird. Die erforderliche Summe, die für den Bau eines einzigen Atom-U-Bootes »Poseidon«, wofür Präsident Carter Werbung machte, ausgeben wird, könnte für alle Zeiten dieses überlebenswichtige, tägliche Trinkwasserproblem für 11 000 Kinder lösen! Wenige Flugstunden entfernt sterben Menschen an Hunger, während andere Millionen ausgeben, um abzunehmen. Kann man da von Harmonie in der Gesellschaft sprechen? Kann dieses Ungleichgewicht für unsere Gesellschaft gesund sein? Die zur Fütterung

des amerikanischen Viehbestandes benötigte
Getreidemenge ist größer, als man sie für die
Ernährung der Bevölkerung von Indien und China
zusammen benötigen würde, nämlich für etwa zwei
Milliarden Menschen, einem Drittel der Weltbevölkerung. Wenn die Moral propagiert, daß man den
Nachbarn respektieren und ihm helfen soll, könnte
die Logik uns mit Recht dazu zwingen, in den kommenden Jahren radikale Maßnahmen zu treffen, um
diese krankhaften Ungleichheiten zu verringern.

Das Mißachten der Gesetze und die Gewalt zwischen einzelnen Mitgliedern der Gesellschaft sind
nicht neu, es hat sie immer schon gegeben. Der Unterschied zur Vergangenheit liegt jedoch darin, daß
wir anfangen, die Phänomene der Wechselwirkungen und Wechselbeziehungen besser zu verstehen.
Es ist nicht länger möglich, die Augen zu ver-
schließen und so zu tun, als sehe man nicht, was
beim Nachbarn vor sich geht, denn es geht auch uns
selbst etwas an. Die ganze Welt liegt offen vor unseren Augen, durch den Fernsehapparat im Wohn-
zimmer und die Informationen in den Zeitungen,
denen wir die wissenschaftlichen und statistischen
Forschungsergebnisse entnehmen können.

Jede Gesellschaft hat ihre eigene Form der Gewalt. Die Kriminalität des vorigen Jahrhunderts unterscheidet sich von der heutigen Kriminalität. Eine
neue Generation von Kriminellen, vaterlos, gottlos
und arbeitslos, beunruhigt die Soziologen und die
Kriminalisten, die der wachsenden Zahl immer jün-
gerer Delinquenten, die keinen Respekt vor dem
Leben und keine Hoffnung auf eine Zukunft haben,
hilflos gegenüberstehen. Diese jungen Straftäter
kommen nicht von einem anderen Planeten, sie sind
unsere eigenen Kinder, Kinder unserer eigenen Gesellschaft. Es ist die gleiche Gesellschaft, die auch

*Jede Gesellschaft
hat ihre eigene
Form der Gewalt*

*Illusion eines
guten Gewissens
durch mehr
Polizisten*

unsere Politiker hervorbringt, die manchmal kor-
rupt sind und nach Besitz und Macht gieren. Es ist
die gleiche Gesellschaft, die, unfähig Normen zu akzeptieren, Drogen herstellt und glaubt, sich die Illusion eines guten Gewissens damit erkaufen zu können, daß sie die Anzahl der Polizisten erhöht. Es
reicht nicht, hinter jeden Autofahrer einen Ver-
kehrspolizisten zu stellen, um die schlechten Fahrer
verschwinden zu lassen, oder im Mund eines jeden
Menschen ein Antibiotikum zu plazieren, und
schon gibt es keine Anginen mehr. Auch wenn man
hinter jeden Drogenabhängigen einen Drogenfahn-
der stellte, würde der Wunsch nach Drogen nicht
verschwinden, und es wäre eine Illusion zu glauben,
die Gesellschaft könne glücklich und in Frieden leben, würde man nur die Zahl der Gefängnisse vervielfachen.

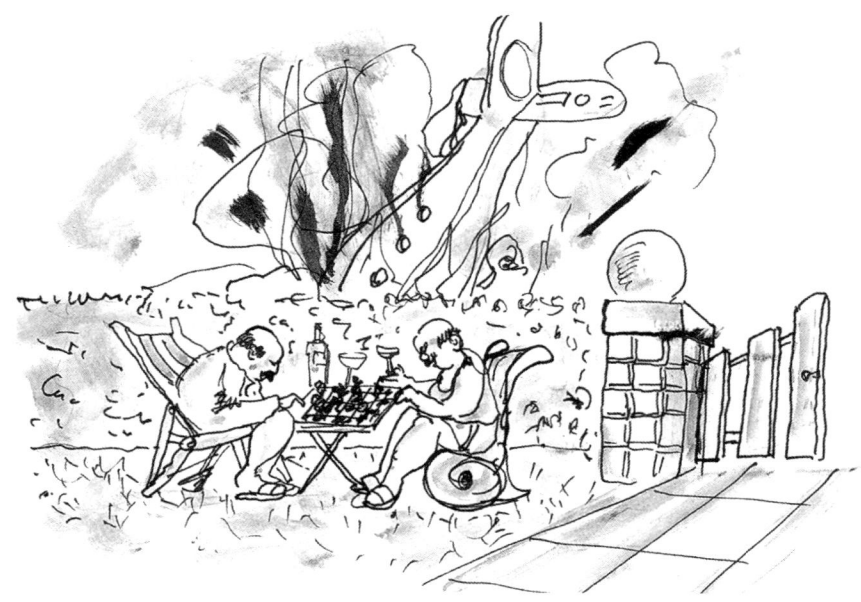

Es gibt in der Gesellschaft wie in einem menschlichen Körper sehr komplexe Strukturen von Wechselbeziehungen. Eine Gesellschaft ist kein starres Gebilde, sie befindet sich in einem ständigen Wandel, auf der ständigen Suche nach dem Gleichgewicht. Eine Gesellschaft lebt. Unsere Vorfahren ähneln uns nicht, ihre Überzeugungen, Ängste und ihre Lebensweise unterscheiden sich von unseren. Ein zehnjähriges Kind nimmt heute in einer Woche eine größere Anzahl von Bildern in sich auf als sein Urgroßvater in seinem ganzen Leben. Kein Wunder also, daß es die Welt und das Leben mit anderen Augen sieht! Die Gesellschaft befindet sich in einem ewigen Spannungsfeld zwischen Erinnerung, Vergangenheitskult, Andenken und Nostalgie einerseits und der Zukunft, in die mit Furcht vor dem Unbekannten und mit Hoffnungen geblickt wird. Der Augenblick existiert nicht wirklich, denn er hat schon einen Fuß in der Vergangenheit. Diese Haltung einer schnellebigen Gesellschaft, die immer in Eile ist, hindert uns daran, den Augenblick mit Würde zu erleben, und verdammt eine große Anzahl Menschen zu Sklaven der Vergangenheit, indem sie ihnen die Mittel und die Zeit vorenthält, sich ihre Zukunft vorstellen zu können.

Eine Gesellschaft ist nicht starr, sondern lebt

Sklaven der Vergangenheit

Was den Begriff der guten Nachbarschaft bezüglich des menschlichen Körpers angeht, verwenden wir ihn hier nicht aus moralischen Gründen, sondern aus den rein logischen der Funktion.

Wenn ein Muskel besser mit Blut oder Zucker versorgt wird als sein Partner oder sein Gegenspieler, so kann dies zu einem Ungleichgewicht führen, welches Auswirkungen auf den ganzen Körper haben kann. Wenn ein Gelenk einem größeren Druck ausgesetzt ist, als es verkraften kann, wird es sich bei seinen Nachbarn beschweren, und diese werden

versuchen, den Druck zu kompensieren, um das ge-
streßte Gelenk zu entlasten.

Den
ungleichmäßigen
Druck verteilen

Die Möglichkeit, diesen ungleichmäßigen Druck
verteilen zu können, wird es dem geschwächten Gelenk dann vielleicht ermöglichen, seine optimale
Funktion wiederzuerlangen. Dies wird auch die anderen Gelenke freuen, nicht nur weil es ihrer Freundin und Nachbarin wieder gutgeht, sondern weil sie
dann auch selbst wieder von der zusätzlichen Arbeit
befreit sind.

6. Die Kultur

Wie jeder Mensch nach dem Rhythmus seines eigenen physiologischen und psychologischen Unterbewußtseins lebt, so funktioniert auch eine Gesellschaft im Rhythmus eines kollektiven
Unterbewußtseins, das eine Art Bindeglied zwischen ihren Mitgliedern darstellt. Dieses kollektive
Unterbewußtsein könnte man »die Kultur« nennen,
die sich aus der Gesamtheit der Werte und Prinzipien
zusammensetzt, welche die Rolle von gemeinsamen
Verhaltensmustern für alle Mitglieder dieser Gesellschaft spielen. So, wie ein einzelner Mensch physisch
und psychisch nach einer »bestimmten Art, die
Dinge zu sehen« funktioniert, gilt dies in gleicher
Weise für die Gesellschaft, deren Kultur die gegenwärtigen Erkenntnisse und Überzeugungen wider-
spiegelt, die auf den Erfahrungen aus der Vergangenheit aufbauen. Aus der Kultur ergeben sich die Art
und Weise, mit bestimmten Problemen umzugehen;
eine bestimmte Haltung gegenüber der Familie, dem
Geld, den Nachbarn; die Art, sich zu ernähren; das
Verhältnis zur Arbeit, zur Freizeitgestaltung und gegenüber bestimmten Werten; der Respekt gegenüber
Behörden und Gesetzen; die Art, zu unterrichten;
eine gesprochene Sprache und eine Religion, die
dazu dient, die Menschen untereinander zu verbinden. In diesem Sinne hat auch die Kultur einen religiösen Aspekt, weil sie die Zugehörigkeit zu einer
Gruppe zuläßt.

*Das kollektive
Unterbewußtsein
= »die Kultur«*

In der Kultur spiegelt sich die Dynamik einer
Gruppe wider, deren Stärke man an der Anzahl der
Mitglieder und an ihrer Art zu kommunizieren ermessen kann. Wir können sagen, daß die Kultur eine
kollektive, an bestimmte äußere und innere
Streßfaktoren angepaßte Antwort ist. Übertragen
auf die Physiologie des Menschen hieße das, die

*In der Kultur
spiegelt sich die
Dynamik einer
Gruppe wider*

Haltung eines Menschen als eine kollektive Antwort auf innere und äußere Streßfaktoren zu definieren.

Konfrontation   Die Welt kennt eine große Vielfalt an Kulturen, die
unter den   durch die Phänomene der Kommunikation und der
Kulturen   Wechselwirkungen zur Konfrontation verdammt
sind. Unsere Geschichtsbücher sind voll von
Beispielen solcher Konfrontationen zwischen den
Kulturen.

Auch über unsere Fernseher flimmern tagtäglich
die blutigen Bilder dieser Art von Konflikten, ganz
gleich, ob es sich dabei um eine religiöse Minderheit
handelt, die für ihre Identität kämpft, oder um eine
religiöse Mehrheit, die davon träumt, sich auszudehnen. Genauso kann es sich um eine ethnische
Minderheit handeln, die für die Bewahrung ihres
Erbes kämpft, oder um eine Gruppe, die ihre politischen Werte mit Gewalt verteidigt.

Die Tatsache, daß die Welt mehr und mehr einer
riesigen Stadt ähnelt, beschleunigt das unvermeidliche Aufeinandertreffen von Kulturen, deren Wertvorstellungen sich manchmal so gravierend unterscheiden, daß es zu Konfrontationen kommen
kann, die die Gestalt von blutigen Bandenkriegen
annehmen. Geduldig und passiv stehen wir dem Paradoxon der Kulturen machtlos gegenüber, die einerseits vorgeben, ein Band zwischen den Menschen zu sein, andererseits jedoch Blutbäder
rechtfertigen wollen.

Kulturen als   So können sich die Kulturen, deren eigentliche
Hindernisse   Aufgabe es ist, die Menschen zu vereinen, in glei-
zwischen den   cher Weise als Hindernisse zwischen den Menschen
Menschen   erweisen.

Am Ende des 20. Jahrhunderts sind noch immer
viele Gesellschaften damit beschäftigt, ihre Unabhängigkeit zu stärken, und sie leiden darunter, die-

sen Wechselbeziehungen ausgesetzt zu sein. Der
Mensch ist immer noch ein Urmensch, der in einer
vormenschlichen Gesellschaft lebt, ohne ein globa-
les kollektives Gewissen, auf der Suche nach seiner
wirklichen Identität.

Die Kräfte sind zwischen den dominierenden
und den dominierten Kulturen ungleich verteilt.

Einerseits existiert für eine bestimmte Anzahl
menschlicher Gesellschaften die Versuchung, eine
Vereinheitlichung, die durchaus attraktiv erscheinen
kann, zu akzeptieren. Weil sie aus einer dominierenden Kultur hervorgeht, scheint diese Standardisierung mächtig, kolonisierend, religiös zu sein. Ge-
stützt auf eine gewaltige Werbekampagne, stellt sie
uns eine verführerische Lebensweise vor, die von einer Reihe von Konsumvorstellungen bestimmt wird.
Diese Normierung öffnet die Tür zur weltweiten
Verbreitung der Werte, einer dominierenden Ge-
sellschaftsform, die uns gut bekannt ist, weil sie unsere eigene ist. Prophezeit uns das 21. Jahrhundert
eine Welt, in der es nur noch eine Sprache, ein oder
zwei Fast-food-Restaurantketten mit ein oder zwei
Cola-Getränken, nur noch eine einzige Währung
und ein einheitliches Telefonsystem geben wird und
in der die gleichen Werte für alle sechs Milliarden
Einwohner gelten?

Andererseits tauchen Widerstände auf, denn es
ist schwierig, seine eigene Identität aufzugeben,
seine Sprache, seine Religion und seine Überzeugungen, die aus den Traditionen der Vergangenheit
entstanden sind.

Die weltweite Verbreitung ist eine unvermeid-
bare Folge des Phänomens der Wechselwirkungen,
das die verschiedenen Gesellschaften und Länder jeden Tag mehr untereinander verbindet. Die Vereinheitlichung ist gefährlich, weil sie zu einer Verarmung führt. Die Intelligenz des Lebens geht aus

Ungleichgewicht
zwischen
dominierenden
und dominierten
Kulturen

Vereinheitlichung
führt zur
Verarmung

*Der menschliche
Körper als Beispiel
für Teamarbeit!*

dem Reichtum seiner Vielseitigkeit hervor. Der menschliche Körper ist aus Billionen von Zellen aufgebaut, die sich alle voneinander unterscheiden und sich dennoch harmonisch ergänzen, um das Leben möglich zu machen. Der menschliche Körper ist ein wundervolles Beispiel für Teamarbeit, wo der geringste kleine Muskel, das winzigste Mineralteilchen und das kleinste Enzym eine so wichtige Rolle spielen, daß sie über Glück oder Unglück entscheiden können.

Um sich der weltweiten Kommunikation anpassen und die Risiken des Unglücks vermindern zu können, muß die Menschheit lernen zu begreifen, wie lebenswichtig es ist, den Reichtum jeder einzelnen Kultur zu respektieren.

7. Der Mensch im Mittelpunkt der Kultur

Wo liegt das Glück? Muß man sich mit der Hoffnung zufriedengeben oder muß man versuchen, Hintergründe zu verstehen?

Es ist wichtig, sich bewußt zu machen, daß die Gesundheit und das Wohlbefinden eines einzelnen in unserer Gesellschaft nicht die Priorität haben.

Wir gehören zu einer Gesellschaft, die im wesentlichen vom Profit regiert wird. Es ist höchste Zeit, einmal die Zweideutigkeit der Beziehungen zwischen dem Begriff Profit und dem Begriff Wohlbefinden aufzuzeigen.

Profit regiert unsere Gesellschaft

In unserer Gesellschaft leben zu viele Leute gut, weil es anderen Leuten schlechtgeht. Es leben so viele Leute von der Krankheit, daß es der Krankheit sehr gut geht. Der Gesundheit und dem Wohlbefinden könnte es viel besser gehen, während die Krankheit und die Pathologie keine Wirtschaftskrise zu kennen und wie immer zu blühen scheinen. Man muß daher die Frage stellen: »Wenn Sie krank sind, wer auf dieser Welt sollte sich wünschen, daß Sie wieder bei guter Gesundheit wären?« Ihr Apotheker? Vielleicht nicht! Ihr Arzt? Nun, er muß seine Steuern bezahlen! Der Radiologe, die Leute im Labor? Das könnte von der Höhe des Darlehens abhängen, das sie bei der Bank aufnehmen mußten, um eine teure Apparatur zu bezahlen! Sollte sich vielleicht die Pharmaindustrie wünschen, Sie bei guter Gesundheit zu sehen, damit ihre Angestellten nur noch fünfzehn Stunden in der Woche arbeiten müssen? Das erscheint sehr unwahrscheinlich!

»Zu oft sterben Leute nicht aus Mangel an Erkenntnissen. Sie sterben, weil weder die medizinischen Berufe noch die Pharmaindustrie ein Interesse daran haben, daß die Menschen bei guter Gesundheit sind, sondern im Gegenteil jedes Interesse, die Menschen in ihrer Pathologie zu belassen. Die Ärzte sind sich dessen sicherlich nicht bewußt, und es ist möglich, daß dies auch für manche Pharmaunternehmen zutrifft. Unser System begünstigt diese Tatsache, und es wäre an der Zeit, einmal Bilanz zu ziehen.«
Dr. Vernon Coleman, *Der Mißbrauch des Vertrauens*, European Medical Journal

»Der teure medizinische Ritus nährt den Mythos seiner Wirksamkeit.«
Ivan Illich

Gesundheit und Wohlbefinden sind eine persönliche Angelegenheit

Gesundheit und Wohlbefinden sind vor allem eine persönliche Angelegenheit. Es wäre eine Utopie zu glauben, daß der Status eines Patienten uns das Recht auf eine von Spezialisten ausgewählte Behandlung verschafft und diese alles tun werden, uns nach bestem Wissen und Gewissen so gut und so schnell wie möglich zu behandeln, und das gegen ihre eigenen Interessen.

Ist das keine Berufung? Zu behandeln und zu helfen, ist das nicht der schönste Beruf der Welt? Ja, er könnte es sein, denn 99 Prozent der Männer und Frauen, die einen Heilberuf gewählt haben, mögen ihre Arbeit und lieben es, anderen Menschen zu helfen. Unglücklicherweise können sie ihren Beruf nicht ihren Fähigkeiten entsprechend ausüben, weil die Ausübung ihres Berufes vom Gesetzgeber genauso besteuert wird, als würden sie Autos, Wohnungen oder Rasierapparate verkaufen. Anders ausgedrückt: Die Regierung möchte keinen Unter-

schied machen zwischen dem Autohandel und dem
öffentlichen Gesundheitswesen.

Die Dinge liegen klar auf der Hand: Ihre Gesundheit und Ihr Wohlbefinden beschäftigen die
Regierung in gleicher Weise wie der Verkauf von
Autos oder Elektrorasierern. Die Gesundheit ist ein
Geschäft, eine Möglichkeit, Steuern einzunehmen,
nicht anders als der Export von Plastikröhren oder
von Werkzeugmaschinen und das Kassieren von
Parkgebühren. Dieses von unserer Gesellschaft ausgewählte System verdammt die Ärzte dazu, so viele
Patienten wie möglich zu behandeln, um das ge-
währte Bankdarlehen zurückzuzahlen, das sie erhielten, um ihr langes und schwieriges Studium
durchstehen zu können, eine immer teurere und
kompliziertere Praxisausstattung zu bezahlen und
schließlich, um immer höhere Steuern abzuführen.
Wir sind weit entfernt von den Prinzipien der chinesischen Medizin, die den Ärzten vorschrieb, sich
nur dann bezahlen zu lassen, wenn ihr Patient sich
guter Gesundheit erfreute. Traten bei ihren Patienten gesundheitliche Probleme auf, erhielten die
Ärzte kein Honorar. Die Wechselwirkung zwischen
Patient und Arzt bestand in der Erhaltung des
Wohlbefindens und der Gesundheit und nicht im
Auftreten von Krankheit. Das Wohlbefinden des
Arztes, nämlich nicht Hungers sterben zu müssen,
hing direkt vom Wohlbefinden seines Patienten ab.
Ihre Patienten so schnell wie möglich wieder auf die
Beine zu bringen hatte für die Ärzte nicht nur mo-
ralische, sondern auch wirtschaftliche Priorität.

Die medizinischen Berufe sind unter allen
menschlichen Aktivitäten quasi der einzige Berufsstand, der direkt proportional nach der Anzahl seiner Mißerfolge bezahlt wird. Die Entschädigung für
geleistete Arbeit hängt nicht vom Erfolg, sondern
lediglich von der Dauer der Behandlung ab. Warum

*Die Gesundheit ist
ein Geschäft*

*Prinzipien der
chinesischen
Medizin*

eigentlich? Wem nützt eine solche Situation? Ihrer
Gesundheit? Ihrem Wohlbefinden? Wer ist dafür
verantwortlich?

Wenn zum Beispiel ein Möbelfabrikant
schlechte Möbel herstellt, kann man sich gut vorstellen, daß dieses Unternehmen angesichts der

Das Unternehmen
Medizin kennt
keine Konkurrenz

großen Konkurrenz bald in Konkurs gehen wird.
Das Unternehmen Medizin kann nicht in Konkurs
gehen, weil es keine Konkurrenz gibt. Es hat das
Monopol auf die Gesundheit, und es wird nicht
nach seinen Erfolgen bezahlt, sondern nach den
gesetzlichen Bestimmungen. Was nun, wenn sich
eine Behandlung als erfolglos erweist? Das ist
nicht schlimm, wir versuchen eine andere! Der Patient, per Definition passiv, hat nichts zu sagen,
denn er bezahlt nicht und er weiß nichts. Versuchen wir es mit einer Bandscheibenoperation?
Warum nicht. Und wenn es nicht besser wird?
Dann operieren wir noch einmal! Und wenn noch
eine dritte Operation notwendig ist? Sollte man
den Kopf abschneiden oder einen Teil davon, um
Kopfschmerzen zu behandeln?

Eine im Herbst 1995 im Magazin *Stern* (Nr.

Zweierlei Maß bei
Bandscheiben-
operationen?

40/1995) veröffentlichte Studie deckt auf, daß 54
Prozent der Chirurgen und 80 Prozent der Orthopäden sich gegen eine Operation aussprechen
würden, wenn sie selbst Probleme mit den Band-
scheiben hätten... Sie haben richtig gelesen, ich
möchte Sie noch einmal darauf hinweisen, daß sich
diese Zahl nicht auf die »Patienten« bezieht, sondern
lediglich die Meinung der Orthopäden im Falle eines eigenen Bandscheibenproblems oder dem eines
nahen Angehörigen wiedergibt. Warum wird hier
mit zwei verschiedenen Maßstäben gemessen?

Nach Bandscheibenoperationen sind in 5 bis 20 Prozent der Fälle die Beschwerden nach der Operation

größer als vorher (Hildebrand Gesundheitsconsult
GmbH Hamburg; Institut für Sozialmedizin, Epi-
demiologie und Gesundheitssystemforschung,
ISEG Hannover). Die in jedem Jahr in Deutschland
durchgeführten 50000 Bandscheibenoperationen
kosten vierhundert Millionen Mark. Diese Zahl ist
dreimal so hoch wie in Schweden und sechsmal
höher als in Großbritannien.

Die moderne Medizin ist dazu verurteilt, sich
weiterzuentwickeln. Diese Evolution kann nicht in
einer Flucht nach vorn zu neuen Wundermitteln bestehen, deren unheilvolle Auswirkungen man dann
einige Jahre später daran ermessen kann, wie viele
Menschenleben durch ihre Anwendung verloren
gingen oder zerstört wurden. Anstatt ein wildes
Rennen um immer teurere und schnell wieder über-
holte Technologien zu veranstalten, sollte man sich
vielleicht darum bemühen, die Medizin menschlicher zu gestalten.

In London, in der vierten Etage des Museums
der Wissenschaften, gibt es eine Ausstellung, die
zum Nachdenken anregt. Es handelt sich um die
Darstellung der Geschichte der Medizin, in der
man eine ärztliche Praxis vom Beginn dieses Jahrhunderts mit einer Praxis aus den sechziger Jahren,
ein Zimmer in einem Krankenhaus der fünfziger
und der siebziger Jahre mit einem modernen Kran-
kenzimmer vergleichen kann. Man findet das Be-
handlungszimmer eines Zahnarztes von vor nicht
mehr als zwanzig Jahren und eine eiserne Lunge
aus den Fünfzigern, die wie ein Dinosaurier an-
mutet. Die Technologie altert schnell. Alle diese
Apparate, die der Stolz einer von uns gar nicht so
weit entfernten Epoche waren, sehen schon sehr
veraltet aus. Da ist es gut, einmal über die Tatsache
nachzudenken, daß wir, was wir heute verehren,
vielleicht morgen schon verdammen werden. Wie

*Darstellung der
Geschichte der
Medizin*

wird man in fünf oder in zehn Jahren über Bandscheibenoperationen denken? Niemand kann das
heute schon sagen, eines jedoch ist gewiß, wenn
sich auch die Anatomie und die Physiologie kaum
verändern werden, so wird sich doch unsere Sicht
der Dinge geändert haben.

Dem Studium der
Gesundheit
Vorrang geben vor
dem Kampf gegen
die Krankheit?

Die Evolution besteht ganz einfach darin, neue
Prioritäten zu setzen. Statt gegen die Krankheit anzukämpfen, wäre es vielleicht sinnvoller, dem Studium der Gesundheit und des Wohlbefindens der
Menschen den Vorrang zu geben. Sollte man nicht
lieber den Menschen in seiner Gesamtheit betrachten, anstatt ihn immer weiter zu zerstückeln, ein-
zuengen und in immer mehr Fachgebiete aufzuteilen? Besteht denn ein Mensch einfach nur aus
Fleisch und Knochen, so wie ein Auto aus Metall
und Kunststoffen? Sicher nicht. Der Mensch besitzt auch eine Seele, ein Herz, er hat Gefühle,
Ängste und Wünsche, die sich auch auf seine Gesundheit und sein Wohlbefinden auswirken. Bevor
man sich einem Bandenkrieg ausliefert, um mit allen Mitteln ein Machtmonopol und die damit verbundenen Privilegien zu erhalten, könnte es da
nicht interessant sein, die Philosophien, Methoden,
Techniken oder ganz einfach »eine andere Art, die
Dinge zu sehen« anderer Gesellschaften und Kulturen zu studieren, während heute noch die vor-
herrschende Tendenz besteht, sie erst einmal zu
verleumden und sie mit Herablassung zu betrachten, bevor man sich überhaupt darum bemüht, sie
kennenzulernen? Die Weiterentwicklung in den
medizinischen Berufen sollte darin bestehen, sich
wieder intensiv mit der Gesundheit und dem
Wohlbefinden zu beschäftigen, statt sie nur als An-
hängsel zu betrachten, als einen zusätzlichen Bo-
nus bei einem »Sieg über die Krankheit«.

8. Wechselwirkungen ohne Grenzen

Der gewaltige Unterschied zwischen gestern und heute besteht darin, daß man heute mit besseren und exakteren wissenschaftlichen Methoden den Preis ermitteln kann, der zu bezahlen ist, wenn dem kurzfristigen Profit der Begriff Gesundheit untergeordnet wird. Der Mythos eines technologischen Fortschritts, einer Industrieproduktion und einer omnipotenten Chemie, die alle menschlichen Probleme lösen könnten, ist tot. Die Rechnung erweist sich bereits für uns als sehr hoch, sie wird jedoch für unsere Kinder noch viel höher sein, wenn es nicht gelingt, andere Prioritäten zu setzen, und sich die Menschen nicht von ihren falschen Überzeugungen befreien können. Hatte man gestern noch geglaubt, die Atomkraft könne den Menschen das Glück bringen, da 100 Gramm Plutonium genausoviel Energie liefern können wie eine Tonne Öl, so ist es heute höchste Zeit, dies zu bezweifeln, denn es ist offensichtlich, daß man die hohen Kosten für die Beseitigung der radioaktiven Abfälle weit unterschätzt hatte. 446 Atomkraftwerke, die über 44 Länder verteilt sind, produzieren große Mengen an Abfällen, deren Beseitigung und Transport sich, zusätzlich zu den nicht zu leugnenden Risiken der Nutzbarmachung, als sehr problematisch und gefährlich erweisen, nicht nur für das Wohlbefinden, sondern sogar für das Überleben der Gesellschaft. Die Überzeugung, daß die Wissenschaft die Welt retten und ihr das Glück bringen könne, hat sich als Irrtum erwiesen. Die Wissenschaft selbst ist, wie die Gymnastik oder wie ein Messer, nie aus sich heraus schlecht, alles hängt von dem Menschen ab, der sie anwendet. Wie sollte man da nicht an Erich Fromm und sein gesamtes Werk denken, in dem jede Zeile eine Lektion für das Leben ist und der vieles vor-

Der Mythos eines technolgischen Fortschritts

Die Wissenschaft kann die Welt nicht retten

*»Wohlstand« reimt
sich nicht auf
»Wohlbefinden«*

ausgesehen hat? Es wird immer offensichtlicher, daß
sich »Wohlstand« nicht auf »Wohlbefinden« reimt.
Profit- und Rentabilitätsdenken sind zur Zeit in
Mode, und sie werden es so lange bleiben, bis die
Menschen begreifen, daß diese Prioritäten eine
Bremse sind und eine Bedrohung für das Wohlbe-
finden sowohl des einzelnen als auch der Gesell-
schaft.

Ein Plattfuß kann die Ursache für Kopfschmerzen
sein; dieser Zusammenhang in Form einer Ketten-
reaktion ist uns inzwischen vertraut. Die Gesellschaft der Welt ähnelt einem gigantischen menschlichen Körper, und es stellt sich heraus, ob man es
nun wahrhaben will oder nicht, daß die Schicksale
dieser sechs Milliarden Menschen, wie die der Milliarden Zellen des menschlichen Körpers, immer
enger miteinander verknüpft zu sein scheinen.
  Die Wechselwirkungen im menschlichen Körper
zu erkennen und einen Menschen als Ganzheit zu
betrachten, rechtfertigt, die Suche nach den Ursachen einer Disharmonie aufzunehmen, statt sich damit abzufinden, eine schmerzhafte Stelle mit einem
Suche nach den   Wundermittel zu behandeln. Diese globale Annähe-
Ursachen einer   rung erlaubt es uns, die Pathologie unter einem an-
Disharmonie   deren Gesichtspunkt zu sehen und dann erfolgreich
einige Korrekturen vorzunehmen, die sich positiv
auf den gesamten Körper auswirken. Verständnis
entwickeln für die Wechselbeziehungen zwischen
den verschiedenen Gesellschaftsordnungen und Respekt vor den verschiedenartigen Kulturen könnten
zu der Hoffnung auf weniger Konfrontationen und
mehr intelligentes Verhalten berechtigen.

9. Das Ziel kennen

Zwei schwarz gekleidete Herren nehmen am Begräbnis eines Freundes teil. Fragt einer den anderen: »Was hat er hinterlassen?« Antwortet der andere: »Ich glaube, er hat alles hinterlassen.«

Sein Ziel zu kennen bedeutet, einen angenehmen Spaziergang zu machen, ohne dabei das Risiko einzugehen, sich im Wald zu verirren und im Kreis herumzulaufen.

Sein Ziel kennen

– Kann man von Glück sprechen, wenn ein Mensch zwar keine körperlichen Schmerzen hat, aber auch keine Arbeit?
– Kann man von Glück sprechen, wenn das Leben eines Menschen von der Arbeit dominiert wird, zu Lasten seines Familien- und seines Gefühlslebens?
– Kann man von Glück sprechen, wenn ein Mensch mit einem glücklichen Familienleben und in einer sehr guten finanziellen Situation jeden zweiten Tag unter Kopfschmerzen leidet oder zwei Tage in der Woche oder vier Tage im Monat?
– Kann man von Glück sprechen, wenn ein Mensch permanent unter Streß lebt, in einem Konflikt zwischen seinem physischen und seinem psychischen Unterbewußtsein oder im Konflikt mit dem kollektiven Unterbewußtsein der Gesellschaft, in der er lebt?
– Kann man von Glück sprechen, wenn die Eltern wissen, daß die Dealer vor den Schulen stehen?
– Kann man von Glück sprechen, wenn ein Kind krank ist und dem normalen Schulunterricht nicht folgen kann?

Das Glück hängt nicht von der Anzahl der Autos pro Haushalt ab und auch nicht von der Zahl der Fernseher und Telefone. Es kann nur dort entstehen, wo der einzelne sich bewußt wird, welche Prioritäten er in seinem Leben setzen will.

Die Gesellschaft ist
wie ein großer
Wald

Die Gesellschaft ist wie ein Territorium, wie ein großer Wald, in dem man sich entweder verlaufen oder einen großartigen Spaziergang machen kann. Die Qualität dieses Spazierganges hängt zwar auch ein wenig vom Wald ab, viel mehr jedoch von demjenigen, der darin spazierengeht. Während des Spazierganges ist es jederzeit möglich, einen Augenblick stehenzubleiben, nachzudenken oder auf einen Baum zu steigen, um sich zu vergewissern, daß man die richtige Richtung eingeschlagen hat. Ich wünsche mir, daß dieses Buch Ihnen helfen kann, innezuhalten und Ihren Weg zu finden, damit Ihr Spaziergang so angenehm wie möglich wird, denn wer Sie auch sein mögen, welches Alter Sie auch haben, welches Geschlecht oder welche Hautfarbe, Sie haben Ihren Platz in diesem Wald.

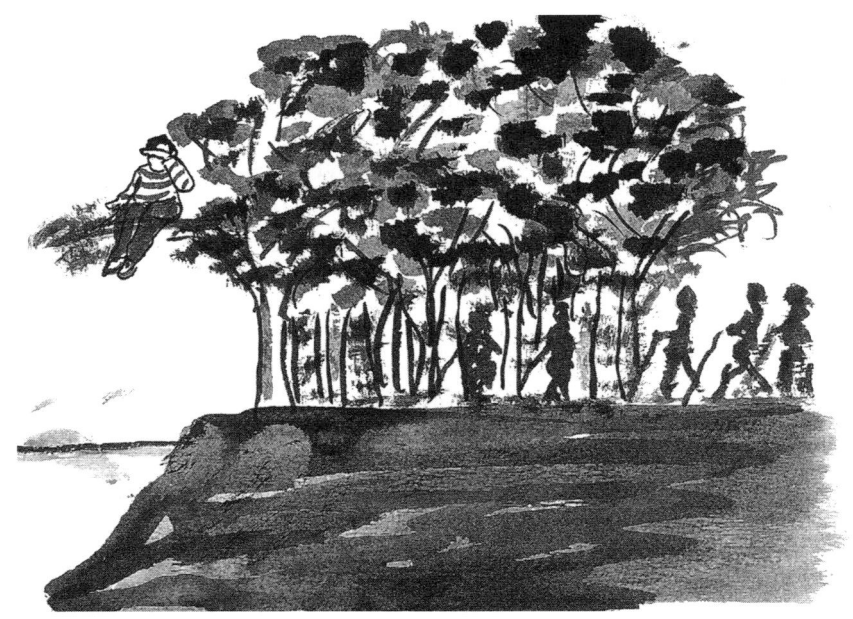

Vor dem Spaziergang wurde jeder Mensch kon-
ditioniert, das heißt von Leuten oder Umständen
vorbereitet, die sein Leben beeinflußt haben, und
die immer noch, bewußt oder unbewußt, seine Entscheidungen und seinen Weg beeinflussen können.
Auswählen kann sich als leicht und schwer zugleich
erweisen. Schwer, weil eine große Zahl von Überzeugungen über uns zu bestimmen versuchen und
uns, ob wir es in unserem Innern wollen oder nicht,
auf die am meisten begangenen Wege führen wollen,
die uns als verläßlich erscheinen. Leicht, andererseits, weil es genügt, sich dafür zu entscheiden, seinen Spaziergang selbst zu gestalten und keine Angst
zu haben, die ausgetretenen Pfade zu verlassen.

Ist Ihnen schon einmal aufgefallen, daß uns die
am meisten benutzten Waldwege deshalb so attraktiv erscheinen, weil sie breiter, ebener und leichter
zu begehen sind? Haben Sie jedoch auch bemerkt,
daß diese Wege oft verschmutzt sind, durch eine
leere Flasche, eine Plastiktüte oder schmutziges Papier, und daß Sie, wenn Sie den kleinen, wenig benutzten Pfad einschlagen, eine viel größere Chance
haben, schöne Blumen, Pilze oder einfach Ruhe zu
finden?

Das Ziel ist, sich sein Leben selbst zu gestalten
und sich nicht nur von außen bestimmen zu lassen.
Wenn Sie in diesem Wald nach Ihrem Glück suchen
und jemanden nach dem Weg fragen, wird dieser Ihnen antworten: »Oh, ja, ich weiß Bescheid. Gehen
Sie an der ersten Abzweigung links, dann die dritte
rechts, gehen Sie dann 250 m geradeaus und dann
wieder nach links.« Ein anderer wird sagen: »Ja, ich
bin schon dort gewesen, nehmen Sie diese Abkürzung rechts, dann links, und dann geht es immer geradeaus, Sie können es gar nicht verfehlen.« Solche
Auskünfte sind ein ausgezeichnetes Mittel, sich zu
verlaufen, das haben Sie bereits verstanden. Die Lö-

*Das Ziel ist, sich
sein Leben selbst
zu gestalten*

Grundlegende
Prinzipien

sung besteht darin, sich sein Ziel so auszuwählen, daß es auf grundlegenden Prinzipien aufgebaut ist, auf die Sie sich unter allen Umständen immer verlassen können. Welche Prinzipien sind das?

Man muß Realist sein. Bevor Sie losgehen, denken Sie zum Beispiel daran, wie alt Sie sind. Das ist sehr wichtig, denn mit fünfzig Jahren wählt man nicht das gleiche Ziel und den gleichen Weg wie mit zwanzig.

Nehmen Sie eine Uhr oder einen Kompaß mit. Kontrollieren Sie die Uhrzeit und den Stand der Sonne, denn es ist wichtig, in jedem Augenblick zu wissen, ob Sie nach Norden, Süden, Westen oder nach Osten gehen.

Diese Prinzipien werden verhindern, daß Sie sich verlaufen oder im Kreis herum wandern, denn Sie werden immer die richtige Richtung finden. So können Sie ohne Angst und Besorgnis spazierengehen, Sie können sogar ab und zu stehenbleiben, die Landschaft genießen oder den Blick auf eine Lichtung voller Blumen richten, einen schönen Baum mit starken Ästen bewundern und die Vögel zwitschern hören.

Sein Ziel kennen, das heißt die Entscheidung treffen, das Leben so gut wie möglich zu leben und seine Talente so gut wie möglich einzusetzen. Wie es bei einem Spaziergang wichtig ist, den Stand der Sonne zu kennen, um sich orientieren zu können, so ist es beim Weg durch das Leben ebenso wichtig, Prinzipien zu folgen, die es möglich machen, daß man sich nie verläuft. Diese Prinzipien heißen: Ehrlichkeit, Anständigkeit, Freundlichkeit, Mut und Achtung vor dem anderen. Sein Ziel kennen heißt sich zu verinnerlichen, daß die Gesundheit das Wichtigste im Leben ist.

Anmerkungen zum zweiten Teil

Die Gesellschaft ist weder gut noch schlecht, sie ist einfach da.

Einigen von Ihnen mögen die Ausführungen im zweiten Teil meines Buches vielleicht zu kritisch erschienen sein, während andere denken, daß ich noch nicht kritisch genug gewesen bin. Ich wollte Ihnen lediglich deutlich machen, daß in den Köpfen immer noch die Idee der Konfrontation herrscht, wir jedoch bereits im Zeitalter der Wechselbeziehungen leben. Der Konfrontationsgedanke herrscht zwischen den Fachärzten für Neurologie und den Fachärzten für Orthopädie; zwischen PKW- und LKW-Fahrern, die überholen, ohne sich darum zu kümmern, was hinter ihnen vor sich geht; zwischen Männern und Frauen, zwischen den Generationen; zwischen überlieferten Werten und dem Fortschritt. Konfrontation gibt es auch zwischen zwei schweren Wagen; zwischen verschiedenen Pharmalaboratorien, von denen jedes das beste Medikament entwickeln möchte; zwischen unserer Kultur und der unserer Nachbarn, und es gibt die Konfrontation mit dem Gemüsehändler, der jeden Tag die Preise erhöht.

Die Vorherrschaft des Konfrontationsgedankens

Diese Konflikte existieren einfach, und wir sollten uns mit dem Gedanken abfinden, daß sie noch einige weitere Jahre existieren werden! Abzuwarten und auf ihr Ende zu hoffen, um dann zu seinem Glück zu finden, hat sich als ein sehr schlechtes Programm erwiesen, das wir das »Wenn«-Programm nennen. Es könnte auch das »Bedingungs-Glück« heißen. Dieses Glück gibt es in vielen verschiedenen Variationen, hier einige Beispiele:

Das »Wenn«- Programm oder »Bedingungs- Glück«

»Wenn mich meine Frau (oder mein Mann) nur ein wenig besser verstehen könnte!«

»Wenn doch nur die Lastwagenfahrer immer zu-

erst in den Rückspiegel schauen würden, bevor sie
überholen!«

»Wenn doch nur die 18. Spritze in die Wirbelsäule endlich helfen würde!«

»Wenn ich nur dieses große Auto hätte!«

»Wenn ich doch eine Gehaltserhöhung
bekäme!«

»Wenn ich doch Sieger im Boxkampf wäre!«

»Wenn ich doch zehn Kilo weniger hätte!«

»Wenn diese Kinder doch endlich hören könnten!«

»Wenn ich nur im Lotto gewinnen würde!«

Wenn man diese Sätze ausspricht oder sich von dieser Art von Gedanken beherrschen läßt, so kann
man auch direkt im bequemen Fernsehsessel Platz
nehmen und das Leben an sich vorbeiziehen lassen,
ohne wirklich daran teilzunehmen.

Das Fernsehen könnte ein wunderbares Bindeglied zwischen den Menschen sein, wenn es ihnen
erlauben würde, miteinander zu kommunizieren.
Leider ist dies nicht möglich. Auf der einen Seite

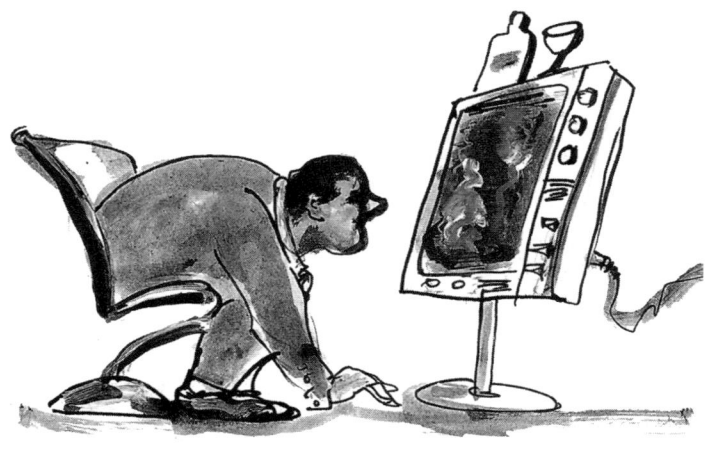

gibt es Leute, die sich mitteilen können, sei es indem sie Filme machen, ihren Sport betreiben, Ideen und Theorien vorstellen, Erklärungen abgeben oder Werbung für ihre Produkte machen. Auf der anderen Seite sitzt der Fernsehzuschauer passiv in seinem Sessel und läßt sich mit Informationen bombardieren, ohne jemals die Gelegenheit zu haben, sich selbst zu äußern.

Das Fernsehen ist ein hervorragendes Ausdrucksmittel für diejenigen, die es gestalten können, verdammt jedoch auf der anderen Seite den Fernsehzuschauer zur Passivität. In diesem Falle kann man nicht von wirklicher Kommunikation sprechen, da die Informationen immer nur in dieselbe Richtung fließen: Vom Fernsehgerät zum Zuschauer. Das Fernsehen ist ein Kulturträger, es verbindet die Menschen miteinander, die die gleichen Bilder sehen, aber es verbindet sie auch in der Passivität. Wenn Sie im Fernsehen an einer königlichen Hochzeit teilnehmen, sehen Sie zwar einige Bilder von dieser Hochzeit, aber Sie gehören dennoch nicht zu den Gästen.

Das Fernsehen verdammt zur Passivität

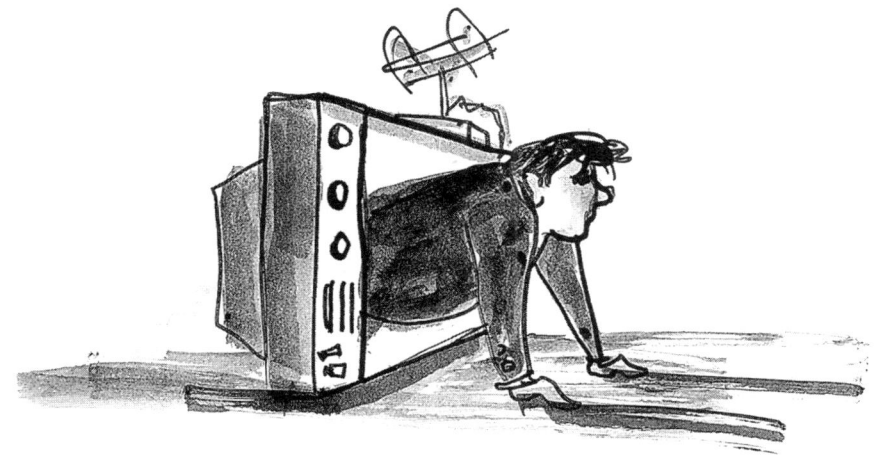

Die Vielfalt der Kanäle und die Möglichkeit, die
Fernbedienung zu betätigen, ändern nichts an der
Beziehung zwischen Fernsehen und Zuschauer. Die
einzig mögliche aktive Handlung des Zuschauers
besteht darin, den Fernseher anzuschalten oder ab-
zuschalten. Fernsehen hält einen Menschen im Zustand der Abhängigkeit, begünstigt das Entstehen
von Gewohnheiten und Überzeugungen, die dann
das Verhalten bestimmen. Kinder können von manchen Programmen regelrecht gefesselt sein, deren
Einfluß sich dann unbestreitbar auf ihr Verhalten
auswirkt.

Die einzig aktive
Handlung des
Fernsehzuschauers

Das Fernsehen an sich ist wie die Gesellschaft, das
Wetter oder der Wald, in dem wir spazierengehen,
weder gut noch schlecht, alles hängt davon ab, welche Beziehung wir selbst dazu haben. Je nachdem,
wie wir Gebrauch davon machen, kann es eine In-
formationsquelle sein, ein Medium zur Entspan-
nung, eine Möglichkeit zu lernen oder ein Gefängnis.
 Wo liegt also der Unterschied? In der Größe des
Gerätes, in der Marke? Liegt es an der Frisur des
Moderators oder an seiner Stimme? Nein. Es ist
Ihre Einstellung, die den Unterschied ausmacht. Sie
haben das Recht zu entscheiden, daß Sie ab morgen,
statt den Fernseher anzuschalten, sobald Sie von der
Arbeit kommen, erst einmal zwei Stunden damit
verbringen werden, eine Fremdsprache zu erlernen,
die Sie beruflich weiterbringen kann, oder Ihren
Kindern bei den Hausaufgaben zu helfen oder die
Kommunikation mit Ihrem Partner zu verbessern
oder ein Instrument zu spielen, Bilder zu malen,
Bücher zu lesen oder zu schreiben ...
 Es ist möglich, sich entweder von den Bedingungen des Lebens bestimmen zu lassen oder selbst
über sein Leben zu bestimmen. Der Unterschied
liegt nicht in den unterschiedlichen Bedingungen

Selbst über das
Leben bestimmen

des Lebens selbst, sondern darin, welche Beziehung Sie zu diesen Bedingungen haben. Im Slum zu leben und Hunger und Elend zu kennen, können eine gute Entschuldigung dafür sein, kriminell zu werden, diese Verhältnisse können jedoch auch ausreichenden Anstoß geben, sich zu entschließen, Multimillionär zu werden oder Sammy Davis junior, Boxweltmeister oder ein weltbekannter Filmstar.

Auch Gesundheit und Wohlbefinden hängen viel mehr von Ihnen selbst ab als von Ihrer Umwelt. Die Überzeugungen, die ein Mensch hat, bestimmen in weit größerem Maße über sein Leben als die Umwelt, in der er lebt.

Die Überzeugungen eines Menschen bestimmen über sein Leben

Ein Trinker, der am Abend zuviel getrunken hat, wacht am nächsten Morgen mit Kopfschmerzen auf. Er entschließt sich, gleich wieder zur nächsten Flasche zu greifen, um seine Kopfschmerzen zu vertreiben. Wenn dieser Mann ein Mittel gefunden zu haben glaubt, das ihm hilft, so liegt es auf der Hand, daß es immer schwieriger werden wird, ihn dazu zu bringen, seine Meinung zu ändern. Er könnte sogar am Ende zu der Überzeugung kommen, daß er nur dann Kopfschmerzen bekommt, wenn er nicht genug trinkt. Wie manche Menschen vertritt auch unsere Gesellschaft Überzeugungen, die verhindern, daß sie so gut wie möglich funktioniert. Wenn der Trinker der Überzeugung ist, daß Rotwein gut gegen Kopfschmerzen hilft, so verdammt er sich selbst zu einer Abhängigkeit von Rotwein. Wenn jemand glaubt, eine Schlaftablette nehmen zu müssen, um einschlafen zu können, wird er sehr schnell von Schlafmitteln abhängig sein. Können wir unsere Gesellschaft und Kultur dafür verantwortlich machen, daß sie diese Haltung unterstützen? Natürlich kann unsere Kultur diese Art Überzeugung stützen, natürlich kann unsere Gesellschaft alle möglichen

Mittelchen zulassen, die eine mehr oder weniger verheerende Rolle für Gesundheit und Wohlbefinden spielen.

Aber wohin führt uns das? Unsere Gesellschaft, unsere Kultur, das Wetter oder die konjunkturelle Lage verantwortlich zu machen mag ja manchmal verlockend sein, erweist sich jedoch als nicht sehr hilfreich.

Wenn Sie an einer Eisenbahntrasse wohnen und die vorbeifahrenden Züge Sie jede Nacht drei- bis viermal wecken, ist es müßig, die Züge dafür zu ta-

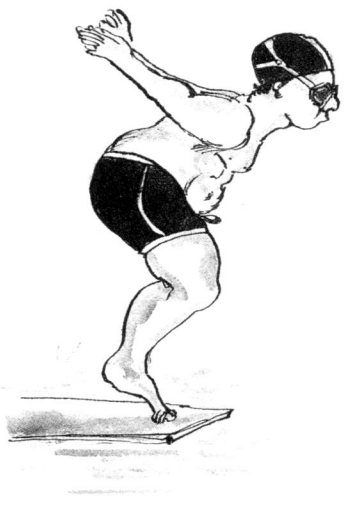

deln, die Bundesbahn, die Reisenden, die Hektik des Lebens oder die Zahl der Waggons.

Nicht die Symptome vermindern ...

Sich Ohrenstopfen zu kaufen und sie in die Ohren zu stecken, kann eine Möglichkeit sein, die Symptome zu vermindern, und es wird viele Leute geben, die Ihnen dazu raten.

Es gibt jedoch noch eine andere Lösung. Sie wachen eines Morgens auf und sagen sich: »Es reicht mir! Heute beschließe ich, daß das Rattern der Züge meine Nachtruhe nicht länger stören wird. Ich ziehe um. Mein Ziel ist es, ein Haus oder eine Wohnung in einer ruhigen Gegend zu finden.« Wenn diese Entscheidung einmal gefallen ist, muß man nur noch eine Strategie finden, wie man sein Ziel erreichen kann.

... sondern die Ursachen ändern

Wenn Sie der Meinung sind, daß sich in Ihrem Leben etwas ändern muß, so leben Sie nicht länger in der Hoffnung, daß es sich ändern wird, sondern in der Realität, daß nur Sie selbst es ändern können.

Man kann nicht Gerste säen, und darauf hoffen, Weizen zu ernten.

Dritter Teil

Persönliche Bilanz

Das Floß

Das Floß als Allegorie des Lebens

Ich schlage vor, daß wir unseren Spaziergang mit einem Floß fortsetzen. Ja, Sie haben richtig gelesen. Nicht mit einem Flugzeugträger, nicht mit einem Torpedoboot, nicht mit einem Rennboot, sondern mit einem bescheidenen Floß. Sie brauchen keine Angst zu haben, es handelt sich nicht um einen Trick, ein Schnellverfahren oder ein Wundermittel, ich will Ihnen dieses Floß auch nicht verkaufen; Sie müssen es bauen, und ich werde versuchen, Ihnen dabei zu helfen.

Dies ist natürlich eine Allegorie.
– Der Seemann und das Floß, das sind ein Mensch und sein Leben.
– Das Meer ist die Gesellschaft, die Umwelt.

Wenn sich ein Floß auf dem Wasser im Gleichgewicht befindet, kann es mit den Wellen spielen, Stürme überstehen und sich als viel widerstandsfähiger und weniger anfällig erweisen als ein größeres Schiff, das viel schwerer ist und dessen Masse den ständigen Wellen und dem damit verbundenen Wind viel mehr Angriffsfläche bietet.

Versuchen Sie sich einmal vier große Tonnen aus Kunststoff vorzustellen, die durch einen sehr leichten Aluminiumrahmen miteinander verbunden sind. Statt Planken hat das Floß ein weitmaschiges Netz. Um ihm mehr Stabilität zu verleihen,

sind noch zwei weitere Aluminiumstangen diago-
nal verstrebt und kreuzen sich im Zentrum des
Floßes.

Es geht nicht darum, leichtfertig an Bord zu gehen und abzulegen. Jeder Seemann weiß, daß das

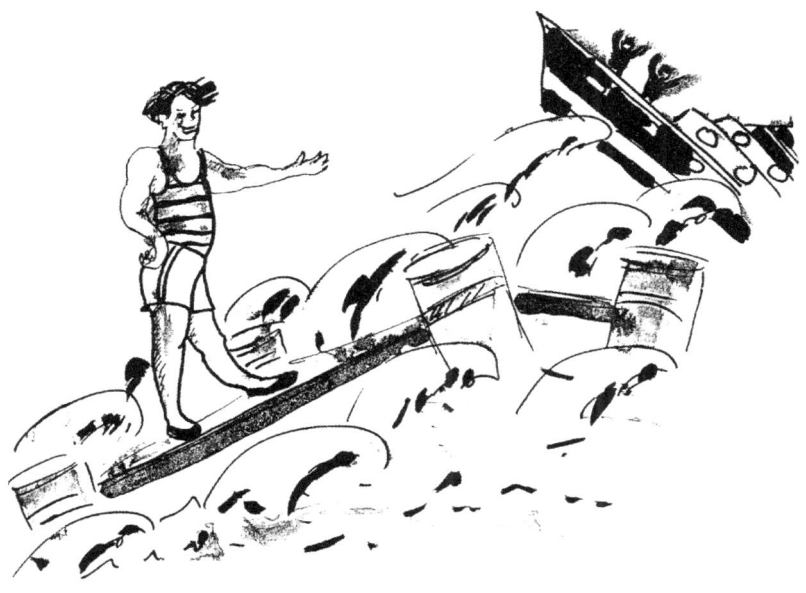

Meer eine Schule der Bescheidenheit ist. Oft ist es
eine sehr harte Schule: Die Einsamkeit, die Weite
des Himmels, der unendliche Ozean. Die Gewalt
der Wellen und des Windes lassen einen sehr schnell
begreifen, daß es unmöglich ist, mit gleichen Waffen
zu kämpfen. Es gibt zu viele Faktoren, die sich
während der Reise negativ auswirken können. Es ist
unmöglich, sie alle zu kontrollieren, und man kann
auch keine List anwenden, denn das Meer läßt sich
nicht überlisten.

Das einzige, was ein guter Seefahrer tun kann, ist,
sich mit seinem Floß gut vertraut zu machen, so daß
er seine Stärken und Schwächen kennt und weiß,

Eine Schule der
Bescheidenheit

wie er mit ihm umgehen muß, denn das Floß ist das
Faustpfand für sein Überleben.

Der Seemann entschließt sich, jeder der vier Tonnen einen Namen zu geben:

Die Namen der
Tonnen

- Die erste nennt er: *Gesundheit*
- Die zweite nennt er: *Arbeit*
- Die dritte nennt er: *Familie*
- Die vierte nennt er: *Finanzen*

Wechselbeziehungen

Vom Kai aus betrachtet der Seemann sein Floß von
oben: Zwei der Tonnen befinden sich auf der linken
Seite: Backbord. Vorne, am Bug, ist die Tonne mit
dem Namen *Gesundheit* befestigt; hinten, am Heck,
die Tonne *Finanzen*. Rechts, steuerbord, liegt vorne
die *Familie* und hinten die *Arbeit*.

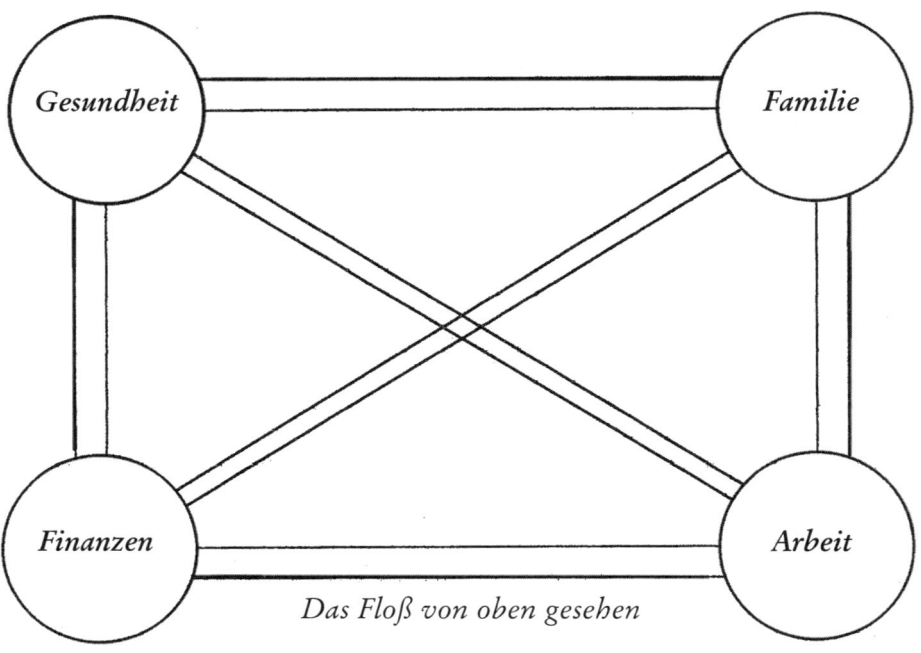

Das Floß von oben gesehen

Als er sein Floß inspiziert, entdeckt der Seemann, daß alle vier Tonnen miteinander in Wechselbeziehung stehen, da sie durch die Aluminiumrohre miteinander verbunden sind. Dies ist deswegen von Bedeutung, weil das Wohlbefinden an Bord vom Gleichgewicht des Ganzen abhängt – schon eine einzige beschädigte Tonne könnte die Stabilität beeinträchtigen. Das Floß bildet eine homogene Einheit.

Das Wohlbefinden hängt vom Gleichgewicht des Ganzen ab

Der Seemann entschließt sich zu einem Test, damit er besser verstehen lernt, welche Verbindungen zwischen den einzelnen Tonnen bestehen. Vom Kai aus springt er mit Absicht auf die *Finanzen* und merkt sofort, welche Auswirkungen dies auf die anderen Tonnen hat, denn sie reagieren alle umgehend auf diese ungleichmäßige Belastung. Zwar wird die Tonne *Finanzen* durch das Gewicht des Seefahrers zuerst unter Wasser gedrückt, dann jedoch taucht sie wie ein Korken wieder auf und zwingt dadurch die *Familie*, ebenfalls unterzutauchen, um anschließend mit einem Klatschen wieder an die Oberfläche zu kommen.

Die Tonnen haben alle die gleiche Größe. Es gibt keinen Zweifel, jede der vier spielt eine entscheidende Rolle für das Wohlbefinden des Seefahrers, aber noch wichtiger ist es, zu erkennen, daß sie miteinander in Verbindung stehen. Es gibt kein Hindernis zwischen der *Arbeit*, der *Familie*, den *Finanzen* und der *Gesundheit*. Selbst die kleinste Information, die eine der Tonnen bekommt, wird schnell mit jeder anderen ausgetauscht, die sich so mit Intelligenz und Kompetenz dem wechselnden Druck von außen anpassen kann. Durch die zwischen den Tonnen hin- und herfließende Information verfügt das Floß über eine größere Anpassungsfähigkeit an den von außen einwirkenden Druck. Die Widerstandsfähigkeit des Floßes ergibt sich aus den Wechselbeziehungen zwischen den

Tonnen und aus der Qualität der Informationen, die
sie untereinander austauschen. Wenn eine einzelne
Tonne den gesamten Druck von außen auf sich nehmen müßte, ohne ihn mit den drei anderen teilen zu
können, so würde wahrscheinlich das gesamte Floß
schweren Schaden erleiden.

Nachdem er jede einzelne Tonne mit seinem gesamten Gewicht belastet und festgestellt hat, wie
empfindlich sie auf eine Belastungsänderung reagieren, beschließt der Seefahrer, sich die Aluminiumrohre einmal genauer anzusehen. Zuerst geht er auf
dem vorderen Rohr entlang, das *Gesundheit* und
Familie miteinander verbindet, und ihm wird sehr
schnell klar, daß durch den Druck seines Gewichtes
auf dieses Rohr auch das Rohr im hinteren Bereich
beeinflußt wird, das *Finanzen* und *Arbeit* miteinander verbindet. Die wenigen Minuten, die nötig sind,
einmal um das Floß herumzugehen, reichen aus,
ihm klarzumachen, daß die Aluminiumrohre mit
den Tonnen Hand in Hand arbeiten.

Der kleinste Schritt, der leichteste Druck reichen aus, um eine Anpassungsreaktion des Ganzen
Eine gemeinsame   auszulösen. Jede Information wird an jedes Teil des
Antwort auf jede   Floßes weitergeleitet und ermöglicht so eine Reak-
Reaktion   tion auf die Ursachen. Keine zufällige Reaktion,
sondern eine gemeinsame Antwort, zu der jedes
seinen Beitrag leistet. Das Floß kennt keine Phase
des Stillstandes, es ist ständig in Bewegung, es ge-
horcht den Launen des Wassers und reagiert sensibel auf die kleinste Bewegung des Menschen und
den leisesten Windstoß. Diese Sensibilität könnte
von all denen, die die Fabel von der Eiche und dem
Rosenstrauch nicht kennen, leicht als Verletzlichkeit mißdeutet werden. Der zarte Rosenstrauch
spürt schon die kleinste Brise, und deswegen macht
sich die starke Eiche, mit ihrem knorrigen Stamm
und ihren starken Ästen über ihn lustig. Dennoch

kann der Wind der starken Eiche, wenn sie versucht, sich ihm entgegenzustemmen, mehr anhaben als dem Rosenstrauch, der sich zwar hin- und herbiegen muß, wenn er dem Zorn des Windes ausgesetzt ist, ihm jedoch widerstehen kann, während sich die starke Eiche neben ihm mit ihrem Stamm und zahlreichen gebrochenen Ästen zur Seite neigt. Eine kleine Plastiktonne versucht nicht, gegen die Kraft des Windes und der Wellen anzukämpfen. Sie gibt sich damit zufrieden, der Bewegung zu folgen; so bleibt sie immer oben auf dem Kamm der Welle und geht nicht unter.

Der Seefahrer erkennt, daß für ihn der beste Platz im Zentrum des Floßes ist, zum einen aus Gründen des Gleichgewichts, zum anderen, weil es von dort im Falle eines Problemes einfacher ist, die eine oder andere Tonne so schnell wie möglich zu erreichen. Das Zentrum wird daher sein Lieblingsplatz sein; er lächelt bei dem Gedanken daran, daß er nicht darauf hoffen kann, passiv und bewe-

Der beste Platz ist im Zentrum

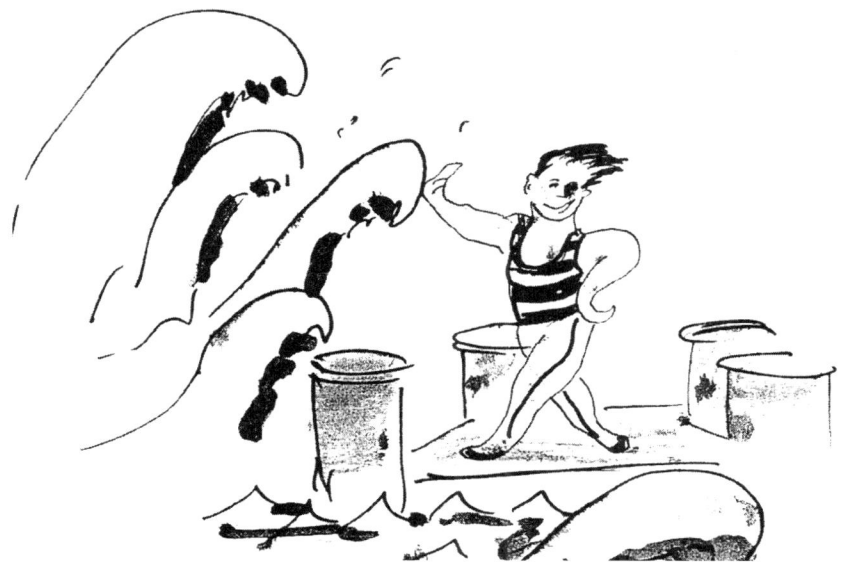

gungslos im Zentrum des Floßes sitzen bleiben zu
können, wenn er erst auf dem Meer ist. Er wird
aufrechtstehen, damit er sein Floß und das Meer
besser beobachten kann und die Beine beweglich
genug sind, um die Bewegungen abzufedern, die
von den Wellen auf das Floß übertragen werden.
Ein Seefahrer ist mit dem Meer vertraut, man
spricht ja auch von einem »Seemannsgang«, um
damit die Fähigkeit zu beschreiben, trotz der von
außen einwirkenden Bewegungen das Gleichgewicht halten zu können.

Als der Seemann sich das Floß einmal genauer
ansieht, macht er eine interessante Entdeckung. Jede
der großen Tonnen besteht aus zwei Teilen. Der
obere Teil läßt sich aufschrauben. Was für eine
Überraschung! Die Tonnen sind nicht leer, jede von
ihnen enthält eine Reihe kleiner Plastikkugeln von
der Größe eines Tischtennisballes, die untereinander verbunden sind. Dies ist ein richtiges Sicherheitssystem, denn sollte eine der Tonnen beim Segeln mit einem Hindernis kollidieren, zum Beispiel
mit einem Stück Holz, das im Wasser treibt, so
könnte dieser Stoß ein Loch hineinreißen, was ein
sofortiges Untergehen zur Folge hätte. Bei diesen
kleinen Kugeln müßte es schon mit dem Teufel zu-
gehen, wenn sie alle gleichzeitig beschädigt würden,
und so wären im Falle eines Zusammenstoßes immer noch einige der kleinen Kugeln weiter
schwimmfähig. Der Seemann versteht nun, wie in-
telligent sein Floß gebaut ist. Es schwimmt, es ist
anpassungsfähig, es reagiert auf jede Welle, ohne
sich von ihr beeindrucken zu lassen. Außerdem ist
es durchdacht und so gut organisiert, daß man sich
auch nicht eine Sekunde lang vorstellen kann, dieses
Gesamtwerk könnte ein Produkt des Zufalls sein.

Nun freut sich der Seefahrer auf seine Seefahrt,
er respektiert sie, er bereitet sie sehr sorgfältig vor,

*Ein richtiges
Sicherheitssystem*

weil er weiß, daß die Reise lang werden kann. Er ist ein erfahrener, gewissenhafter Mann, er weiß, daß die Zeit der Vorbereitung, in der er jedes Eckchen und jeden Winkel seines Floßes kennenlernt, keine verlorene Zeit ist. Ein gutes Verständnis für das Ganze kann ihm bei einem großen Sturm oder einer Havarie das Leben retten. Alle guten Seeleute beugen lieber vor, als zu heilen, daher macht er sich, mit Papier und Bleistift bewaffnet, daran, noch eine genauere Inspektion vorzunehmen.

Die Zeit der Vorbereitung ist keine verlorene Zeit

Bestandsaufnahme

a) Er schaut sich die *Gesundheit* an:
Als er sie öffnet, entdeckt er zu seinem Erstaunen eine große Zahl von Tischtennisbällen. Jeder kleine Ball trägt eine Aufschrift. Er setzt sich hin, um sie sich genauer anzusehen.

Dann liest er: Ernährung, Verdauung, körperliche Bewegung, Sport, Spiele, Hobbys, Gartenarbeit, Tennis, Golf, Lebensweise, Zuckerverbrauch, Fleischkonsum, Tabak, Alkohol, Drogen, Schlaf, Matratze, Kopfkissen, Sitzmöbel, Schmerzen, Wirbelsäule, Kopf, Füße, Zähne, Schuhe, Haltung, Streß, Muskeln, Kraft, Beweglichkeit, Atmung, Qualität der Luft, Gang, Hygiene, Unfälle, Operationen, Stürze, Muskelkrämpfe, Alter, Geschlecht, Körpergröße, Gewicht, Sicherheitsgurt, Airbags.

Gesundheit

Sorgfältig notiert er den Zustand jedes einzelnen Bällchens, denn jedes für sich kann einen Einfluß auf das fehlerfreie Funktionieren der ***Gesundheit*** haben.

b) Er geht nun hinüber zur *Arbeit*:
Auch dort entdeckt er viele kleine Kugeln, die wie Pingpongbälle aussehen: Körperliche Arbeit, sitzende, stehende Tätigkeit, Auto, Länge des

Arbeit Weges zur Arbeit, Chef, Kollegen, Angestellte, Streß, Stundenzahl, Reisen, angenehme, ermüdende, schmutzige, eintönige Arbeit, Vibrationen, Kontakt mit chemischen Produkten, Urlaub, Überstunden, Herausforderungen, Selbstverwirklichung, Freude, Kompetenz, Fähigkeiten, Belohnung.

Jede kleine Kugel hat eine Auswirkung auf das Funktionieren der *Arbeit*, und der Seefahrer sieht sie sich alle genauer an.

c) Dann inspiziert er die *Familie*:

Familie Auch hier gibt es eine ganze Reihe kleiner Kugeln: Liebe, Kinder, Gefühle, Partner, Sexualität, gegenseitige Vertrautheit, Verständnis, Zusammenarbeit, Austausch, Anteilnahme, Prinzipien, Prioritäten, Religion, Werte, Respekt, Vertrauen, Unterstützung, Eifersucht, Besitzansprüche, Streit, Streß, Eheberater, Psychiater.

Und wieder notiert der Seefahrer den Zustand jeder kleinen Kugel in seinem Notizbuch.

d) Als letztes sieht er sich die *Finanzen* an:

Finanzen Wie die anderen Tonnen enthält auch sie viele kleine Kugeln: Gehalt, Stabilität, Ersparnisse, Ausgaben, Sicherheit, Sozialabgaben, Lebensstandard, Krankenversicherung, Unfallversicherung, Kraftfahrzeugversicherung, Hausratversicherung, Wohngebäudeversicherung, Investitionen, Steuern, Rente, Sicherheit, Unsicherheiten, Kasino, Spiel, Schulden, Komfort, großer Reichtum, große Armut.

Damit hat der Seefahrer seine gewissenhafte Inspektion beendet. Er steckt seinen Bleistift und sein Notizbuch in die Tasche seiner Matrosenjacke und sagt sich, daß dies keine verlorene Zeit war, daß er

gute Arbeit geleistet hat. Eine Bestandsaufnahme
hilft ihm, sich über die noch verbleibenden Arbeiten vor dem Auslaufen Klarheit zu verschaffen, die
Risiken zu minimieren und Prioritäten zu setzen,
die man einhalten muß, wenn man sein Ziel erreichen will.

Seit er die ihm innewohnende Intelligenz abzuschätzen gelernt hat, liebt der Seefahrer sein Floß
noch mehr. Weder die Stärke des Windes noch die
Gewalt der Wellen, weder die Richtung der Wolken noch die Kräfte der Strömungen lassen sich
vom Menschen kontrollieren; es gibt eine Vielzahl
von Faktoren, die die Sicherheit des Floßes und
des Seefahrers bedrohen können. Manche Leute
glauben, ein Seemann kenne keine Angst. Dies ist
jedoch nicht wahr. Jeder gute Seemann ist einfach *Zwei Arten der*
und bescheiden, er kennt die Furcht – aber nicht *Furcht*
die Furcht, die lähmt, sondern die, die ihn wach-
sam sein läßt. Er nützt diese Wachsamkeit dazu,
das Meer immer besser verstehen zu lernen, er achtet auf die Farbe des Wassers, auf die Form der
Wellen, auf die kleinste Änderung der Luftbewe-
gung, auf den Flug der Vögel, auf die Bewegung
der Wolken und der Sterne. Wenn er auch diese
äußeren Elemente, die für ihn über Leben oder
Tod entscheiden können, nicht mit seinem Willen
kontrollieren kann, so kann er doch aus seinem Inneren heraus sein Herz und seine Intelligenz dazu
verwenden, diese sichtbaren Zeichen zu verstehen
und sie so gut wie möglich umzusetzen, um seine
Seefahrt sicherer und ruhiger zu machen. Aus den
so gewonnenen Informationen baut sich der Seefahrer seine Erfahrung auf – er bekommt ein Gefühl für das Meer – dessen oberstes Gebot darin
besteht, sich ständig von der Verläßlichkeit seines
Gefährtes zu überzeugen. Wenn sich draußen auf
dem Meer das Wetter verschlechtert, darf man sich

keinen Fehler erlauben; dann ist es gut zu wissen,
wo man sich befindet und daß man ein gutes Floß
hat, mit dem man den Wellen der Welt und des Lebens trotzen kann.

Besonderheiten

Die Spezialisten
für Finanzen …

Als er durch den Hafen geht, stellt der Seefahrer erstaunt fest, daß es eine große Zahl von Spezialisten
gibt, die ihren Lebensunterhalt mit den Schiffen und
mit denen, die sie benutzen, verdienen. Es gibt praktisch einen Spezialisten für jede der kleinen Kugeln
in einer großen Tonne. Was zum Beispiel die **Finanzen** betrifft, so zählt der Seefahrer drei Buchhalter,
zwei Finanzexperten, vier Bankiers, zwei Verwalter,
fünf Versicherungsvertreter, drei Devisenhändler,
einen Steuerberater, den Direktor eines Spielkasinos
und schließlich alle möglichen Händler, die es verstehen, ihre Waren in verlockender Weise anzubieten: Kreditkartenhändler, Aktienhändler mit exoti-
schen Angeboten, Verkäufer von Lottoscheinen,
Pferdewetten, Intensivkursen und Büchern, mit denen man reich wird, ohne zu arbeiten; außerdem
Anleitungen zum Sparen von Steuern und Talis-
männer.

… für
Gesundheit …

Die Spezialisten für die **Gesundheit** sind offensichtlich besonders zahlreich. Er findet Krankenschwestern, Heilpraktiker, Ärzte, Ernährungs-
berater, Osteopathen, Chiropraktiker, Naturheil-
kundler, Masseure, Akupunkteure, Apotheker,
Fußpfleger, Radiologen, Magnetiseure, Tai-Chi-
Lehrer, Psychologen, Reflexologen, Yogalehrer,
Direktoren von Sportclubs, Physiotherapeuten,
Zahnärzte und alle möglichen Händler, die die
verschiedensten Apparate, Maschinen, Geräte,
Wunderpillen, Spezialschuhe, Armbänder, Steine

und Ketten verkaufen, die die Schmerzen vertreiben
sollen.

Auch für die *Familie* gibt es zahlreiche Spezialisten. Er entdeckt Eheberater, Priester, Psychologen,
Sexologen, Familienplaner, Sozialarbeiter, Psychiater und nicht zuletzt Buchhandlungen, die Bücher
anbieten mit Titeln »Wie man in einer Minute täglich zum guten Vater wird«, »Wie man in einer Minute täglich zum guten Ehemann wird«, »Wie man
in einer Minute täglich seinem Partner gefällt« und
»Wie man sich in acht Tagen legal in Nevada scheiden lassen kann«.

... für Familie ...

Was die *Arbeit* betrifft, so gibt es Spezialisten wie
Pädagogen, Arbeitsvermittler, Berater für Arbeits-
lose, Head-Hunter, Chefs, Schnellkurse, Schulen,
Volkswirte, Karriereberater; es gibt Weiterbil-
dungsinstitute, Lehrgänge und Bücher mit den viel-
versprechenden Titeln »Wie man weniger arbeitet
und trotzdem mehr verdient« oder »Manager werden in einer Minute täglich«. Außerdem bieten noch
eine Vielzahl von Geschäften, die Ausrüstungs-
gegenstände verkaufen, wie Arbeitsschuhe, Ar-
beitshandschuhe, Helme, Anzüge, Werkzeuge und
Maschinen, ihre Dienste an.

... und für Arbeit

Als er über den Kai spaziert, lernt unser Seemann
eine Reihe von Leuten kennen. Als er mit ihnen
plaudert, merkt er sehr schnell, daß diese ganzen
Spezialisten oft eines gemeinsam haben: Sie glauben,
daß ihr eigenes Fachgebiet das wichtigste ist, und sie
neigen dazu, die Welt nur von diesem Blickwinkel
aus zu deuten.

Das Leben im Hafen ist perfekt organisiert, jeder
spezialisierte Berufsstand hat ein eigenes Ministe-
rium: Es gibt ein *Gesundheitsministerium*, ein *Fa-
milienministerium*, ein *Finanzministerium* und
natürlich auch ein *Arbeitsministerium*. Die Rolle

jedes Ministers ist klar umschrieben. Der Minister
muß jedem seiner Spezialisten Versprechungen machen. So verspricht zum Beispiel der Gesundheitsminister, daß es mit der Gesundheit besser gehen
wird, wenn er erst eine Reihe von Maßnahmen getroffen hat. Der Finanzminister verspricht, daß er
sein Möglichstes zur Sanierung der Finanzen tun
wird. Der Arbeitsminister verspricht, daß sich die
Arbeitsbedingungen verbessern werden, wenn
seine Maßnahmen erst einmal greifen, und der Fa-
milienminister schließlich verspricht ein Hausfrau-
engehalt und ein höheres Kindergeld.

Jeder Spezialist
verfolgt sein
eigenes Ziel

Trotz der offensichtlich bemerkenswerten Organisation gibt es jedoch etwas, das den Seefahrer
stört: Niemand fragt ihn, woher er kommt, wohin
er will oder was er sucht; und das enttäuscht unseren Seemann ein wenig. Er will sich jedoch mit dieser Enttäuschung nicht abfinden. Es erscheint ihm
verständlich, daß jeder dieser Spezialisten ein eigenes Ziel verfolgt und ihm rät, doch einfach mit der
entsprechenden kleinen Kugel zu ihnen zu kommen, sollte er ein Problem haben. Sie würden dann
alles tun, um ihm zu helfen. Jedoch nicht ein einziger bietet ihm an, sich sein Floß einmal anzusehen,
es zu testen und zu beobachten. Die Spezialisten
sind Experten im Erteilen von Ratschlägen: Einer
rät ihm, ein wenig mehr Luft in die Tonne der *Fi-*
nanzen zu pumpen; ein anderer sagt, er solle sich
immer ganz nahe bei der Tonne der *Arbeit* aufhalten; der nächste behauptet, seine Reise verlaufe bestens, wenn er nur ruhig auf der Tonne der *Familie*
sitzen bliebe und wieder ein anderer, sehr muskulö-
ser Experte rät ihm, sich mit dem Rücken auf die
Tonne der *Gesundheit* zu legen und gymnastische
Übungen zu machen.

Dieser Spezialist geht sogar soweit, ihm zum
Kauf einer Maschine zu raten, die die Muskeln

selbständig stärkt und auf welche es außerdem noch zwei Jahre Garantie gibt ...

Nach seinem Hafenrundgang kehrt der Seefahrer an Bord zurück. Er sagt sich, daß keiner dieser Spezialisten die Qualität seines Floßes wirklich abschätzen kann. Jeder von ihnen urteilt aus seinen eigenen Überzeugungen und Erfahrungen heraus. Nur er allein, der Besitzer, kann den gesamten Wert seines Floßes ermessen, nur er kann diese einzigartige Verbindung zwischen dem Meer, dem Wind und seinem Floß spüren. Bei diesem Gedanken lächelt der Seefahrer, und in seinen Kinderaugen sieht man das Aufleuchten eines unendlichen Traumes von Frieden, Harmonie und Glück.

Der Traum von Frieden, Harmonie und Glück

Die Abreise

Eines schönen Tages sind der Seefahrer und sein Floß zum Auslaufen bereit. Ihr Ziel ist eine ferne Insel im Südwesten. Als er die Leinen löst, wird dem Seemann das Herz schwer, und ein vertrauter Adrenalinstoß durchströmt seinen Körper. Das kleine Segel, das er gehißt hat, kommt leicht in Bewegung, sucht nach dem Wind und findet ihn auch. Mensch und Floß haben ihr Schicksal miteinander verbunden. Auf der Hafenmauer sitzen ein paar Rentner. Für einen Augenblick lösen sie den Blick von ihren Zeitungen, um dem Floß beim Auslaufen zuzuschauen. Andere wiederum – Gaffer, die mit den Händen in den Hosentaschen am Kai stehen – schreien ihm hinterher, er solle sich vor den Windböen in acht nehmen; wieder andere warnen vor den Riffen oder sagen Stürme, Haie und Sirenen voraus. Diejenigen aber, die selber noch im Hafen an ihren Booten arbeiten, schauen auf und winken ihm zu.

Sie wünschen ihm guten Wind und eine gute Reise und denken daran, daß auch sie eines Tages zum Auslaufen bereit sein werden. Der Seefahrer lächelt und winkt zurück. Endlich ist der ersehnte Augen-

Der ersehnte blick gekommen! Er fühlt sich wohl auf seinem
Augenblick Floß. Genau vor der Hafenausfahrt nähert sich eine große Welle, die aus der Weite des Ozeans kommt, und die Angler und Gaffer auf der Hafenmauer heben neugierig den Blick, um zu verfolgen, was nun passieren wird. Die Welle hebt das Floß zuerst etwa zwei Meter in die Höhe und scheint es dann so sanft wie möglich wieder absetzen zu wollen. Der Seemann hält sich mit der Hand am Mast fest und, ganz gefangengenommen vom Blick auf das Meer, den Himmel, ein paar Wolken, die Sonne, die Tonnen, die Aluminiumrohre und das Netz, sagt er mit lauter Stimme zu seinem Floß:
»Floß, ich liebe dich.«

Der Seemann und sein Floß sind frei.

»Ein freier Mensch wird immer das Meer schätzen.«
Charles Baudelaire

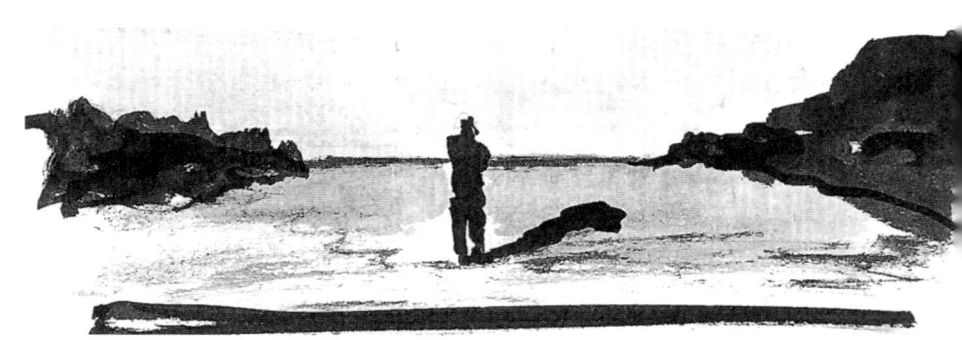

»Floß Nr. 1«

» Wenn ein Mensch nicht weiß, welchen Hafen er
ansteuert, gibt es keinen günstigen Wind.«
Seneca

»Floß Nr. 1«, das ist der Name Ihres Floßes.

Wenn Sie dieses Buch bis jetzt noch nicht ins
Meer geworfen haben, setze ich voraus, daß Sie
noch immer entschlossen sind, den Schlüssel zu
Ihrem Glück zu finden.

Der Anfang ist immer das Schwierigste. Wenn
Sie einen Bleistift in der Hand haben und bereit
sind, Bilanz zu ziehen, wird es Ihnen viel leichter
gelingen, gewisse Veränderungen in Ihrem Leben
vorzunehmen. Denken Sie immer an den erhabenen
Augenblick, in dem Sie die Hafenbojen hinter sich
lassen werden ...

Viele Menschen sind der Meinung, daß sie zur Zeit
noch gar nicht richtig leben. Sie denken, daß sie erst
dann anfangen werden zu leben, wenn alle Voraus-
setzungen dazu erfüllt sind. Um diese Voraussetzun-
gen zu schaffen, spielen sie Lotto oder Wetten bei
Pferderennen; sie sitzen stundenlang mit Freunden
in Kneipen herum und diskutieren über ihre Fahrten
mit dem Floß, die sie doch nie machen werden; oder
sie verbringen jeden Tag Stunden vor dem Fernseher,
um Leuten zuzusehen, die sich ein komfortables Leben damit erkaufen, daß sie ihre Gesundheit, ihr
Wohlbefinden und ihre Selbstgefälligkeit in einer geradezu hemmungslosen Weise zur Schau stellen.

Das Leben ähnelt ein wenig einem Fußballspiel.
Es gibt die Akteure, die Spieler, die laufen, die teilnehmen; und auf der anderen Seite sitzen die Zuschauer und essen Popcorn. Ein Fußballspiel dauert

Viele Menschen
denken, daß sie
noch nicht richtig
Leben

90 Minuten, ein Leben etwa 650 000 Stunden. Das kann manchmal sehr lang sein und manchmal zu kurz. Viele Leute sagen, daß »die Zeit drängt«, daß »man verlorene Zeit nicht wieder zurückholen kann«, daß »die Zeit schnell vergeht« oder daß »sie keine Zeit haben«, daß sie »unter Zeitdruck stehen« oder daß »Zeit Geld ist«. Diese Sklaven der Zeit sind unfähig, einmal innezuhalten, sind zu beschäftigt, um sich ein paar Minuten Zeit zu nehmen, auf einen Baum zu klettern und sich einen Überblick zu verschaffen. Also kämpfen sie weiter an gegen Äste und Brombeerhecken und nehmen sich damit die Chance, sich vergewissern zu können, ob sie auch in die richtige Richtung gehen. Ja, sie sind sich dieser Frage nicht einmal bewußt. Gewohnheiten, Reflexe und Überzeugungen beherrschen das Leben derer, die immer in Eile sind. Sie sind Gefangene dessen, was sie für ihre persönliche Freiheit halten, Gefangene des Fernsehprogramms, Gefangene ihres Kreditrahmens, Gefangene der fälligen Zinsen für die Hypothek auf ihrem Haus, Gefangene des Kredits für die Autofinanzierung, Gefangene ihrer Verantwortlichkeiten, ihrer Vorstellungen, ihres gesellschaftlichen Status oder Gefangene ihres eigenen Körpers.

Die Sklaven der Zeit

Sich selbst gegenüberstellen

Um sich aus den Mauern dieser selbst errichteten Grenzen befreien zu können, muß man sich dem stellen, was man die ganze Zeit über vermieden hat. Bevor man dem Leben und dem Wohlbefinden gegenübertreten kann, muß man damit beginnen, sich selbst gegenüberzutreten.

Sie befinden sich jetzt am Wendepunkt Ihres Lebens:
– Sie können passiv bleiben und sich weiter von Ihren Überzeugungen leiten lassen.
– Oder Sie können beschließen, Bilanz zu ziehen.
Ich kann Ihnen zwei Dinge garantieren:

– Daß jede der beiden Einstellungen Sie für den
Rest Ihres Lebens beeinflussen wird.
– Daß nur Sie allein diese Entscheidung treffen
können, weil niemand anderes es für Sie tun wird.

Ich glaube nicht, daß ein Buch sich anmaßen kann,
jemandem zu seinem Glück verhelfen zu können.
Bestenfalls kann es ihm bewußt machen, auf welche
Art und Weise er es erlangen kann, wenn er sich entschließt, am Spiel teilzunehmen. Das Leben kann –
wie ein Fußballspiel, ein Spaziergang im Wald oder
eine Fahrt mit dem Segelschiff – ein Kinderspiel
oder ein Drama sein. Man kann sich dabei selbst
übertreffen oder einen Leidensweg gehen, es kann
ein Kampf sein oder eine Kunst, eine Quelle der
Freude oder voller Schmerz. Es nützt nichts, auf
den Schiedsrichter zu schimpfen, auf das Wetter
oder darauf, daß die Zeit zu schnell vergeht, denn so
ist das Leben nun einmal.

Ich habe mich dazu verpflichtet, Ihnen einen
Schlüssel in die Hand zu geben, nicht irgendeinen
Einheitsschlüssel, sondern einen nach Maß: Ihren
Schlüssel. Ich glaube, Sie verstehen nun den Grund, *Ihr Schlüssel nach*
warum ich Ihnen am Anfang sagte, daß ich nicht *Maß*
Ihre Türe für Sie nicht öffnen kann. Es ist der gleiche Grund, der mich an der Wirksamkeit einer Stan-
dardbehandlung für alle Leute mit Rückenschmerzen zweifeln läßt oder am Erfolg einer Einheitsdiät
für alle Leute, die abnehmen möchten. Der Grund
liegt ganz einfach darin, daß ich den Zustand Ihrer
Plastiktonnen nicht kenne, ich kann weder ihre Widerstandsfähigkeit noch ihre Schwimmfähigkeiten
abschätzen. Es liegt bei Ihnen, diese Bilanz aufzustellen – allein, in einem ruhigen Eckchen – und dabei zu versuchen, so ehrlich wie möglich zu sein.
Erinnern Sie sich an die Devise des Schreiners:
»Zweimal nachmessen, einmal abschneiden.« Bevor

man überhaupt mit dem Bau eines Floßes, eines
Hauses oder eines Bootes beginnt, bevor man ein
Kleid oder einen Anzug näht, sollte man zuerst einmal messen und einen Plan haben. Genauso verhält
es sich, wenn man sich einen Schlüssel zu seinem

Glück und
Gesundheit sind
keine Früchte des
Zufalls

Wohlbefinden zurechtfeilen möchte. Glück und
Gesundheit sind kein abstrakter Begriff oder die
Früchte des Zufalls, sie sind immer dann vorhanden, wenn eine bestimmte Anzahl von Bedingungen
erfüllt sind, und diese Bedingungen sind für jeden
einzelnen Menschen unterschiedlich. Bevor man
mit Reparaturen und Renovierungsarbeiten beginnen kann, ist es notwendig, sich die gegenwärtige Situation vor Augen zu halten und sie dann mit der
geplanten zu vergleichen. So ist es einfacher, Prioritäten zu setzen und die richtige Strategie auszuwählen. Einige Menschen sind der Meinung, daß
man sich sein Glück verdienen muß. Es ist wichtig,
daß Sie sich diese Mühe machen, wenn Sie eine
größere Chance auf Erfolg haben möchten.

Bilanz erstellen

Damit Sie Ihre Bilanz leichter erstellen können,
kann Ihnen das Schema der folgenden Seiten behilf-
lich sein. Wenn Sie möchten, können Sie Ihr Floß
auch mit viereckigen oder dreieckigen Schwimm-
körpern zeichnen oder mit Bambusstangen statt der
Aluminiumrohre; Sie können auch ein geblümtes
Tuch verwenden, statt des von mir gewählten Net-
zes. Auch die Zahl der Pingpongbälle in den einzelnen Tonnen läßt sich variieren. Notieren Sie einfach,
was Ihnen im Zusammenhang mit jeder Tonne
durch den Kopf geht. Wenn diese Arbeit beendet ist,
fällt es viel leichter, die Qualität jeder einzelnen kleinen Kugel ehrlich und objektiv abzuschätzen.

Sie haben richtig verstanden, wir sprechen von
Ihrem persönlichen Floß, von Ihrem Überleben, von
Ihrem persönlichen Glück. Fassen Sie sich ein Herz,
und geben Sie Ihr Bestes, denn Sie verdienen es.

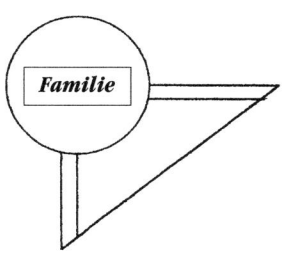

Familie

Faktoren	Punkte von 1 bis 10
Insgesamt	

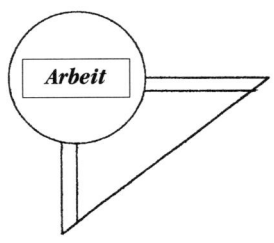

Faktoren	Punkte von 1 bis 10
Insgesamt	

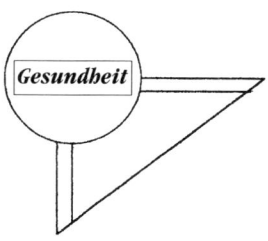

Faktoren	Punkte von 1 bis 10
Insgesamt	

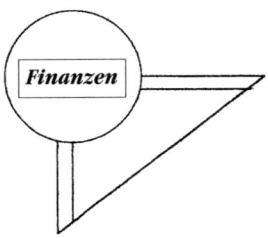

Finanzen

Faktoren	Punkte von 1 bis 10
Insgesamt	

Auswertung

Wie stellt sich Ihre augenblickliche Situation dar?
Liegt eine der Tonnen zu tief im Wasser? Oder so-
gar zwei? Drei? Sogar alle vier? Ist in einer mehr
Luft als in den anderen? Oder in zweien? Wie auch
immer Ihre Lage sein mag, haben Sie keine Angst.
Selbst wenn Sie im Augenblick nur Trümmer sehen!
Sich einer Sache bewußt zu werden ist in jedem Fall
besser, als Unwissenheit.

Haben Sie keine Angst

    Es gibt ganz verschiedene Flöße: schnelle,
langsamere, kleine, große, neue und ältere. Sie können verschiedene Farben haben, sie können piek-
fein, gepflegt oder vergammelt sein, niemanden interessieren oder im Hafenbecken auf Grund
gelaufen sein. Das Wichtigste für ein Floß ist weder
seine Farbe noch seine Größe oder sein Alter. Das
Wichtigste ist, sich Gewißheit darüber zu verschaffen, daß es die besten Möglichkeiten hat, dem Meer
zu trotzen. Wenn man sich seiner Fähigkeit zu
schwimmen vergewissert hat, kommt diese ungeheure Freude auf, die man beim Spiel mit den Wellen empfindet oder beim Segeln bei gutem Wind;
dann kann man das Meer lieben lernen. Die Beziehung zum Wasser, das immer in Bewegung ist, bestimmt das Überleben, das Glück und die Gesundheit des Seefahrers. Es gibt wunderschöne Flöße, die
jedoch niemals auslaufen, die sich damit zufriedengeben, ein ganzes Leben lang unter den Augen der
Gaffer angebunden zu sein. Es gibt neunzig Jahre
alte Flöße, die immer noch munter sind, weil sie ein
unendliches Vergnügen darin finden, mit dem Wind
und den Wellen zu spielen; und es gibt manchmal
junge Flöße, die zerbrechen und untergehen, weil
sie glauben, sich amüsieren und die Wellen schnei-
den zu können wie ein Rennboot. Man muß noch
hinzufügen, daß all dies nur sehr wenig vom Zufall,

Das Wichtigste für ein Floß

aber sehr viel vom Seemann abhängt – von seiner
Ernsthaftigkeit, seiner Erfahrung, seiner Umsicht,
seiner Achtung vor dem Floß, vor dem Meer und
von seiner gewissenhaften Arbeitshaltung. Es gibt
Seeleute, die mit einer eingedrückten Tonne auslaufen und lachend behaupten, drei Tonnen seien völlig ausreichend, andere starten mit vier etwas zer-
beulten Tonnen, ohne sich dessen bewußt zu sein.
Es gibt Flöße für jeden Geschmack. Es gibt so viele
verschiedene Flöße, wie es Seeleute gibt.

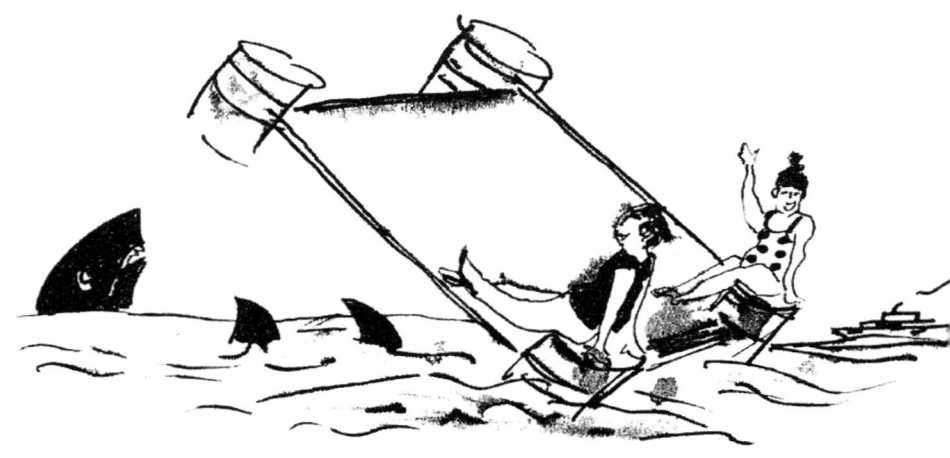

**Die wichtigsten Regeln, wie Sie Ihr Floß wieder
flottmachen können**

*Denken Sie an das
Ganze*

Regel Nr. 1: Verlieren Sie nie das Ganze aus den Augen. Es ist sinnlos, sich jahrelang auf der gleichen
Tonne aufzuhalten, wenn in dieser Zeit eine, zwei
oder gar alle drei anderen an der Luft verrosten.
Denken Sie an das Ganze.

Regel Nr. 2: Finden Sie heraus, was Sie selbst für die verschiedenen Tonnen tun können, indem Sie sich persönlich an der Reparatur beteiligen. Je mehr Sie reparieren, um so größer werden Ihre Fähigkeiten. Sie werden selbst darüber erstaunt sein.

Reparieren Sie selbst

Regel Nr. 3: Wenn Sie glauben, einigen sehr komplizierten Reparaturen nicht gewachsen zu sein, so zögern Sie nicht, sich an einen Spezialisten zu wenden. Verlieren Sie dabei jedoch niemals den Blick für das Ganze, zögern Sie nicht, nach dem »Warum« zu fragen.

Fragen Sie nach dem »Warum«

Regel Nr. 4: Lassen Sie das Floß nie im Stich! Halten Sie sich während eines Gewitters oder eines Sturmes gut fest, trennen Sie sich niemals von Ihrem Floß. Schon so manches Mal hat man auf hoher See ein herrenloses Floß gefunden, jedoch noch nie die Besitzer, die es verlassen hatten.

Trennen Sie sich nie vom Floß

Regel Nr. 5: Denken Sie daran, daß dieses Floß Ihr Floß ist. Niemand auf der Welt kennt es besser als Sie selbst, auch der größte Floßspezialist der Welt nicht. Sie allein kennen seine Geschichte, seine Stärken und Schwächen, seinen Heimathafen, und Sie allein können sein Ziel auswählen.

Niemand kennt Ihr Floß besser als Sie selbst

Regel Nr. 6: Lieben Sie Ihr Floß wie sich selbst. Es wird es Ihnen danken. Denken Sie daran, daß es nicht nur darum geht, eine ein- oder zweistündige Segeltour zu machen. Das Floß wird Sie Ihr Leben lang begleiten.

Lieben Sie Ihr Floß

Regel Nr. 7: Geben Sie sich nicht mit Bastelarbeiten zufrieden, gehen Sie ernsthaft an die Probleme heran. Das kann Ihnen später, auf hoher See, unangenehme Überraschungen ersparen helfen. Man

Gehen Sie ernsthaft an die Probleme heran

kann sein Floß nicht betrügen, weil man das Leben nicht betrügen kann. Einmal kommt dann doch die Rechnung.

Verlieren Sie nie **Regel Nr. 8:** Verlieren Sie nie vor einer Aufgabe den
den Mut Mut. Scheitern und Mißgeschick können dazu die-
nen, zu lernen, zu begreifen und die Erfahrungen
auszuwerten.

Suchen Sie sich Ihr **Regel Nr. 9:** Vergessen Sie, was die anderen sagen. Su-
Ziel selbst aus chen Sie sich Ihr Ziel selbst aus, niemand sonst kann
diese Entscheidung für Sie treffen. Die geschwätzig-
sten unter den Seeleuten fahren oft nur auf engen
Kanälen; sie haben sich angewöhnt, beim Passieren
jeder Schleuse ein Schwätzchen zu halten. Die wirklichen Seefahrer lieben die Einsamkeit, sie sprechen
nur wenig, weil sie die Ozeane befahren und zu sehr
damit beschäftigt sind, deren Welt zu entdecken.

Ziehen Sie **Regel Nr. 10:** Lernen Sie, regelmäßig Bilanz zu zie-
regelmäßig Bilanz hen. So können Sie verhindern, sich zu verirren.
Überprüfen Sie regelmäßig Ihren Kurs und Ihre
Tonnen, und achten Sie darauf, daß nicht in einer
zuviel Luft und eine andere dafür leer ist. Ein Ungleichgewicht ist gefährlich.

Finden Sie die **Regel Nr. 11:** Lernen Sie, die Haltung eines See-
beste Position manns anzunehmen. Man steht nicht stocksteif auf
einem Floß. Man steht aufrecht, damit man einen
weiten Blick bis zum Horizont hat, und dennoch
locker und geschmeidig, um die Bewegungen des
Floßes abfedern zu können. Finden Sie die beste Position, um das Gleichgewicht halten zu können – sie
befindet sich etwa in der Mitte Ihres Floßes – aber
bleiben Sie dennoch frei in Ihrer Bewegungsmög-
lichkeit, damit Sie Ihren Standort wechseln können,
wenn es die Bewegungen des Floßes erfordern.

Regel Nr. 12: Konzentrieren Sie all Ihre Fähigkeiten und Ihre gesamte Energie auf Ihr eigenes Floß. Versuchen Sie nicht, mit anderen Flößen mitzuhalten, folgen Sie Ihrem eigenen Navigationsplan, und vertrauen Sie Ihren eigenen Beobachtungen. Wenn Sie andere Flöße sehen, die nahe an den Klippen entlangsegeln, so heißt das nicht, daß auch Sie dies gefahrlos tun könnten, denn die anderen haben vielleicht einen anderen Tiefgang als Ihr Floß oder verfolgen einen anderen Kurs. Auf dem Meer gibt es keine Abkürzungen. Risiken einzugehen gehört nicht zu den Regeln eines guten Seemanns.

Konzentrieren Sie sich nur auf Ihr Floß

Regel Nr. 13: STRENG GEHEIM: Die echten Seefahrer sind nicht auf der Suche nach Schätzen, Sirenen oder Gewürzen. Sie sind vor allem auf der Suche nach sich selbst!

Suchen Sie keine Schätze, seien Sie auf der Suche nach sich selbst

Entspannen Sie sich, und atmen Sie tief durch. Sie stehen einer neuen Situation gegenüber, da ist es gut möglich, daß Sie sich schon ein wenig gestreßt fühlen, sei es bei dem Gedanken an die Bilanz, an die zu leistende Arbeit oder an die Abreise zu neuen Horizonten. Diese Reaktion ist verständlich, angesichts der Tatsache, daß es Automatismen, Gewohnheiten und Überzeugungen gibt, die uns formen, gestalten und beherrschen. Es kann sogar sein, daß, sobald Sie das Wort »Veränderung« oder den Ausdruck »Bilanz ziehen« hören, eine leise Stimme Ihnen Botschaften wie die folgenden ins Ohr flüstert:

»Ich glaube, daß ich dazu verdammt bin, mein ganzes Leben mit diesem instabilen Floß herumzusegeln!«

»Ich glaube, daß ich dazu verdammt bin, Kopfschmerzen zu haben.«

»Ich glaube, daß ich diese Rückenschmerzen mit ins Grab nehmen werde.«

»Ich glaube, daß ich niemals die Kraft haben
werde, Arbeit zu finden.«
»Ich glaube, daß ich einfach kein Glück habe.«
»Ich glaube, daß ich schon zu alt bin.«
»Wenn ich erst in Rente bin, werde ich Zeit für
mein Floß haben.«
»Mein Gott, ich kann ja nicht einmal schwim-
men.«
»Ich bin noch zu jung, um an das Floß zu den-
ken; wenn ich älter bin, wird man weitersehen.«
»Ich würde mich ja gerne um das Floß kümmern,
aber die Zeit vergeht so schnell, ich habe keine freie
Minute.«
»Vor allem muß ich jetzt ein Aspirin nehmen.«

So viele Entschuldigungen und Rechtfertigungen,
damit man es gar nicht erst wagen muß, dieses Gefängnis zu verlassen, das einem im Vergleich zum
Zweifel, zur Veränderung und zu der Unsicherheit
vor dem Unbekannten geradezu komfortabel erscheinen mag. Das sollte Sie jedoch nicht beunruhigen. Diese Art von Gedanken sind völlig normal,
denn wir sind alle mehr oder weniger Gefangene des
Einflusses, den unser Unterbewußtsein auf unser
Bewußtsein hat.

Der Einfluß des Unterbewußtseins auf unser Bewußtsein

*»Ein Mensch ist ein Teil von dem, was wir
Universum nennen, ein begrenzter Teil in der Zeit
und im Raum. Er erfährt sich selbst, seine
Gedanken und seine Gefühle als etwas, das von
ihm getrennt existiert, eine Art optische Illusion
seines Bewußtseins. Diese Illusion ist für uns eine
Art Gefängnis, das uns auf unsere persönlichen
Wünsche und auf unsere Gefühle für einige
Menschen um uns herum beschränkt. Unsere
Aufgabe besteht darin, uns aus diesem Gefängnis
zu befreien, indem wir das Spektrum unserer*

*Interessen stark erweitern, damit wir jede leben-
dige Kreatur und die gesamte Natur in ihrer
Schönheit umarmen können.«*
Albert Einstein

Wenn Sie auch nur den geringsten Zweifel an der
Wirksamkeit dieses Gefängnisses haben, schlage ich
Ihnen folgendes Spiel vor:

Versuchen Sie einfach einmal, nur dreißig Sekunden lang, nicht an einen Elefanten zu denken. Eins,
zwei, drei, vier, fünf, sechs, sieben … Nun? Da ist er
schon! Haben Sie ihn gesehen? Wie sah er aus, Ihr
Elefant? Haben Sie seine Ohren gesehen und seinen
Rüssel? Natürlich. Denn der Elefant ist ein Teil Ihrer Gedankenmuster, er ist in Ihrem Kopf, bereit,
beim kleinsten Zurückrufen in die Erinnerung auf-
zutauchen, obwohl ich Sie aufgefordert habe, nicht
an ihn zu denken!

So können Sie die Macht eines einzigen Wortes
ermessen. Stellen Sie sich die Anzahl der Wörter
vor, die Sie in Ihrem Kopf gespeichert haben. Stellen Sie sich die Zahl der Bilder vor, der Töne und der
Gefühle, die Sie während Ihres Lebens angesammelt
haben. Sie können sich nun selbst die Erlaubnis erteilen, sich vorzustellen, daß all diese gespeicherten
Informationen ein unverwundbares Gefängnis bilden und es eine Utopie sei, sich vorzustellen, man
könne sich aus diesen Gewohnheiten, Reflexen und
Überzeugungen befreien, die unsere Persönlichkeit
ausmachen. Das wäre eine schlechte Nachricht. Die
gute Nachricht aber ist, daß das Begreifen des Mechanismus, der uns einschließt, uns Zugang zum
Verständnis des Mechanismus verschafft, der uns
befreien kann.

**Die gleiche Kraft, die uns einsperrt, kann uns
auch befreien. Es ist der gleiche Schlüssel, der
eine Tür zuschließen und der sie öffnen kann.**

*Die Macht eines
einzigen Wortes*

Es ist unmöglich, die Wände des Gefängnisses
zum Einsturz bringen zu wollen, denn sie sind dick
und stabil, sie können sogar zu unseren Schutzmau-
ern werden. Wo liegt der Unterschied? In den Mauern selbst? Natürlich nicht. Der Unterschied liegt in

Der Unterschied in der Sicht und in der Denkweise desjenigen, der sich
Sicht und in diesem Gefängnis befindet. Wenn der Gefängnis-
Denkweise direktor den Gefangenen in der Zelle besucht, dann
sind es nicht die Gefängnismauern, die den Unterschied ausmachen, sondern es ist die Tatsache, daß
der eine Mensch weiß, daß er wieder herauskom-
men und der andere, daß er bleiben wird.

**Das ist die eigentliche Idee dieses Buches. Es
sind nicht so sehr die Informationen, die das
Leben steuern, es ist das, was wir aus den
Informationen machen.**

Genauso verhält es sich mit dem menschlichen Körper. Wir wissen, daß ein Gelenk, das einen anomalen Druck aushalten muß, zuerst einmal versuchen
wird, mit diesem ungewohnten Streß fertig zu werden. In der zweiten Phase, wenn dieser Druck bestehen bleibt, wird es seine Nachbarn um Hilfe bitten. Sollte dieser anomale Druck noch länger
andauern, können Schmerzen auftreten, oder das
Gelenk kann einen Teil seiner Beweglichkeit verlieren; dann wird es nicht mehr fähig sein, die gestellten Anforderungen zu erfüllen. Das Gelenk ist ein
Gefangener, weil es glaubt, Gefangener dieses anomalen Druckes zu sein, dessen Ende nicht abzuse-
hen ist. Im selben Augenblick, in dem das Gelenk
eine Änderung der Spannung registriert, setzt der
Erholungsprozeß ein, die Beweglichkeit kehrt
zurück, die Schmerzen verschwinden: Das Gelenk
ist kein Gefangener mehr. Was für ein Gelenk gilt,
gilt gleichermaßen für einen Muskel, ein Organ,
eine Sehne oder eine Zelle.

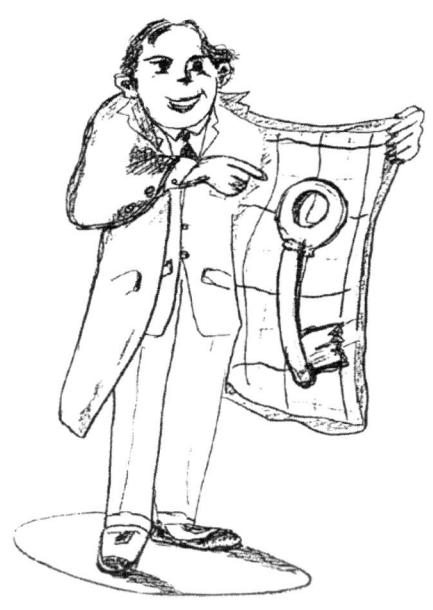

Es geht nicht darum, das Gefängnis zu zerstören, es geht darum, Gefängnisdirektor zu werden statt Gefangener zu bleiben. Wenn physische Schmerzen aus dem Körper ein Gefängnis machen, so gibt es vielleicht eine Alternative. Diese besteht jedoch weder darin, der Mauer Spritzen zu verabreichen, noch sie zu massieren, sie einzureißen oder einen Teil von ihr mit Gewalt auszubrechen, denn dann wird man Sie erneut festnehmen und in ein noch schlimmeres Gefängnis werfen. Im Gegenteil, es reicht, wenn Sie den Gefängniswärter, der Sie eingeschlossen hat, um Hilfe bitten, denn er hat ja den Schlüssel, um Ihnen die Tür zu öffnen und Sie herauszulassen.

Jeder menschliche Körper verfügt über einen solchen Wächter, auf den Sie sich verlassen können, einen fähigen und ergebenen Leibarzt, einen treuen Freund, der rund um die Uhr für Sie arbeitet. Wenn

Zum Gefängnisdirektor werden

Sie ihm die unmöglichste Aufgabe stellen, beispielsweise mit Hilfe eines Stabes fünf Meter hoch zu
springen, hundert Meter in weniger als zehn Sekunden zu laufen, auf Skiern hundert Meter weit zu
springen, vierzig Stunden in der Woche Schreibma-
schine zu schreiben oder vor zweihundert Zuhörern
eine improvisierte, freie Rede zu halten: Er wird es für
Sie tun. Glauben Sie nicht auch, daß dieser Schutzen-
gel Ihnen einen Schlüssel verschaffen kann, mit dem
Sie eine Tür öffnen können? Natürlich kann er das,
unter der Voraussetzung, daß Sie begreifen, was den
Unterschied zwischen einem Gefangenen und einem
Gefängnisdirektor ausmacht. Und das hängt wieder
einmal nicht vom Zufall ab, sondern davon, wie gut
Sie gewisse Informationen interpretieren können,
mit denen Sie konfrontiert werden.

Warum reagieren   Diese Theorie könnte erklären, warum zwei Men-
zwei Menschen   schen, die der gleichen Situation gegenüberstehen, so
völlig unterschied- völlig unterschiedlich reagieren können. Warum ist
lich in der gleichen der eine wie gelähmt vor Angst, wenn er nur ans Fall-
Situation?   schirmspringen denkt, während ein anderer aus rei-
nem Spaß an der Freude jedes Wochenende zum
Springen geht. Warum kann die eine Hausfrau staubsaugen, ohne Rückenschmerzen zu bekommen,
während eine andere gleich eine Ischiasreizung bekommt? Warum gibt es in derselben Klasse gute und
schlechte Schüler? Warum ist die öffentliche Rede für
den einen ein positiver Streß, eine Herausforderung,
eine Möglichkeit, sich darzustellen, und bei einem
anderen Menschen löst diese Aufgabe Angst und Pa-
nik aus oder macht ihn sogar unfähig, diese Erfahrung überhaupt zu wagen? Es liegt nicht an den
Zuhörern oder an der Akustik des Saales (äußere
Faktoren), es ist der Unterschied in der Reaktion jedes einzelnen Menschen (innere Bereitschaft), der
zählt.

Es ist immer die individuelle Antwort, die den Unterschied macht, und nicht die Umwelt.

Unter den schlimmsten Bedingungen des Strafvollzuges gab es immer Gefangene, die überlebt haben, während andere gestorben sind, weil sie die Kälte, den Hunger oder die Mißhandlungen nicht ertragen konnten. Wenn in einer Familie ein Kind mit einer Erkältung aus der Schule kommt, heißt das dann, daß die ganze Familie erkältet sein wird? Oder die ganze Klasse? Oder das ganze Wohnviertel? Nein, denn jeder Mensch verfügt über eine ihm eigene Abwehrkraft. Warum beschweren sich die meisten Leute in einer Wirtschaftskrise, während andere in der gleichen Krise Millionengewinne machen? Ist das nur ein Glücksfall? Ein guter Stern? Nein. Man kann nicht die Umwelt für sein Schicksal verantwortlich machen, denn wäre sie der eigentlich Verantwortliche, so müßten alle Einwohner, die in einer bestimmten Umwelt leben, ein ähnliches Schicksal haben. Dies ist jedoch nicht der Fall.

Wieder einmal ist es wichtig, zu begreifen, daß es weniger der äußere Faktor ist, der zählt, sondern mehr die inneren Bedingungen. Nicht die Autos verursachen die Rückenschmerzen, sondern die individuelle Reaktion. Nicht die Schule macht die guten und die schlechten Schüler, sondern die individuelle Reaktion. Nicht die Gesellschaft macht die Kriminellen, sondern Kriminalität ist die individuelle Unfähigkeit, die Werte einer Gesellschaft akzeptieren zu können. Wenn wirklich die Gesellschaft die Kriminellen hervorbrächte, hätten wir eine kriminelle Gesellschaft. Dies ist jedoch nicht der Fall. Andererseits läßt die Gesellschaft Kriminalität zu, sie ermuntert sogar dazu und unterstützt sie, weil sie oft auf die falschen Werte und auf falsche Prioritäten setzt.

Nicht der äußere Faktor zählt, sondern die inneren Bedingungen

Ein reicher Waffenhändler wird immer größeres
Ansehen genießen als ein armer Studienrat für Philosophie, der seine Erfahrung und sein Wissen wei-
tergibt und so Tausende von Schülern davon profitieren läßt. Filme über Kriminelle und Polizisten,
deren Methoden oft von gleicher Brutalität sind,
haben viel mehr Erfolg als ein Film, der ein harmonisches Familienleben schildert; denn der Kampf
gegen Kriminelle ist spannender und scheint interessanter zu sein als Erziehung und Prävention.

Ein Unfall auf der Autobahn zieht die Autofahrer mehr in seinen Bann als der schönste Sonnenun-
tergang. In diesem Sinne hat auch der Kampf gegen
die Krankheit mehr Dramatik als das Werben für die
Gesunderhaltung, denn dort kann man vom »Sieg
der Wissenschaft« sprechen. Ein einfacher Grundschullehrer hat mehr Einfluß auf das Wohlbefinden
eines Schülers als die zehn bekanntesten Medizin-
professoren und größten Spezialisten für Krankheiten. Daß dieser Grundschullehrer nur ein Zwanzig-
stel des Einkommens eines Professors oder nur ein
Viertel des Einkommens eines erfolgreichen Auto-
Ursachen beseiti- verkäufers hat, beweist, daß unsere Gesellschaft der
gen statt Gesundheit nicht den ihr zustehenden Platz ein-
Symptome behan- räumt, denn sie zieht es vor, den größten Teil ihrer
deln Mittel für die Behandlung der Symptome auszuge-
ben, anstatt zu versuchen, ihre Ursachen zu beseitigen. Die Gesellschaft geht ähnlich vor wie die allopathische Medizin. Aber es genügt nicht, die Zahl
der Apotheken zu vervielfachen und dreimal so
viele Ärzte zu haben wie jetzt; die Kopfschmerzen
werden dadurch nicht verschwinden. Auch die Probleme mit der Kriminalität kann man nicht lösen,
indem man die Anzahl der Polizisten oder der Gefängnisse verdoppelt. Es kommt darauf an, jedem
Menschen die Möglichkeit zu geben, seine volle
Leistungsfähigkeit zu erlangen.

»Niemand ist aus sich heraus böse.«
Sokrates

Wir leben in einer Gesellschaft der Symptome, der
Äußerlichkeiten. Es gibt Schmuckstücke, die man
als Statussymbole trägt, man sogar zur Schau stellen
»muß«. Die Einstellung der Politiker hat eine seltsame Ähnlichkeit mit der der Ärzte für allopathische Medizin, die auf den Kampf gegen die Symptome spezialisiert sind. Zwar ersetzt dort der
Nadelstreifenanzug den weißen Kittel, aber die
Wahlversprechen ähneln allzusehr der Formel:
»Machen Sie sich keine Sorgen, wir kümmern uns
um alles.« Es sind die gleichen Überzeugungen, die
die Anwendung von Placebos, Drogen und punktu-
ellen Maßnahmen zum Ausmerzen der Symptome
zulassen.
      Leidet die Wirtschaft? Geht es dem Geld heute
gut? Ist der Arbeitsmarkt in einem befriedigenden
Zustand? Die Politiker werden – wie die allopathischen Ärzte – nie arbeitslos werden, weil sie die Idee
aufrechterhalten, daß alles Schlechte von außen
kommt und man die äußeren Umstände behandeln
muß. Die Wirtschaft an sich ist wie das Meer oder
das Wetter weder gut noch böse, sie ist auch kein
Produkt des Zufalls; sie ist das Ergebnis von Trillio-
nen von Parametern, die aus der Arbeit von Millionen von Menschen erwachsen. Warum? Weil auch
der größte Wirtschaftsspezialist der Welt nicht die
Macht hat, all jene Wechselwirkungen zu kontrollieren, die die Märkte beeinflussen. Weil eine wissenschaftliche Neuentdeckung in einem 15 000 km
entfernten Land unsere Wirtschaft beeinflussen
kann. Weil ein einziger 27jähriger junger Mann und
einige Anrufe nach Singapur ausgereicht haben, eines der angesehensten Geldinstitute in London, das
schon länger als 200 Jahre existiert hat, in den Ruin

Wir leben in einer
Gesellschaft der
Symptome

*Die kleinste
Ursache kann
große Wirkungen
haben*

zu treiben und so das Ansehen der Banken in der
ganzen Welt zu schädigen und ihre Art, mit Geld
umzugehen, anzuprangern. Wie im menschlichen
Körper kann die kleinste Ursache eine große Wirkung haben, so wie das Floß auf die kleinste Welle
reagiert. Für eine gesunde Wirtschaft reicht es nicht
aus, nur die Symptome zu behandeln, es kommt
darauf an, sicherzustellen, daß alle Menschen über
ihre optimale Leistungsfähigkeit verfügen und so
eine bessere Chance haben, sich den Gesetzen des
Marktes anpassen zu können, die ähnlich in Bewegung sind, wie die Wellen des Meeres.

Die Gesellschaft kann, ebenso wie ein einzelner
Mensch, die Gefangene ihrer Überzeugungen sein.
Wenn zum Beispiel eine Gesellschaft am Ende des 20.
Jahrhunderts immer noch glaubt, die wirtschaftliche
Gesundheit eines Landes hänge allein vom Kohle-
markt ab, so stehen diesem Land schwerwiegende
wirtschaftliche Probleme ins Haus, auch wenn noch
so viele und noch so qualifizierte Ministerdoktoren
an seinem Krankenbett stehen, und wie auch immer
die Erlasse, Gesetze, Maßnahmen oder die verordneten Wundermittel aussehen werden.

*Die Falle, in die
wir gegangen sind*

Denn nicht der äußere Faktor »Kohle« ist die Ursache der Krankheit, sondern die Anpassungsfähigkeit der Menschen, die es ihnen erlaubt oder nicht erlaubt, auf die Idee zu kommen, daß sie auch Autos,
Flugzeuge oder Werkzeugmaschinen herstellen und
so eine neue Wirtschaft schaffen könnten. Die Falle,
in die wir gegangen sind, besteht darin, zu glauben,
daß eine gesunde Wirtschaft das Wohlergehen der
Menschen schaffen könne. Arbeit, Produktion und
Profit sollten dieses ersehnte Wohlbefinden her-
beiführen. In unserer Zeit der Überproduktion wird
uns jedoch klar, daß wir auf dem falschen Weg sind,
denn »Wohlstand« heißt nicht automatisch auch
»Wohlbefinden«, wie es Erich Fromm schon vor vie-

len Jahren beschrieben hat. Wenn man einem Menschen jeden Morgen eine Aspirintablette gibt, so heißt das nicht, daß sich dieser Mensch auch guter Gesundheit erfreut. Genauso reicht es nicht aus, jedem ein Auto, einen Fernseher und ein Telefon zu geben, damit er endlich ein glücklicher Mensch wird. Das aufsehenerregende Scheitern des Kommunismus zeigt unwiderlegbar, daß der Versuch, die Umwelt mit Plänen und mit Hilfe brutalster Polizeigewalt zu kontrollieren, keinesfalls zum Wohlbefinden der Menschen beiträgt, denn dieses hängt nicht vorrangig von der Umwelt ab, sondern von der Leistungsfähigkeit des Menschen.

Das Scheitern des Kommunismus

Dies alles heißt natürlich nicht, daß man sich nicht mit den äußeren Faktoren beschäftigen sollte. Es ist für eine Gesellschaft genauso unabdingbar, ihre Umwelt aufmerksam zu beobachten, wie es für den Seemann wichtig ist, ein wachsames Auge auf das Meer zu haben, wenn er sich auf seinem Floß aufhält. Man muß jedoch die Prioritäten beachten: Was nützt es, Tag und Nacht das Meer zu überwachen, wenn unser Floß sinkt? Die erste Priorität eines Seefahrers ist, sich ständig der Seetauglichkeit seines Floßes zu versichern. Wenn jedoch in eine der Tonnen Wasser eindringt, besteht die Priorität nicht mehr darin, das Meer zu überwachen, sondern dafür Sorge zu tragen, daß die undichte Stelle repariert wird, da er sonst Gefahr läuft, unterzugehen. Wenn dieser Seeman jedoch glaubt, das Wichtigste sei, auf das Meer zu schimpfen, dieses dafür verantwortlich zu machen und sich jede Welle genau anzusehen, während das Boot sinkt, dann verliert er wertvolle Zeit.

Prioritäten beachten

»Oh, wie viele Seeleute, wie viele Kapitäne sind schon fröhlich zu fernen Ufern aufgebrochen?«
Victor Hugo

Die Priortät: Das sind Sie selbst

Wenn man an seinem eigenen Floß Arbeiten vornimmt, so gibt es nur eine einzige Priorität: sich
selbst. Das mag egoistisch erscheinen, ist jedoch in
Wirklichkeit genau das Gegenteil. Man kann selbst
nicht leistungsfähig sein, wenn das eigene Floß nicht
im Gleichgewicht ist; und man darf nicht glauben,
man könne einem anderen Seefahrer irgendeine
Hilfe zuteil werden lassen – sei es auf dem Meer
oder im Leben – wenn die eigene Situation unsicher
und instabil ist.

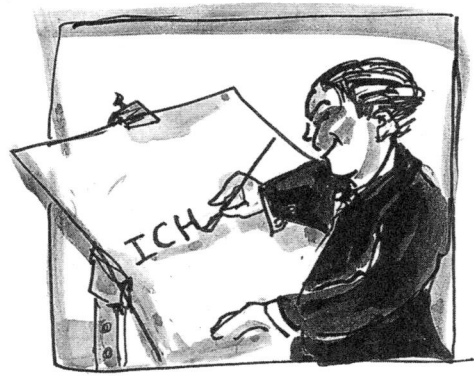

Sie sitzen ganz alleine im Zentrum Ihres Floßes; Ihr
Ehegatte, jedes Ihrer Kinder, jeder Verwandte, jeder
Freund und jeder Arbeitskollege hat ein eigenes
Floß. Hoffen Sie nicht darauf, ein großes Floß zu
konstruieren und irgend jemanden besitzen zu können, wenn Sie ihn mit zu sich an Bord nehmen. **Das
Leben braucht Freiheit, um leben zu können.** Ihre
einzige Aufgabe ist es, so gut Sie können über die
Harmonie Ihres eigenen Floßes zu wachen. Achtung vor dem Leben haben, das heißt, jedem Menschen die Freiheit zu geben, die ihm die Konstruk-

*Achtung vor
dem Leben
haben*

tion eines eigenen Floßes verleiht, ganz gleich ob es
sich um Ihren Ehepartner, Ihre Kinder, Ihre Nachbarn oder Ihre Schwiegermutter handelt. Was zählt,
ist nicht der Besitz der Tonnen, sondern, daß Ihre
Beziehung zu den verschiedenen Tonnen so gut wie
irgend möglich ist. Die Rolle der Eltern besteht
nicht darin, Ihren Kindern ein »schlüsselfertiges«
Floß zu hinterlassen, sondern die Kinder so anzu-
leiten, daß sie den Spaß daran und die Mittel dazu
haben, sich unter guten Bedingungen ihr eigenes
Floß zu bauen. Eltern, die ihre Kinder besitzen wollen, tun ihnen damit keinen Gefallen, denn sie halten sie dadurch in einem Stadium der Abhängigkeit,
das sehr viel Ähnlichkeit mit einem Gefängnis hat,
und sowohl kulturell, sozial, psychisch, materiell
oder gefühlsbetont sein kann. Wenn Sie über das
Meer fahren und dabei ständig auf der Tonne *Familie* sitzen bleiben, werden Sie Druck auf diese ausüben und ihr dadurch jede Freiheit und somit ihre
Anpassungsfähigkeit nehmen.

*Nicht der Besitz
zählt*

Welches Beispiel gibt uns hier wieder einmal der
menschliche Körper? Es ist die Beweglichkeit, die
Freiheit, die das Wohlbefinden eines Gelenkes ausmacht, nicht das Eingeschränktsein. Wenn man drei
Wochen lang einen Gipsverband tragen muß, so
reicht dies bereits aus, eine Gelenksteife hervorzu-
rufen, und man braucht Heilgymnastik, um das
Gelenk wieder funktionsfähig zu machen. Nichts
im menschlichen Körper ist gerade, steif oder
blockiert, alles ist in Bewegung, um sich besser anpassen zu können. Selbst der stärkste Knochen, wie
der Oberschenkelknochen, ist flexibel, um den
Stößen und den enormen Drücken besser standhalten zu können, denen er im Laufe eines Lebens ausgesetzt ist. Der Femur ist belastbarer als ein gleich-
großes Stück Holz, stabiler als Beton oder die

*Alles ist in
Bewegung*

stärkste Eisenstange. Seine Diaphyse, das harte Mit-
telstück, enthält den Hohlraum für das Knochenmark, wo sich das rote und das gelbe fetthaltige
Knochenmark befinden. Die Epiphysen, die Extre-
mitäten des Knochens, sind aus schwammartigem
Gerüstwerk feiner Knochenbälkchen aufgebaut.
Wenn man alt wird, verliert der Knochen seine Flexibilität und Elastizität; er beginnt auszutrocknen,
und das macht ihn zerbrechlicher und verletzlicher.
Ein schwaches grünes Ästchen läßt sich schwerer
brechen als ein abgestorbener Ast. Der grundlegende Unterschied zwischen dem Lebendigen und
dem Toten ist die Fähigkeit zur Anpassung, die Flexibilität. Dieses physiologische Gesetz gilt für alle
Teile des menschlichen Körpers, von der kleinsten
Zelle bis zum stärksten Knochen; es gilt gleichermaßen auch für den Geist, für den Menschen selbst
und die Gesellschaft, in der er lebt. Eine Verminde-
rung der Anpassungsfähigkeit öffnet der Pathologie
und den Problemen die Tür. Aus diesem Grund haben wir uns ein bescheidenes Floß ausgesucht und
nicht den stärksten Flugzeugträger. Die großen
Frachtschiffe rosten, die Hafendämme werden von
den Stürmen beschädigt, aber ein kleiner Korken
schwimmt immer oben auf dem Wasser.

Das Wichtigste ist nicht der Besitz der Tonnen,
sondern daß man fähig ist, seine Beziehung zu den
einzelnen Tonnen im Gleichgewicht zu halten.
Wenn Sie die Arbeit so sehr bevorzugen, daß Sie
sich nur noch auf Ihre beruflichen Aktivitäten konzentrieren, zu Lasten Ihrer Gesundheit oder Ihrer
Familie, so wird Ihr Floß über kurz oder lang nicht
mehr sehr komfortabel sein. Wenn Sie diese Wahl
getroffen haben, wird es nichts nützen, Ihrem Chef
die Schuld zu geben, dem Wetter, den Wellen, der
Unfähigkeit Ihrer Untergebenen oder den Schwan-
kungen der Weltmarktpreise für Zucker. Die Ver-

*Der grundlegende
Unterschied zwi-
schen Lebendigem
und Totem*

*Das Wichtigste
ist das
Gleichgewicht*

antwortung für diese Situation liegt unumstritten in der Tatsache, daß Sie einer der Tonnen mehr Aufmerksamkeit gewidmet haben als den anderen.

Wenn sich der Seemann dazu entschließt, sein ganzes Leben lang auf der Tonne Arbeit sitzen zu bleiben, so kann dies nicht nur sein eigenes Wohlbefinden in Gefahr bringen, sondern auch das Wohlbefinden der Familie, die auf diese Weise leicht Schiffbruch erleiden kann. Können Sie weiterhin leistungsfähig in Ihrer Arbeit sein, wenn Sie wissen, daß Ihre Familie in Gefahr ist? Wenn Sie zum Beispiel wissen, daß Ihr Sohn oder Ihre Tochter Schwierigkeiten in der Schule oder Drogenprobleme hat? Mit Sicherheit nicht. Um sich seiner Arbeit mit Erfolg widmen zu können, ist es wichtig, im familiären, gesundheitlichen und finanziellen Bereich den Rücken frei zu haben. Jemand, der wegen finanzieller Schwierigkeiten unter zu starkem Druck arbeiten muß, kann nicht auf das gleiche gute Ergebnis hoffen wie jemand, der diese Probleme nicht hat. Gesundheitliche Probleme wirken sich direkt auf unsere Arbeitsfähigkeit aus, engen den finanziellen Spielraum ein und bringen so Unruhe in die Familie. Sollten Sie sich für stark halten und den Zusammenhang zwischen Ihrem Gefühlsleben und Ihrer körperlichen Verfassung unterschätzen, so möchte ich Ihnen das Ergebnis einer amerikanischen Studie vorstellen, die beweist, daß für eine Frau, die ihren Mann verloren hat, das Krebsrisiko um das Fünffache ansteigt! Ist das ein Zufall? Liegt es am Wetter? Gibt es nicht genug Ärzte? Nein, es liegt am Immunsystem.

Fünffach höheres Krebsrisiko bei Witwen

Es steht leider nicht in Ihrer Macht, dafür sorgen zu können, daß Ihr Ehepartner lange lebt oder ein Elternteil oder Ihre Freunde. Genausowenig ist es Ihnen möglich, die oft weit entfernten ökonomischen

An sich selbst
arbeiten

Faktoren zu kontrollieren, die sich auf die Auftragsbücher der Firma auswirken, in der Sie arbeiten. Sie können jedoch an sich selbst arbeiten und sich auf diese Weise eine so gute Anpassungsfähigkeit erwerben, daß Sie sich den auf Sie zukommenden Prüfungen stellen können. Die Widerstandsfähigkeit eines Menschen ist viel größer, wenn er weiß, daß er sich auf ein stabiles Floß verlassen kann. Viele Leute leben auf instabilen Flößen, ohne es zu wissen, bis zu dem Tage, an dem eine Welle, die sich ein wenig von den anderen unterscheidet, sie auf brutale Weise über dieses Ungleichgewicht in Kenntnis setzt. Wenn man die unzähligen Kombinationsmöglichkeiten in Betracht zieht, so ist jedes Floß einzigartig. Schon immer haben mich die Flöße magisch angezogen, und ich hatte das Glück, allen möglichen Formen zu begegnen. Ich erinnere mich noch sehr gut an ein Floß, das mich so sehr geprägt hat, daß es eine wichtige Rolle in meinem Seemannsleben spielt.

Die Leute

Ein äußerst
beeindruckendes
Floß

Dieses Floß war auf der ganzen Welt bekannt. Alle Zeitschriften veröffentlichten gerne Fotos von ihm, die es im Sommer in den Häfen von Cannes, Monte Carlo, Ibiza, Marbella, Korfu, Capri und Venedig oder im Winter in Antigua oder Paradise Island zeigten. Es war ein äußerst beeindruckendes Floß, denn es gab in der ganzen Welt kein anderes, dessen Tonne *Finanzen* größer war. Dies könnte der Grund gewesen sein, warum es so viel Aufmerksamkeit erregte, denn viele Leute scheinen der Meinung zu sein, die Tonne *Finanzen* sei die wichtigste Tonne. Das ist sicherlich eine Modeerscheinung. In den Häfen, an jedem Anlegeplatz kamen, abgesehen von

den Journalisten und Photographen, Hunderte von
Leuten, die das Floß bestaunten und sich nicht davon abhalten ließen, die gigantische Größe der
Tonne *Finanzen* zu loben. Um Ihnen eine Vorstellung von der Größe dieses Floßes zu vermitteln,
stellen Sie sich bitte vor, daß das Aluminiumrohr,
welches am Heck die Tonnen *Finanzen* und *Arbeit*
verbindet, so stark war, daß ein Jethubschrauber der
Serie Augusta, der sechs Personen und zwei Piloten
transportieren kann, darauf landen konnte. An
Bord des Floßes arbeiteten ständig fünfzig Angestellte, die jährlichen Betriebskosten beliefen sich
auf etwa zwanzig Millionen Mark.

Die größte
Tonne...

Ich war an Bord dieses Floßes gerufen worden,
um eine kleine Spezialistenarbeit an der Tonne *Ge-*
sundheit zu erledigen. Diese Arbeit sollte mehrere
Jahre in Anspruch nehmen, der Besitzer des Floßes
war so reich, daß er es vorgezogen hatte, mich einfach an Bord zu behalten; und wenn auch alles bestens lief, so war es meine Aufgabe, vorsorglich tägliche Kontrollen vorzunehmen. Im Gegensatz zu
vielen anderen Spezialisten, muß ich immer einen
Überblick über die gesamte Situation behalten, um
meine Arbeit so gut wie möglich machen zu können. Und so kam es oft vor, daß ich der *Arbeit* einen
Besuch abstattete, die von ihrer Größe her fast genauso beeindruckend war wie die *Finanzen*, und die
über ein paar Dutzend Telefonanschlüsse über Sa-
tellit verfügte, über welche täglich Dutzende von
Metern Faxe eintrafen und wo es von morgens bis
abends Termine gab. Die *Familie* war zweifellos die
kleinste Tonne. Der Besitzer verbrachte die meiste
Zeit im hinteren Bereich des Floßes bei *Finanzen*
und *Arbeit*. Als Spezialist war ich im Laufe der Zeit
der Verantwortliche für die *Gesundheit* geworden,
eine große Verantwortung bei einem Floß einer solchen Größe. Ich versuchte, mich meiner Aufgabe

...und die kleinste

*Alles schien
bestens
zu verlaufen*

mit Ernsthaftigkeit zu widmen, und alles schien bestens zu verlaufen. Jahrelang kreuzte das Floß Tag
und Nacht im Rhythmus der Sonne die Ozeane, um
von den angenehmsten klimatischen Bedingungen
profitieren zu können. Sehr viele Seeleute ziehen es
vor, in der Sonne zu navigieren statt bei Regen und
Kälte, und so war ich als Seemann und als Verant-
wortlicher für die *Gesundheit* der erste, der sich an
dem schönen Wetter erfreute.

Eines Abends, wir haben bei Capri angelegt, gehen alle an Land, um draußen auf der Terrasse eines
Restaurants zu essen, das an einem kleinen gepfla-
sterten Platz oberhalb des Dorfes liegt. Während
des Essens nimmt mich der Besitzer des Floßes diskret zur Seite, um mir zu sagen, daß er einen Telefonanruf von Bord erhalten habe, der ihn beunru-
hige. Er fragt mich, ob ich hinunter zum Hafen
fahren könne, um festzustellen, was sich in der *Familie* abspiele. Als ich im Wagen sitze, der mich zum
Hafen zurückbringt, muß ich an das triste Schicksal
meines Risottos mit Meeresfrüchten denken, das
man wieder in die Küche zurücktragen wird. Aber
schon sehr bald schäme ich mich, an das verpaßte
Risotto gedacht zu haben, und frage mich, was sich
wohl bei der *Familie* abspielen mag. Probleme wird
es mit Sicherheit geben, aber welche Probleme? Der
Seemann auf der Kommandobrücke nennt einen
Namen. Dieser Hinweis genügt, ich begebe mich
auf direktem Weg zu einer Kabine, die ich gut
kenne. Schon im Gang dringen mir Schreie entgegen. Ich öffne die Tür. In der Kabine, von der Größe
einer Suite in einem Grandhotel, befinden sich etwa
zehn Personen. Ein Matrose flüstert mir das Wort
»Alkohol« ins Ohr, als er mich kommen sieht. Ein
junger Mann, ein Sohn des Besitzers, scheint nicht
mehr Herr seiner Sinne zu sein. Ich setze erst einmal
die ganze Bande vor die Tür und bleibe dann alleine

mit dem jungen Mann zurück, der sich sehr aggressiv und rachsüchtig gibt, so, als wolle er sich mit jemandem schlagen. Ich kenne diesen zwanzigjähri-
gen Jungen sehr gut. Er ist Student in Harvard und
normalerweise ruhig und gut erzogen. Es gelingt
mir, ihn auf ein Sofa zu setzen, ich bestehe darauf,
daß er ein großes Glas Wasser trinkt. Ich setze mich
neben ihn, und mir ist bereits bewußt, daß sein Problem nicht darin besteht, zuviel getrunken zu haben. »Laß uns darüber reden. Was ist los?«

Vier Stunden später weiß ich es und habe Angst
um ihn. Mit achtzehn Jahren bereits selbst Multimillionär, Flugzeug- und Hubschrauberpilot, brillanter Student, Musiker und mit einem Gesicht wie
ein Filmschauspieler, besitzt dieser Junge bereits alles, von dem ein Mensch nur träumen kann. Alles,
bis auf eines: das Wohlbefinden. Etwas, das in seinen Augen so wichtig ist, daß es ihn in Hoffnungs-
losigkeit und Selbstzerstörung treibt.

Er besitzt alles, bis auf eines: Wohlbefinden

Wir haben vier Tage und Nächte zusammenge-
sessen, ohne zu schlafen. Wir haben nur geredet,
ohne etwas zu essen, denn beim zweiten Bissen
mußte er sich schon übergeben. Ich konnte ihn auch
nicht eine Minute alleine lassen. Er konnte nicht alleine bleiben, weil er von starken Ängsten heimge-
sucht wurde, extrem nervös war und vom Kopf bis
zu den Füßen ein unkontrollierbares Zittern durch
seinen Körper ging.

Die Erinnerung an diesen jungen Mann, der in
seinem eigenen Gefängnis eingeschlossen war,
während er in einer Umgebung lebte, die nicht besser hätte sein können, ist eine der dramatischsten
Erfahrungen in meiner Karriere. Sie war gleichzeitig eine großartige Lektion fürs Leben, weil sie mit
einem Schlag eine ganze Reihe von Prioritäten, von
falschen Werten und einengenden Überzeugungen
in Frage stellte.

Einige Tage später, nach einem Landgang in Rom
und einer Reise nach Mailand, setzte uns der Hub-
schrauber in einer Privatklinik in der Nähe von
Como ab. Die guten Resultate waren nur von kur-
zer Dauer, es gab dramatische Rückfälle mit den
schlimmsten Konsequenzen. Ich stand in ständigem
Kontakt mit dem Besitzer des Floßes, der immer
noch nicht von den riesigen Tonnen *Finanzen* und
Arbeit loskam. Dieses Ereignis erschütterte die *Fa-*
milie, die bereits unter einer Scheidung und der Un-
terbringung der Kinder in der teuersten Schule der
Welt, einem Internat in der Schweiz, gelitten hatte.

Die teuerste Schule
der Welt

Diese Schule ist allein den Kindern vorbehalten,
deren Eltern vor allem mit dem Zustand der *Finan-*
zen beschäftigt sind.

Viele Schüler dieser Schule haben ein englisches
Kindermädchen und einen Chauffeur, der sie sams-
tags abends in die benachbarte Stadt bringt; aber sie
erfahren nicht viel Liebe, weil ihre Eltern so wenig
Zeit für sie haben. Ich habe mein Bestes getan, um
der *Familie* zu helfen; dabei habe ich einen Eisberg
entdeckt, dessen sichtbarer Teil, verglichen mit dem
unter Wasser, ein Nichts war. Die *Familie* war in einem äußerst schlechten Zustand. Einige Monate
später mußte der Besitzer, trotz Intervention der
teuersten Spezialisten in der Welt, zugeben, daß sein
Floß, von dem die ganze Welt geträumt hatte, in
großen Schwierigkeiten war.

Die Meinungen über die Gründe dafür gehen
auseinander. Einige sagen, daß die Tonne *Finanzen*
zu groß und dadurch unkontrollierbar geworden
war, andere, daß die *Familie* das ganze Floß zum
Kentern gebracht hat.

Der Besitzer hat sein Floß unter dramatischen Umständen verloren, es hätte ihn auch das Leben kosten
können. Er ist jedoch ein außergewöhnlich guter

Seemann, und so hat er mutig damit begonnen, sein
Floß zu rekonstruieren. Eine Sache ist dabei sicher:
Aus den Erfahrungen der Vergangenheit hat er gelernt, daß er die *Finanzen* und die *Arbeit* nicht mehr
bevorzugen darf. Er wacht nun eifersüchtig über
alle vier Tonnen.

Anmerkungen

Es kommt nicht auf die Größe des Floßes an, sondern auf seine Stabilität.

Nicht was die anderen von Ihrem Floß denken
oder sagen ist wichtig, sondern daß es dem Meer gut
standhalten kann.

Jeder Seemann weiß, wenn die Sonne am Zenit
hochsteigt, daß sie einige Stunden später wieder ab-
steigt und im Meer versinkt. Das macht ihn vorsichtig und bescheiden. Genauso tröstet ihn jedoch
in der dunkelsten Nacht, wenn er mitten auf dem
Meer an der Reling steht, der Gedanke, daß wenige
Stunden später wieder der Tag beginnt.

Das Leben ist, wie die Seefahrt, eine Schule der
Bescheidenheit, denn es gibt viele Dinge, die man in
sich aufnehmen, internalisieren muß. Laotse lehrt
uns, daß der wichtigste Teil einer Tasse weder die
Festigkeit des Materials noch ihre Farbe oder ihr
Gewicht ist. Es ist ihr Volumen, das heißt ihre
Fähigkeit, Flüssigkeit zu halten.

Wenn man sein Floß betrachtet, sollte man das
Wesentliche nicht vergessen.

*Das Leben ist
eine Schule der
Bescheidenheit*

**»Sie können sich nicht auf Ihr Urteil verlassen,
wenn Sie keine klaren Gedanken haben.«**
Mark Twain

Die technische Seite

Jeder Teil hat seine Bedeutung

Die beste Methode, über das Gleichgewicht des Floßes zu wachen, ist, immer daran zu denken, daß jede einzelne kleine Kugel eine Bedeutung für das Ganze hat. Da es nicht möglich ist, die Umwelt zu verändern, ist es unabdingbar, sicherzustellen, daß sich in jeder der Tonnen mindestens eine kleine Kugel befindet, die in einem guten Zustand ist. Anschließend genügen zwei, dann drei oder vier Kugeln, damit das Floß im Gleichgewicht bleibt. Wenn Sie sicher wissen, daß in jeder Tonne einige Kugeln in perfektem Zustand sind, ist es möglich, die Anzahl nach und nach zu erhöhen, damit das Floß widerstandsfähig wird. Sie dürfen jedoch keine Sekunde vergessen, daß das Wichtigste das Gleichgewicht des ganzen Systems ist. Dieses Gleichgewicht erlaubt Ihnen, bequemer an Ihrem Floß zu arbeiten und es weiterentwickeln zu können, weil Sie von Anfang an verstehen, daß Sie Ihren Erfolg nur sich selbst verdanken, indem Sie ständig sicherstellen, daß Sie jede der kleinen Kugeln genauestens kennen.

Wenn Sie am Anfang eine einfache Arbeit gut ausführen, werden Sie Lust bekommen, weiterzuarbeiten.

Wenn sich in meiner Praxis jemand vorstellt, der deprimiert ist, sich jeder Kraft beraubt fühlt und ohne Antrieb und Energie ist, so gebe ich ihm am Ende der Behandlung oft folgenden Rat:

»Wenn Sie heute abend nach Hause kommen, dann tun Sie nicht einfach das, was Sie normalerweise machen. Nehmen Sie eine hübsche Tischdecke aus dem Schrank, und decken Sie für Ihre Familie den Tisch, als hätten Sie zum Abendessen einen König zu Gast. Legen Sie jede Gabel und je-

des Messer und stellen Sie jedes Glas so sorgfältig
auf den Tisch, als hinge Ihr Leben davon ab. Suchen
Sie eine Vase und ein paar Blumen, und stellen Sie
sie mit Sorgfalt in die Mitte des Tisches. In der
Küche, wenn Sie zum Beispiel einen einfachen Salat
machen wollen, waschen Sie sorgfältig jedes Blatt,
säubern Sie die Radieschen so gut wie möglich. Vermeiden Sie jede Hektik, nehmen Sie sich Zeit, denken Sie daran, daß es darauf ankommt, die Arbeit
perfekt zu machen. Wenn Sie damit fertig sind, werden Sie nicht einfach einen Salat in einer Schüssel sehen, Sie werden die Sorgfalt sehen, die Geduld und
die Liebe, die Sie in eine alltägliche Aufgabe inve-
stiert haben. Dann werden Sie verstehen, daß diese
Liebe aus Ihnen selbst kommt, daß nur Sie es sind,
der sie geben kann. Wenn dann Ihre Familie nach
Hause kommt, wird man Sie fragen, was denn los
ist. Dann werden Sie lächeln müssen. Ihr Lächeln
wird der Familie guttun, denn Ihr Kummer hat auch
sie traurig gemacht. Ihr Ehepartner und Ihre Kinder
werden sich freuen, und dann werden Sie begreifen,
was Sie wenige Tage zuvor noch nicht sehen konnten, als Sie in einem Gefängnis eingesperrt waren.
Sie werden ein kleines Leuchten in den Augen sehen, und dieses Leuchten wird Ihrem Herzen guttun.«

Ihr Lächeln wird der Familie guttun

Jung sagte, daß man sich zuerst selbst lieben müsse,
bevor man die anderen lieben könne. Damit Sie ein
gutes Floß bauen können, müssen Sie begreifen, daß
Sie selbst das Wichtigste sind. Wie wollen Sie bei der
Kontrolle der kleinen Kugeln und der Tonnen gute
Arbeit leisten, wenn Sie keine Achtung vor sich
selbst haben? Wenn Sie jedes Vertrauen in sich, in
das Leben und die anderen verloren haben? Wie
wollen Sie sich selbst lieben und respektieren können, wenn Sie lügen und betrügen oder täglich die

Sie selbst sind das Wichtigste

gleichen gewohnten Handlungen ausführen, die
mechanisch, langweilig, traurig und ermüdend geworden sind?

**Nicht was Sie tun ist wichtig, sondern wie Sie
es tun.** Für seine Familie das Essen zuzubereiten
kann schnell langweilig werden, dabei kann Kochen
eine Kunst sein, eine Kreation, eine Möglichkeit,
sich selbst zu verwirklichen, eine Möglichkeit, über
die Gesundheit seiner Familie zu wachen. Kellner in
einem Restaurant zu sein, kann ermüdend sein aber
haben Sie schon einmal bemerkt, daß es Kellner
gibt, die höflich, liebenswürdig, zuvorkommend,
freundlich und aufmerksam sind, während andere
offen ihren Unmut zur Schau stellen, um deutlich
zu machen, daß sie ihre Arbeit verachten? Welcher
Kellner hat mehr Selbstachtung? Welcher hat die
besseren Chancen, vorwärtszukommen und ein er-
folgreiches Leben zu führen?

*Eine Möglichkeit,
sich selbst zu ver-
wirklichen*

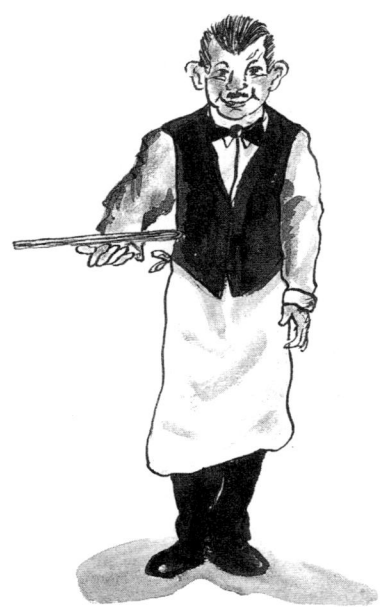

Wer sein Unglück zeigt, verdammt sich selbst dazu, wer mit dem Herzen bei der Sache ist, um seine Arbeit so gut wie möglich zu machen, belohnt sich selbst und wird belohnt werden. Wieder einmal sind es nicht die äußeren Umstände, die Umwelt, die zählen, es ist die Art und Weise, wie man die Dinge aufnimmt, das Innenleben.

Der gleiche Speisesaal eines Restaurants kann für den einen Kellner ein Gefängnis sein und für den anderen ein Mittel, sich selbst zu verwirklichen. Dies gilt ebenso für ein Büro oder ein Haus. Gehen wir noch einen Schritt weiter: Welcher der beiden Kellner wird sich wohl geradehalten und sich geschickt zwischen den Tischen hindurchwinden? Welcher von beiden wird sich mit eingezogenen Schultern und gesenktem Kopf herumschleppen? Wer hat die größeren Chancen, über Nackenschmerzen, Kopfschmerzen oder Rückenschmerzen klagen zu müssen?

Die Konstruktionstechnik eines eigenen Floßes besteht zuerst darin, sich von Überzeugungen freizumachen, die einem die Vorstellung, man könne sein eigenes Floß bauen, verbieten würden. Diese Überzeugungen werden hin und wieder auftauchen, wenn das Arrangieren einer bestimmten kleinen Kugel ein wenig schwierig ist. Lassen Sie sich nicht ablenken, denken Sie an das Ganze. Es kann vorkommen, daß eine der Kugeln nicht ganz rund ist, das hat keine Bedeutung; schreiben Sie es auf, und gehen Sie zur nächsten Kugel über. Eines Tages, später, werden Sie vielleicht weiter daran arbeiten. Denken Sie daran, daß jede Schwierigkeit Ihnen neue Erfahrungen bringt und Ihnen Gelegenheit gibt, eine Situation besser begreifen zu lernen. Um die bestmögliche Arbeit zu vollbringen, ist es unabdingbar, sich selbst einzubringen. Man muß sich

Wer sein Unglück zeigt, verdammt sich selbst dazu

Lassen Sie sich nicht ablenken

*Bescheidene
Ziele setzen*

Zeit nehmen, ein geeignetes Arbeitsprogramm aufzustellen, und man sollte bescheidene Ziele setzen,
die sich auch realisieren lassen. Das kleinste Ziel erscheint, wenn man es erreicht hat, wie ein persönli-
cher Sieg und bereitet einem weiteren persönlichen
Sieg den Boden. Wenn Sie das nicht wissen, sind Sie
selbst Ihr schlimmster Feind! Denn Ihre eigenen
Überzeugungen halten Sie besser gefangen als die
mächtigsten Ketten.

Die Kunst

*»Dort, wo der Geist nicht mit der Hand zusam-
menarbeitet, gibt es keine Kunst.«*
Leonardo da Vinci

Ein Floß zu bauen bedeutet nicht einfach nur, eine
Technik anzuwenden, es erweist sich vielmehr als
eine Kunst: Die Kunst, sein Leben zu gestalten.

*»Ein Mensch, der in seinem Geist und in seinen
Gedanken nie bis zum Himmel aufgestiegen ist,
ist kein Künstler.«*
William Blake

*Die Kunst zu
leben*

Die »Kunst zu leben«, ist ein Ausdruck, mit dem
man eine bestimmte Lebensart definiert, die sich an
gesellschaftlichen Kriterien orientiert. Leider sagt
dieser Ausdruck nicht sehr viel aus, denn er hat die
Tendenz, das Leben und die Kunst zu vereinheitlichen und zu banalisieren. Gewisse Modelle werden
von der Gesellschaft idealisiert, zu einer Art ästhetischer Richtschnur erhoben, zu einem »Muß« des
Lebens. Ein großes Auto fahren, ein großes Haus
haben, Geld und Macht besitzen, gehören zu diesen
von der Gesellschaft abgesegneten Regeln. Das Pro-

blem liegt jedoch darin, daß dieses »Muß« unfähig
ist, auch nur das geringste Wohlbefinden auszulösen. Im Gegenteil, allzu oft opfern die Leute ihr Leben, ihr eigenes Wohlbefinden und nicht selten auch
noch das der Menschen in ihrer Umgebung, um eine
Fata Morgana zu erreichen, die sich sehr bald in
Luft auflöst.

Kunst ist, wie das Leben eines Menschen, einzigartig. Ein Kunstwerk drückt die Sensibilität des
Künstlers aus. Dabei kommt es nicht auf die Qualität der Leinwand oder auf die Menge der Farbe an,
sondern auf die Aufrichtigkeit des Mannes oder der
Frau, die ihre Vision vom Leben zum Ausdruck
bringen. So kann ein Kunstwerk, das auf eine Holz-
platte oder ein Stück Karton gemalt ist, uns in
gleicher Weise berühren, wie eine Skulptur aus
gebrauchten Materialien, die man aus dem Müll
zurückgewonnen hat. Farbe und Material sind nur
die Transportmittel, durch die uns ein Mensch an
seinen Träumen und seinen Vorstellungen teilhaben
läßt.

Picasso ist in meinen Augen der größte Künstler
dieses Jahrhunderts. In dem Augenblick, in dem ich
diesen einschränkenden Satz schreibe, fühle ich
mich schuldig, denn ich habe eine große Hochachtung vor einer Vielzahl von Künstlern. Ich muß jedoch zugeben, daß ich von den Verbindungen zwischen der Malerei des Künstlers Picasso und dem
Leben des Menschen Picasso beeindruckt bin. Picasso lebte ausschließlich für seine Kunst und durch
seine Kunst. Er war nicht nur vor der Leinwand ein
Künstler, er hat aus seinem gesamten Leben ein
Kunstwerk gemacht. Für viele Leute, die sich
zwanghaft an die Normen halten, führte er ein
schockierendes Leben. Es wäre jedoch ein Irrtum
zu glauben, ein Kunstwerk könne ein Modell sein;
genau das Gegenteil ist der Fall. Ein wirkliches

*Der größte
Künstler dieses
Jahrhunderts*

Picasso hat nie aufgehört, sich selbst in Frage zu stellen

Kunstwerk ist einzigartig und läßt sich nicht reproduzieren. Von den bescheidenen Anfängen bis zum Ende seines Lebens, wo er bekannt, reich, vergöttert und geachtet war, hat Picasso niemals aufgehört, sich selbst in Frage zu stellen; er war immer noch auf der Suche nach Ausdrucksmöglichkeiten, widersetzte sich täglich allen einschränkenden Gefängnismauern und zeigte sich unempfindlich gegenüber Kritik und Lob. Er hat das Ziel des Lebens erreicht, das immer eine dynamische Bewegung ist und kein fester Zustand.

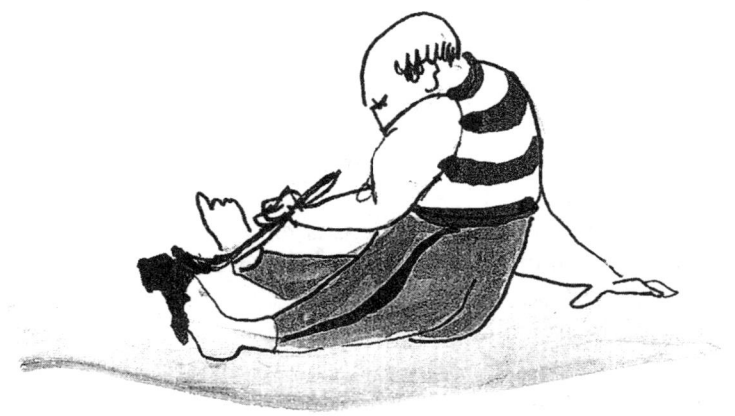

Während seiner kubistischen Periode hat man ihn einmal gefragt, warum er in dieser Weise male, die Größe eines Mundes übertreibe oder ein Auge an eine Stelle des Gesichtes setze, die nicht der entsprach, die man hätte erwarten können. Picasso antwortete, daß er die Frage nicht verstehe. Sein Gesprächspartner zog daraufhin ein Photo aus seiner Tasche und legte es dem Meister vor die Augen.

»Warum malen Sie nicht ein Gesicht wie dieses hier? Dies ist meine Frau.«

Picasso antwortete: »Sind Sie sicher, daß dies
Ihre Frau ist?«

»Ja, natürlich!« antwortete der Mann.

Daraufhin sagte Picasso: »Nein, Sie irren. Sie
wollen sagen, das Photo erinnere Sie an Ihre Frau,
denn Sie können mir nicht erzählen, daß Ihre Frau
nicht größer als 5 x 5 cm ist, und ich glaube auch
nicht, daß sie so flach ist, wie Sie behaupten.«

Jeder Mensch besitzt eine eigene Realität. Der
Künstler befreit sich von stereotypen Zwängen, er
bereichert das Leben, indem er in einer Gesellschaft,
die ständig dabei ist, Normen aufzustellen und zu
vereinheitlichen, zu produzieren und zu reproduzieren, so, als ob sie jeder Vorstellungskraft beraubt
wäre und Angst vor ihren eigenen Träumen hätte, an
die individuelle Einmaligkeit erinnert.

*Jeder Mensch
besitzt eine eigene
Realität*

Ein Künstler zu sein und aus seinem Leben ein
Kunstwerk zu machen, heißt vor allem, auf der Suche nach seiner eigenen Identität zu sein. Ein Künstler ist ein Mensch, der fähig ist, seiner Vision Ausdruck zu verleihen. Jeder Mann, jede Frau, jedes
Kind ist ein Künstler, der seine eigene Beziehung zu
einer Landschaft, einem Gesicht oder zu einem
menschlichen Körper zum Ausdruck bringt. Die
Kunst erzählt genausoviel von einem Menschen wie
seine Haltung oder sein Gang. Anneliese Ude-Pestel ist eine Psychologin, die in einem wunderschönen und sehr zu Herzen gehenden Buch (*Betty*, dtv)
die Geschichte der kleinen sechsjährigen Betty erzählt. Bettys Vater hatte 1500 Zeichnungen seiner
Tochter mit Datum versehen und aufgehoben. Anneliese Ude-Pestels Interpretation dieser Zeichnungen zeigt auf unwiderlegbare Weise die Verbindung
zwischen dem künstlerischen Ausdruck und der individuellen Entwicklung eines Menschen. Für Betty
war Zeichnen die beste Möglichkeit, ihre Emotio-

*Seiner Vision
Ausdruck
verleihen*

nen auszudrücken, die sie zu ersticken drohten, und die sie mit den sprachlichen Mitteln, über die sie als Sechsjährige verfügte, nicht auszudrücken vermochte.

»Jedes Kind ist ein Künstler. Das Problem ist, wie es ein Künstler bleiben kann, wenn es erwachsen wird.«
Pablo Picasso

Unterschied zwischen Kunst und Ästhetik

Picasso ist es gelungen, die Ketten der anerkannten gesellschaftlichen Normen seiner Epoche abzuschütteln. Er hat nicht nur sich selbst von den gängigen Überzeugungen über den künstlerischen Ausdruck befreien, sondern Millionen von Menschen den Weg zur Freiheit zeigen können. Kunst ist nicht zuerst eine Frage des Geschmacks, sondern vor allem eine Sache des Herzens. Ästhetik ist dagegen eine Frage des Geschmacks, sie kann zwar das Auge, aber nur selten das Herz erreichen. Viele Leute machen aus der Ästhetik den wichtigsten Wert in ihrem Leben und halten sich dabei an Formen, die von anderen gemacht worden sind. Gesundheit und Glück sind jedoch individuell, und das ist der Grund, warum jeder Versuch, eine ideale Form zu finden – was von der Definition her schon eine Einschränkung bedeutet – zum Scheitern verurteilt ist.

Ein eigenes Floß zu bauen heißt, aus seinem Leben ein Kunstwerk zu machen, was das Gegenteil von einem stabilen Zustand ist. Es bedeutet ständige Suche nach dem Gleichgewicht, welche es erlaubt, mit sich selbst, mit den anderen und der Umwelt in *Die Qualität zählt, nicht die Quantität* Harmonie zu leben. Nicht so sehr die Quantität zählt, sondern die Qualität. Es gibt kleine, sehr seltene und sehr teure Bilder und riesige, die nichts wert sind. Das Wohlbefinden zu erreichen erfordert

nicht nur das Anwenden einer Technik, es ist eine
Kunst. Man muß ein Künstler sein, um die Vorstellungskraft seiner Kindheit wiedererlangen und all
den möglichen Zwängen durch vorgefertigte Überzeugungen widerstehen und entfliehen zu können, *Die Entfaltung*
die sich als ebenso unheilvoll erweisen wie Gefäng- *der Persönlichkeit*
nisse. Da die Entfaltung der Persönlichkeit des ein-
zelnen keine echte Priorität hat, reagiert die Gesellschaft wie Eltern, die ihre Kinder in einem Stadium
der Abhängigkeit halten wollen. Dies zeigt sich von
der Geburt an bis zum Tod. Unter dem Vorwand,
der Natur zu helfen, hat die Gesellschaft die Verantwortung für die Geburt übernommen, als ob die
Natur dies nötig hätte; so hat sie den Menschen von
Anfang an besser unter Kontrolle. Das Silbernitrat,
das man ihm in die Augen träufelt, ist das erste Geschenk der Gesellschaft an das Neugeborene. Ihm
folgen die Impfungen; eine einengende Schule; zu
oft abwesende Eltern, die selbst zu sehr damit beschäftigt sind, in dieser Gesellschaft zu überleben
oder die getrennt leben; Großeltern, die weit entfernt wohnen; Leistungsdenken; verinnerlichte soziale Wertmaßstäbe; ein Versprechen der Gesundheit, die codiert, teuer, kompliziert, reguliert,
verordnet und vorgeschrieben ist und den einzelnen
in einer sorgfältig aufrechterhaltenen Unsicherheit
beläßt. Die Gesellschaft nimmt ihre Rolle als Eltern
und formender Erzieher sehr ernst. Es ist jedoch die
gleiche Gesellschaft, die, zu Lasten des individuellen Wohlbefindens, dem Begriff Profit einen reli-
giösen Status verliehen hat. Um mit den Worten der *Die Transaktions-*
Transaktions-Analyse nach Eric Berne zu sprechen: *Analyse nach*
Die Gesellschaft reagiert nie wie ein Kind und nie *Eric Berne*
wie ein Erwachsener, sie beschränkt sich darauf, als
»Eltern« zu herrschen, indem sie dem einzelnen die
Rolle des »Kindes« zuweist, für das sie die politi-
sche, wirtschaftliche und soziale Verantwortung

übernimmt und so ihre Mitglieder in einem Stadium
der Abhängigkeit beläßt.

Aus seinem Leben ein Kunstwerk zu machen
heißt, die von der Gesellschaft gesetzten Grenzen
zu respektieren, ohne von ihnen abhängig zu sein.
Die wirkliche   Aus seinem Leben ein Kunstwerk zu machen, heißt
Freiheit hängt von   zu begreifen, daß die wirkliche Freiheit nicht von
einem selbst ab   den anderen abhängt, sondern von einem selbst.
Anwar el-Sadat, Gandhi oder Mandela waren im
Gefängnis, aber niemand hat ihnen ihre Freiheit
nehmen können.

Die Leute

Im Berner Oberland, etwa sechzig Kilometer von
Bern entfernt, liegt ein kleines Dorf, das Sie nicht
kennen werden, denn es liegt am Ende eines Tales,
das nirgendwo hinführt, das Tal von Lauterbrun-
nen, von dem aus man Zugang zu den Skigebieten
von Wengen und Murren hat. Dieses kleine Dorf
Stechelberg ist ein   heißt Stechelberg und besteht nur aus wenigen
kleines Dorf im   Holzhäusern. In einem dieser Chalets lebte beschei-
Berner Oberland   den ein Schreiner mit seiner Frau und zwei Kindern,
ohne Chauffeur, ohne Rolls-Royce, ohne Koch,
ohne Dienstmädchen, ohne königliches Appartement in London und ohne Landhaus auf einem ge-
schützten, Dutzende von Hektar großen und mit einem elektrischen Zaun gesicherten Grundstück.
Die Frau kümmerte sich um das Haus und die Kinder, der Mann arbeitete im Winter als Gletscherfüh-
rer und im Sommer als Schreiner. Sie waren das Musterbeispiel einer glücklichen Familie. Die Kinder
strahlten vor Freude am Leben und vor Gesundheit,
die Frau sah immer glücklich und zufrieden aus und
verstand sich sehr gut mit ihrem Mann. Der Mann,
der ein wenig älter war als seine Frau, ist in meinen

Augen ein Philosoph gewesen. Sie hatten zwar nicht
immer Geld, aber dieser Mann lebte in Harmonie
mit seiner Familie und mit seiner Arbeit, die für ihn
keine Belastung, sondern ein Vergnügen war. Es be-
reitete ihm Vergnügen, gute Arbeit zu leisten, das
beste Holz zu verwenden, das er finden konnte, und
respektvoll mit dem Wissen umzugehen, das ihn
sein Vater gelehrt hatte. Mit Stolz erzählte er von
diesem oder jenem Chalet, das er restauriert hatte,
ohne »die Seele des Chalets zu verändern«, wie er es
ausdrückte. Er lebte auch im Einklang mit der Natur, mit der er tief verwurzelt war. Er kannte jede
Pflanze und beobachtete jeden Tag die Steinböcke,
wie sie auf den steilen Hängen da und dort ein sel-
tenes Kraut abweideten oder leichtfüßig von Fels zu
Fels sprangen. Er konnte einen Wetterumschwung
voraussagen, die ersten Schneefälle und den ersten
Frost, indem er den Flug der Krähen beobachtete.
Der Gletscher von Petersgat war sein Königreich,
hier hatte er einen der schönsten Ausblicke in der
ganzen Welt, er kannte den Namen jedes Alpengip-
fels, den er von dort ausmachen konnte. Sein Gang
war langsam, bedächtig, aber er war unermüdlich,
sein Blick war sanft und gelassen. Dieser Mann erfreute sich an jeder Sekunde seines Lebens. Diese
Familie lebte nicht in Angst, sondern in einem Zustand des Vertrauens, der sich so günstig auf das
Wohlbefinden und die Gesundheit auswirkt.

*Ein Leben in
Harmonie mit der
Familie und der
Arbeit*

Vierter Teil

Wir kommen nun zum vierten und letzten Teil. Wenn Sie auf der letzten Seite angekommen sind, werden Sie hoffentlich der Meinung sein, daß ich versucht habe, mein Bestes zu geben, das Versprechen, das ich Ihnen auf den ersten Seiten dieses Buches gegeben habe, einzulösen, das heißt, Ihnen

Der Schlüssel zu Ihrem Wohlbefinden den Schlüssel zu Ihrem Wohlbefinden zu geben. Während ich dieses Buch schrieb, habe ich sehr oft an Sie gedacht, denn für mich gab es noch nie andere Ziele und noch nie ein größeres Vergnügen als das, all denen helfen zu können, die ich gernhabe. Es sind inzwischen Zehntausende, was mir ebensoviel Arbeit verschafft wie Zufriedenheit.

Verschenken Sie dieses Buch nicht, behalten Sie es an Bord Ihres Floßes. Sehen Sie sich von Zeit zu Zeit ein Kapitel, einen Satz oder ein Zitat noch einmal an, denn es kann jederzeit »klick« machen. Ich wünsche Ihnen, daß Sie das Klicken des Schlüssels hören, der sich im Schloß dreht. Ich wünsche Ihnen, daß Sie dieses Gefühl spüren können, das man hat, wenn eine Tür sich plötzlich öffnen läßt, denn danach wird Ihr Leben sich grundlegend geändert haben, weil Sie die Welt, die Menschen, die Natur und sich selbst mit anderen Augen sehen werden.

Engen Sie sich nicht selbst ein Ich wünsche Ihnen viel Glück. Wie auch immer Ihre augenblickliche Situation aussehen mag, engen Sie sich nicht selbst in dieser Situation ein. Vergessen Sie nicht, daß Sie viel mehr sind als eine Situation. Sie sind ein wertvoller Mensch, Sie können erreichen, was Sie wirklich erreichen wollen, und gleichzeitig aus Ihrem Leben ein Meisterwerk machen.

Ich hoffe, daß ich Sie bald persönlich kennenlernen werde.

Die Kunst, seine eigenen Geheimnisse zu ergründen

Wie Sokrates bereits sagte, kommt es zuerst darauf an, sich selbst zu finden. Sich selbst zu kennen ist die Grundvoraussetzung, um darauf hoffen zu können, daß man in Harmonie mit sich selbst, den anderen und seiner Umwelt leben kann.

In Harmonie mit sich selbst leben

Seine eigene Identität kennen heißt, sie nicht mehr nachweisen zu müssen.

Sich selbst zu kennen erlaubt, sich zu vergessen, nicht länger das Opfer von Emotionen, von Gefühlen der Unsicherheit und der Schuld zu sein, die Hindernisse errichten, zwischen uns und den anderen, dem unendlichen Reichtum der Natur und dem Leben. Sich kennen heißt, die anderen wiederzuerkennen und auch, keine Angst mehr vor ihnen zu haben.

1. Identität

Wert einer regelmäßigen Bilanz

Bevor Sie diesen vierten Teil in Angriff nehmen, ist es unabdingbar, daß Sie in jedem Augenblick das Gleichgewicht des Floßes abschätzen können. Das macht den Wert einer regelmäßigen Bilanz aus. So kann man seine Position jederzeit im Verhältnis zu den Tonnen abschätzen, und man hat eine Vorstellung von ihrem Gesamtzustand. Ich hoffe, Sie haben sich die Zeit genommen, diese Bilanz aufzustellen. Sollten Sie es noch nicht getan haben, so rate ich Ihnen, es jetzt zu tun, bevor Sie überhaupt weiterlesen. Denn erst auf der Basis dieser erstellten Bilanz, werden die folgenden Seiten ihren eigentlichen Sinn bekommen. Das wird Sie nur einige Minuten kosten, die Ihnen Jahre an Gewinn bringen können.

Diese Bilanz nicht zu machen bedeutet, sich selbst zur Passivität zu verdammen

Diese Bilanz nicht zu machen, sie auf später zu verschieben, zu denken, daß es noch Zeit hat, das heißt, sich zum Spielball der Ziele anderer zu machen, Spielball der Umstände zu sein, sich selbst zur Passivität zu verdammen. Damit riskieren Sie, sich der Möglichkeit zu berauben, Ihr Leben in die eigene Hand nehmen zu können. Auf einen Baum steigen, um einen Überblick zu bekommen, ist das gleiche, wie die stabile Wasserlage des Floßes zu kontrollieren. Es geht darum, Prioritäten zu setzen, einen Kurs zu wählen und ein Ziel, und sich dann für eine Strategie zu entscheiden, mit der man das gesteckte Ziel erreichen kann.

Der Erfolg eines Lebens mißt sich an den Werten jedes Menschen

Der Erfolg eines Lebens hängt nicht von der Wertschätzung anderer ab, er mißt sich an den eigenen Werten jedes Menschen. Sehr viele Leute leben im Unglück, weil sie versuchen, einem fremden Zug, Boot oder Flugzeug hinterherzulaufen. Viele Leute richten ihr Leben auf das, »was die anderen sagen«, aus, statt sich zu fragen, wer sie wirklich sind und was sie im Grunde ihres Herzens im Laufe der Reise erreichen möchten. Wenn diese Leute den Eindruck haben, daß sie den Zug verpassen oder sich bei dem Versuch, eine Stufe zu überspringen, wehtun, so führt dies zu Konflikten und ins Unglück. Oft halten diese Leute die Tatsache, daß sie nicht in einem bestimmten Zug sitzen, für eine persönliche Niederlage. Sie fühlen sich frustriert oder schuldig, daß ihr Leben nicht auf die Fahrpläne der Deutschen Bahn abgestimmt ist. Andere sind bei dem Gedanken, verreisen zu müssen, wie gelähmt; sie leben in kleinen gemütlichen Gefängnissen und sehen die Welt durch kleine vergitterte Gucklöcher. Solche Leute sind leicht zu erkennen, sie haben zu allem eine kategorische Meinung und wollen, daß alles seine Ordnung hat, denn schon die kleinste Veränderung stört und beunruhigt sie. Die Gesellschaft liebt alles, was »konform« ist, und scheint dem »Nonkonformismus« zu mißtrauen. Ein lustiges Paradoxon, scheint es doch, daß jeder wissenschaftliche, technische und soziale Fortschritt aus dem Nonkonformismus entsteht. Denn spricht man nicht von technologischer »Revolution«, von wissenschaftlichen Fortschritten, die das Gewohnte »über den Haufen werfen«, von sozialen Errungenschaften, die durch den »Kampf« gegen und das »Nichtrespektieren« der Traditionen errungen wurden? In der Geschichte gibt es unzählige Beispiele großer Politiker, Wissenschaftler und Künstler, die sich dem Konformismus ihres Zeitalters entzogen haben, um den Preis ihres Lebens, großer Leiden oder der Folter.

Die Gesellschaft mißtraut dem »Nonkonformismus«

*»Vernünftige Menschen passen sich der Welt an.
Unvernünftige Menschen passen die Welt ihren
Wünschen an. Deshalb hängt jeder Fortschritt von
den unvernünftigen Menschen ab.«*
George Bernard Shaw

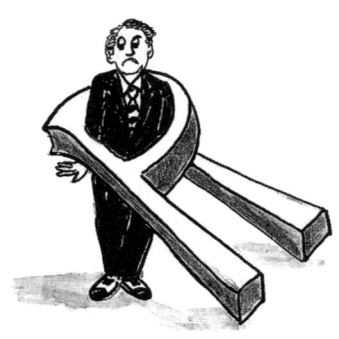

Die Realität

**Die ganze Kunst des Lebens besteht darin, sich
seine eigene Realität zu schaffen.**
  Man sollte stets Leuten mißtrauen, die behaupten, man müsse »realistisch sein«, denn tatsächlich
ist es so, daß die meisten dieser Leute Ihnen nur die
eigene »Realität« verkaufen wollen, und die ist nicht
zwangsläufig die Ihre.

Mißtrauen Sie der   **Es gibt keine Realität, sie ist nur eine Sicht**
»Realität«   **unseres Geistes.**
anderer Leute   Realistisch sein bedeutet oft, so ernsthaft wie
möglich unsere Träume zu evaluieren und gleich-
zeitig das, was uns an ihrer Verwirklichung hindert:

»Sie wollen sich selbständig machen, Ihr eigenes
Unternehmen gründen? Gut, gut, aber ist das auch
realistisch?«

Ist das die Sprache eines Bankangestellten, der versucht, vom Geld anderer zu leben, oder die eines Unternehmers?

»Oh, Sie wollen Geld haben, damit Sie diese Maschine zum Fliegen bringen können? Seien Sie Realist, mein Lieber, Sie wissen doch sehr genau, daß alles, was schwerer ist als Luft, nicht fliegen kann.«
Spricht so ein Investor, oder sprachen so die Gebrüder Wright, die davon träumten, ihr Flugzeug zum Fliegen zu bringen?

»Oh, Sie wollen dafür demonstrieren, daß Weiße und Schwarze den gleichen Autobus nehmen können? Seien Sie realistisch, meine Liebe, das ist unmöglich!«
Ist das die Rede der angepaßten Leute einer bestimmten Epoche, oder einer Frau, die die gesellschaftlichen Werte der amerikanischen Gesellschaft erschüttert hat.

»Oh, Sie wollen mitten im Winter die Eiger Nordwand besteigen? Seien Sie realistisch, warum sehen Sie sich nicht lieber eine gute Quizsendung im Fernsehen an?«
Spricht so ein Fernsehzuschauer oder ein visionärer Forscher, auf der Suche nach seinen eigenen Grenzen?

An Beispielen mangelt es nicht. Realisten sind Menschen, die schlechte Erfahrungen gemacht haben und diese nicht wiederholen wollen. Realistisch sein ist sehr oft das Gegenteil von »Realisieren«.

Realistisch sein ist zu oft eine Entschuldigung dafür, etwas nicht realisieren zu müssen.

Realistisch sein heißt, angesichts seiner schulischen Leistungen, auf Andrés Rücken ein Schild mit der Aufschrift »schlechter Schüler« zu befestigen,

Realistisch sein ist oft das Gegenteil von »Realisieren«

ihn in eine Sonderschule zu schicken, statt ihm zu helfen, eine Veränderung zu realisieren.

Wie schreibt Jean Cocteau so richtig:

»Man muß leben wie jedermann und sein wie niemand anderer.«

»Sein oder nicht sein«

Sie sind mehr, als Sie glauben

Wer sind Sie eigentlich? Der, der Sie zu sein glauben, der, der die anderen glauben, daß Sie es sind, oder der, von dem Sie möchten, daß die anderen Sie so sehen mögen? Ich hoffe, nichts von alledem! Glauben Sie nichts davon, Sie sind Sie selbst. Sie sind mehr, als Sie selbst zu sein glauben! Aus gutem Grund sind Sie auch mehr als das, was die anderen glauben, daß Sie es sind! Wenn Sie hoffen, Ihre eigene Identität im Blick der anderen zu finden, so irren Sie sich, denn deren Augen können eine Realität sehen, die nicht die Ihre ist. Sind Sie

Die Tätigkeiten sind nicht Sie selbst

Busfahrer, Arzt, Heilpraktiker, Lehrer? Nein! Sie üben diese Tätigkeiten aus, aber diese Tätigkeiten sind nicht Sie selbst. Parallel dazu sind Sie auch noch Kind, Enkel, Onkel oder Tante, Bruder oder Schwester, Vater oder Mutter, Liebhaber, Bürger, Steuerzahler, Nachbar, Fußgänger, Radfahrer, Autofahrer, Leser von Büchern, Sportler, Fernsehzuschauer, Koch, Vegetarier, usw … Wenn Sie in Deutschland jemanden nach seinem Beruf fragen, antwortet er: »Ich bin Kaufmann, Geschäftsführer, Lehrer.« In Italien gibt es einen interessanten sprachlichen Unterschied. Das Verb »sein« wird im Zusammenhang mit einer Berufsangabe nicht verwendet. Man nimmt dort dafür das Verb »machen«. Also heißt es dort: »mache« den Verkäufer, den Direktor, den Lehrer.

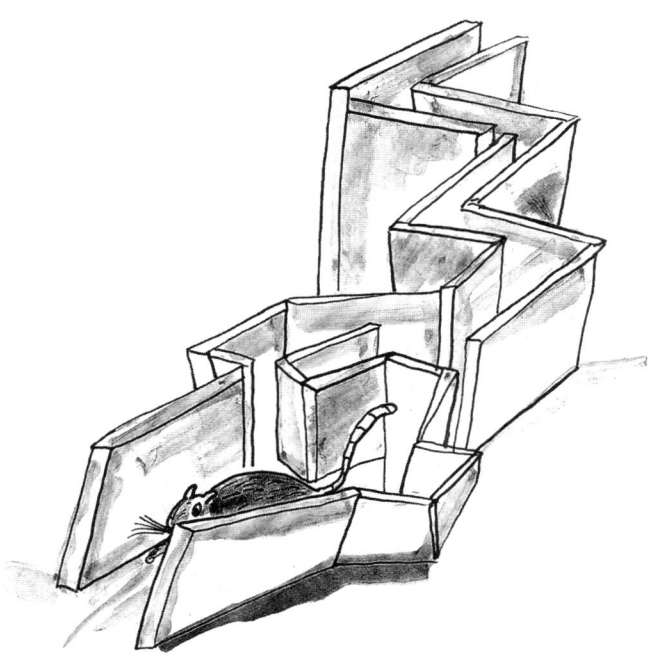

Ihre Identität, das was Sie wirklich sind, läßt sich nicht auf eine Situation, einen Beruf, ein Auto, einen sozialen Status oder eine Krankheit reduzieren. Sich selbst zu erkennen, heißt, sich selbst zu begreifen, heißt, Vertrauen in das Leben zu haben und in diese angeborene Intelligenz, die uns erschaffen hat. Jeder weiß, daß diese angeborene Intelligenz existiert, aber viele Leute sind so sehr damit beschäftigt zu lernen, daß sie dabei das Verstehen vergessen.

Sich selbst erkennen

In seinem Werk *L'éloge de la fuite* (Lobrede auf die Flucht) schreibt Professon Henri Laborit:
»Ich habe Angst vor den Automatismen, die man, ohne es zu wissen, im Nervensystem eines Kindes festschreiben kann. Dieses Kind wird als Erwachsener außergewöhnlich viel Glück benötigen,

aus diesem Gefängnis wieder herauszukommen, wenn es ihm überhaupt gelingen sollte.«

Kein menschliches Wesens kann der Beeinflussung durch die Außenwelt entgehen. Dies erklärt meiner Meinung nach sowohl die prinzipielle Gleichheit der Menschen als auch ihre einzigartige Individualität.

Der erste Schritt zum »Unglücklichsein«

»Nicht man selbst zu sein« heißt, ein Opfer von Konditionierung und Automatismen zu sein, heißt, keine Wahl zu haben, nicht fähig zu sein, aus dem Gefängnis herauszukommen; es ist der erste Schritt zum »Unglücklichsein«.

»Man selbst zu sein« heißt, dieses Gefängnis hinter sich zu lassen. »Sein« ist die Folge von »gewesen sein«. Es bedeutet auch, daß man sich vorstellen kann, etwas zu »werden«, daß man bei einer Veränderung auch sich selbst ändern kann.

Muß man nicht zuerst »sich selbst finden«, bevor man darauf hoffen kann, das »Wohlbefinden« zu finden?

Weil sich die Menschen selbst nicht kennen, reduzieren sie sich selbst auf Überzeugungen, die sie lähmen: »Ich schaffe es nicht, zehn Kilo abzunehmen. Ich werde mich niemals verlieben können. Ich werde nie mehr Arbeit finden. Ich werde diese Rückenschmerzen nie loswerden …«

Konditionieren führt zu krankmachenden Überzeugungen

Physisches und psychisches Konditionieren führt zu Überzeugungen, die zu viele Leute dazu bringen, ihr ganzes Leben lang gegen Windmühlenflügel zu kämpfen, krank zu werden und andere krank zu machen; und zwar aus Unverständnis, weil sie unfähig sind, eine größere Zahl von Informationen in ihre Überlegungen einzubeziehen.

Flexibilität

Wie kann man sich in einer Gesellschaft, die sich als Experte für Konditionierung, Standardisierung und Konformität erweist, seiner eigenen Identität bewußt werden? Wie kann man existieren, ohne in einem Gefängnis versklavt zu werden?

Die Antwort könnte aus einem einzigen Wort bestehen, das man gegenüber der Deutschen Bahn mit Blick auf deren Fahrpläne nicht äußern darf, ohne sich in Gefahr zu begeben, mit Steinen beworfen zu werden: **Flexibilität.**

Auf der physiologischen Ebene ist jede Struktur im menschlichen Körper flexibel. Sie ist fähig, sich zu bewegen, sich anzupassen, Druck zu absorbieren und verschiedene Spannungen auszuhalten. Jeder menschliche Körper ist »tolerant« (lat. tolere = tragen), das heißt, fähig zu »ertragen«, natürlich im Rahmen seiner eigenen Möglichkeiten.

Jede Struktur im Körper ist flexibel

Physiologische Flexibilität ist Beweglichkeit, es ist auch die Fähigkeit eines Fußes, das Dreißig-, Vierzig- oder das Fünfzigfache seines eigenen Gewichtes tragen zu können. Es ist die Fähigkeit des menschlichen Körpers, sich enormen Temperaturunterschieden anpassen zu können, wie zum Beispiel bei minus 20 Grad in dreitausend Metern Höhe skilaufen oder in Antigua um zwei Uhr nachmittags bei 35 Grad Hitze windsurfen zu können. Flexibilität bedeutet auch, den Körper so trainieren zu können, daß ein Herzoperierter wenige Monate nach der Operation bereits wieder an einem Marathonlauf teilnehmen kann. Es heißt außerdem, Skifahren, Golfspielen oder Tennisspielen lernen, Stabhochsprung machen oder in den Straßen von Neu-Delhi oder Rio de Janeiro Auto fahren zu können. Die physiologische Flexibilität läßt sich auch

Physiologische Flexibilität ist Beweglichkeit

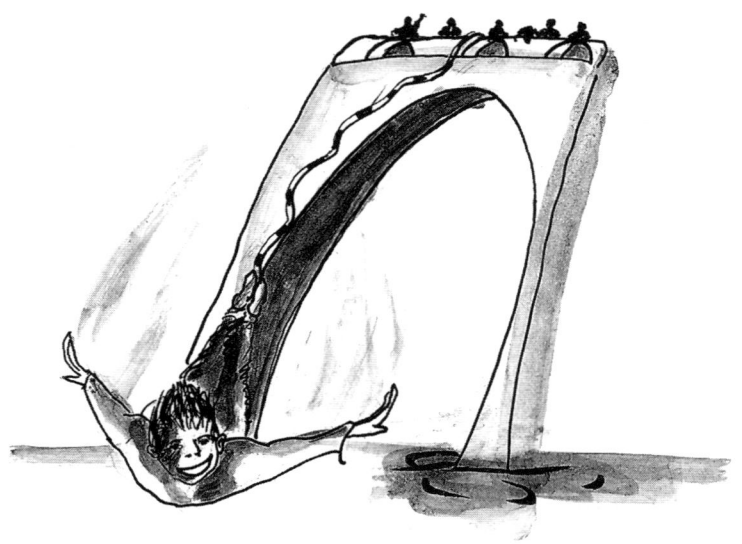

damit testen, indem man zwei Dutzend Schnecken, eine Scheibe Gänsestopfleber, ein Dutzend riesige Austern, eine halbe Ente mit Soße und zwei oder drei Sorten Käse, begleitet von einigen Gläsern eines alten Weines und gefolgt von einem Stück Eistorte, das den Magen schließen soll, essen und verdauen kann, wenn man das Glück – oder das Pech – hat, zu den Gästen einer Hochzeit im Périgord zu gehören. Weit über diese wenigen Beispiele hinaus, scheint die Flexibilität eine physische Eigenheit zu sein, die jeglicher Lebensform innewohnt.

Auf der psychischen Ebene bedeutet Flexibilität: Abwesenheit von Starrheit. Das Gehirn fügt ver-

Psychische Flexibilität bedeutet Abwesenheit von Starrheit

schiedene Informationen zusammen, interpretiert sie und kann sie abstrahieren. Psychische Flexibilität, das ist Toleranz gegenüber unterschiedlichen Ideen und Nuancen, die eine bestimmte Form der Intelligenz kennzeichnet: die Fähigkeit, eher etwas aufzunehmen als es abzulehnen. Intelligenz bedeu-

tet Beweglichkeit des Gehirns, Aufnahme und Aus-
wertung der größtmöglichen Anzahl von Informationen. Im Gegensatz dazu stehen die Intoleranz
(die nicht erträgt) und der Fanatismus. Sie sind Ausdruck des Starrsinns und der Blindheit und sie
äußern sich darin, daß eine einzige Meinung oder
eine einzige Idee bevorzugt wird. Fanatismus zeugt
von mangelnder Reife und einer mangelnden Flexibilität des Gehirns, denn er ist der Versuch, sich
selbst mit einer Idee zu identifizieren, der man dann
so fest wie möglich anhängen muß, um existieren zu
können. In einer polarisierten Gesellschaft, in der
Schwarz gegen Weiß, Reich gegen Arm, Gläubig
gegen Nichtgläubig, Klein gegen Groß, Arbeit
gegen Arbeitslosigkeit steht, ist die Zustimmung zu
standardisierten und konformen Werten weit verbreitet. Die Folge davon sind reduzierende Überzeugungen, die, wie wir früher schon gezeigt haben,
sich oft als Gefängnisse erweisen und als Hemm-
nisse auf dem Weg zum Wohlbefinden.

Fanatismus zeugt von mangelnder Reife

Auch hier gibt uns der menschliche Körper wieder ein Beispiel und beweist uns seine Intelligenz.
Starrheit und Verlust an Beweglichkeit sind Synonyme für Inkompetenz, Krankheit und Pathologie.
Wohlbefinden, Harmonie und Gesundheit gehen
einher mit Flexibilität, Beweglichkeit, Anpassungsfähigkeit und Bewegung.

Synonyme für Inkompetenz, Krankheit und Pathologie

Seine eigene Identität kennen heißt in erster Linie, Vorstellungskraft entwickeln zu können, und
dann zu versuchen, die Grenzen seiner eigenen Flexibilität herauszufinden. Jeder Mensch ist zunächst
ein ungeschliffener Diamant. Ob dieser Diamant
matt und glanzlos bleibt oder zu funkeln beginnt
wie tausend Sterne, hat nur sehr wenig mit Glück,
den Eltern oder Geld zu tun, es ist vor allem eine
Frage der Intelligenz, der Fähigkeit, etwas aufzunehmen, zu lieben und zu teilen.

2. Die Werte

Der Wert eines Menschenlebens läßt sich weder am finanziellen Erfolg noch am Umfang der Muskulatur und schon gar nicht an spektakulären Ereignissen messen, die im Guinnessbuch der Rekorde erscheinen.

Wie läßt sich der Wert eines Menschen messen?

Wert und Qualitäten eines Menschen lassen sich auch nicht anhand ästhetischer Maßstäbe messen, so wie man die Qualität eines Weines nicht nach der Form der Flasche bestimmen kann. Ihr Glück hängt nicht von der Wertschätzung einer möglichst großen Anzahl von Personen ab, nur Sie selbst können es mit Ihren eigenen ehrlichen Maßstäben messen. Der Erfolg gehört demjenigen, der seine Träume leben kann.

Das Leben ist eine lange Reise; ein verpaßter Zug heißt noch nicht, daß man das Leben verpaßt hat, denn es gibt noch andere Züge und auch andere Möglichkeiten, sich fortzubewegen. Das beste Mittel, sich sein Leben zu verderben, wäre, dem Zug, den man um wenige Minuten verpaßt hat, oder sich selbst auf ewig die Schuld zu geben. Wozu sollte das gut sein?

Während der Reise geht es darum, verschiedene Wälder, Meere oder Lebensabschnitte so harmonisch wie möglich zu durchqueren.

Eigene Prioritäten setzen

Jeder Mensch setzt sich dabei seine eigenen Prioritäten. So kann zum Beispiel für einen alten Menschen, der gerade eine Hüftoperation hinter sich hat, Wohlbefinden in erster Linie heißen, wieder stehen und einen ersten Schritt, dann einen weiteren nach vorn wagen zu können. Für ein Schulkind, das die Mutter wegen einer leichten Erkältung zu Hause läßt, kann es bedeuten, daß diese Erkältung so lange wie möglich andauert, damit es sich von der Mutter verwöhnen lassen und einige Tage die Schule versäumen kann, mit heißem Kakao und einigen Zei-

chentrickfilmen in Reichweite. Für jemanden, der
keine Arbeit hat, wäre Wohlbefinden, eine Arbeit
zu finden, mit der er seine Familie ernähren und
seine Würde wiedererlangen kann. Es kann durchaus sein, daß es ein oder mehrere offensichtliche
Hindernisse gibt, die dem Glücklichsein im Wege   *Glück hängt nie*
stehen, Glück hängt jedoch nie nur von einem ein-   *von einem Faktor*
zigen Faktor ab. Für jemanden, der Arbeit hat, be-   *alleine ab*
deutet es, die Arbeit zu behalten und Einnahmen
und Ausgaben im Griff zu haben, aber jeder weiß,
daß dies allein nicht ausreicht. Glück ist keine »Sache«, es ist lebendig. Was nützt es, wieder stehen
und ein paar Schritte gehen zu können, wenn der
Hüftoperierte seine Einkäufe nicht mehr machen
oder nicht mehr in seinen Garten gehen kann? Was
nützt die beste Arbeit, wenn eine Beziehung zu zerbrechen droht, wenn es keine Kommunikation
mehr mit den Kindern gibt oder der Gesundheitszustand zu wünschen übrig läßt? Wenn man versteht, daß Glücklichsein nicht einfach ein Zustand,
sondern eine Dynamik ist, dann kann man auch begreifen, daß heute im Unglück zu leben nicht heißt,
daß dies morgen auch so sein muß. Achtung, auch
das Umgekehrte ist nicht unmöglich! Wenn es Ih-
nen heute offensichtlich gutgeht, so ist dies keine   *Glücklichsein ist*
Garantie für lebenslängliches Glück. Beim Segeln   *kein Zustand,*
wie auch im Leben ist der Ausdruck »Beständig-   *sondern Dynamik*
keit« nicht sehr gebräuchlich! »Kommen und Ge-
hen« ist hier viel angemessener. Nur der Wechsel ist
beständig. Es geht darum, das Floß ständig im
Gleichgewicht zu halten und sich selbst gut zu kennen, dann hat man die besten Chancen, beim Gleiten durch Wind und Wasser die größtmögliche Stabilität zu erlangen.

Die eigene Identität entdecken, das ist die Kunst
herauszufinden, welche Prioritäten und Werte man

hat, und anschließend die bestmögliche Wahl zu treffen. Wenn Sie zum Beispiel gerade der Meinung sind, die Grundvoraussetzung für Ihr Wohlbefinden wäre ein rotes Motorrad mit einer 1200er Maschine, so könnte es durchaus sinnvoll sein, einige Minuten über die vier Tonnen Ihres Floßes nachzudenken, um besser abschätzen zu können, wie sich der Kauf des Motorrades über kurz oder lang auf das Gleichgewicht des ganzen Floßes auswirken könnte. Ein Vergnügen wäre es sicher! Aber wie hoch wäre der wirkliche Preis des Motorrades? Nicht nur im Hinblick auf den Kaufpreis, sondern auch auf Ihre Prioritäten. Wie groß wären der benötigte Zeitaufwand, die zu erbringenden Opfer, der Streß, die körperliche Belastung? Welche Identität möchten Sie haben? Möchten Sie wirklich und ausschließlich ein Motorradfahrer sein, oder möchten Sie ein Mann oder eine Frau sein, die gerne Motorrad fährt? Dies ist ein fundamentaler Unterschied, der Ihr Verhalten beeinflussen wird.

Wer sind Sie? Wer sind Sie eigentlich? Die Antwort auf diese Frage müssen Sie selbst geben, ich kann jedoch versuchen, Ihnen dabei zu helfen. Ob Sie arbeitslos, Minister, Bauer, Postbeamter, Zöllner, Soldat, Chef eines Unternehmens oder Büroangestellter sind, ob Sie ein großes oder ein kleines Auto fahren, ein guter oder ein schlechter Schüler sind: Sie beschränken sich nicht nur auf diese eine Aussage. Sie sind eine lebendige Welt aus 60 000 Milliarden Bewohnern, die so gut sie können zusammenarbeiten, damit Sie möglichst lange von der Sonne, einem Glas Bordeaux, vom Blick auf schöne Landschaften, schöne Baudenkmäler und Bilder profitieren und den Duft einer Blume, den Geruch des Meeres, den Schrei der Möwen, die einem im Hafen einlaufenden Fischerboot folgen, die Liebe Ihrer Angehörigen, eine bewegende Musik und tausend andere

Freuden genießen können. Sie sind ein Lebewesen,
das aus der Liebe entstanden ist und über eine angeborene Intelligenz verfügt. Noch bevor Ihre Eltern
überhaupt von Ihnen wußten, neun Monate vor Ihrer Geburt, hat Ihnen diese Intelligenz ihre Millionen Jahre alte Erfahrung zur Verfügung gestellt, damit aus Ihnen ein perfektes Baby wurde. Ist das
kein wirklicher Wert? Ist das kein Kunstwerk? Haben Sie schon einmal die perfekten Proportionen
der kleinen Finger, des Mundes, der Ohren oder der
kleinen Füße bemerkt? Kann diese Perfektion ein
Produkt des Zufalls sein? Handelt es sich nicht eher
um ein meisterhaftes Werk, das unseren Respekt
verdient? Zweifellos ist der menschliche Körper ein
Meisterwerk, ein einzigartiges und formvollende-
tes! Warum gibt es dann so viele Vandalen, die das
Leben mißachten? Warum gibt unsere Gesellschaft
dem Wert »Profit« den Vorrang, zu Lasten des Wer-
tes »Leben«. Warum gibt es täglich soviel Gewalt,
die uns schon so gefährlich vertraut ist, daß sie uns
gar nicht mehr erschüttert? Warum gibt es soviel
Aggressivität gegen andere, Mißachtung und Into-
leranz? Jedes Kind dieser Welt ist wertvoll, ist ein *Jedes Kind ist ein*
Kunstwerk, das die Möglichkeit in sich trägt, die *Kunstwerk*
Welt durch sein Talent, seine Qualitäten, seine
Liebe und Intelligenz anrühren zu können. Jedes
Kind trägt in sich Fähigkeiten des größten Dichters,
Malers, Wissenschaftlers oder Humanisten, den es
auf der Welt geben kann, und wenn es nicht selbst
einer wird, dann vielleicht eines seiner Kinder oder
ein Enkel. Ob dieser Mensch jedoch ein großer Maler wird, hat keine wesentliche Bedeutung. Er kann
ja ein sehr guter Vater, ein guter Ehemann, ein
treuer Freund oder ein Vorbild für andere werden.
Wichtig ist nur, nie zu vergessen, daß bis zu unserem Tode eine Kraft in uns wirkt, deren Stärke über
jeden Verdacht erhaben ist.

*»Versuchen Sie nicht, ein Mensch mit Erfolgen zu
werden, sondern eher ein Mensch mit Werten.«*
Albert Einstein

Das Geld

Für viele Menschen ist die Vorstellung von Wohlbefinden mit der Vorstellung von finanziellem Erfolg
verbunden. Viele denken, daß ihre Identität davon
abhängt, was sie besitzen oder nicht besitzen. Geld
ist in unserer Gesellschaft oft ein Wertmaßstab.

Ein Mangel an Flexibilität in Geld- oder materiellen Dingen bedeutet, sich selbst in falsche Überzeugungen einzusperren, damit man sich an die am
weitesten verbreiteten Werte anpassen kann. Zu
glauben, es genüge, den größten Farbfernseher oder
die schönsten Inlineskater des ganzen Viertels zu
besitzen, um erfolgreich und glücklich zu sein, ist
eine falsche Überzeugung. Es ist bedauerlich, wenn
man sein Wohlbefinden und seinen Erfolg am Besitz

*Schlüsselsymbole
als Gradmesser für
sozialen Rang*

oder Nichtbesitz gewisser Schlüsselsymbole fest-
macht, die als Zeichen, als Gradmesser für sozialen
Rang dienen. Wenn ich am Wochenende in Jeans, einer alten Jacke und mit meinem Hund an der Leine
ein Hotel betrete, ernte ich oft einen verächtlichen
Blick des Angestellten hinter der Rezeption.

Sobald er jedoch den Kopf dreht und mich nach
meinem Gepäck fragt, scheint der Blick auf meinen
großen schwarzen Wagen, der im Halteverbot vor
der Türe steht, nach Vorbild des Pawlowschen Re-
flexes einen Reiz in seinem Gehirn auszulösen, der
schlagartig zu der Anrede »mein Herr« führt. Ich
bin fasziniert davon, wie Leute funktionieren, ich
liebe es, zu versuchen, das Warum und Wieso herauszufinden. Die Höflichkeit und Hilfsbereitschaft
des Hotelangestellten sind die direkte Folge einer

Wertschätzung, die sich nach der Größe des Autos
richtet. Er ist ein Gefangener der Überzeugung,
daß »schwerer Wagen« gleich »Herr« ist, ohne zu
wissen, ob der Kunde ein Dealer, ein Zuhälter oder
ein Waffenhändler ist. Indem er seinen Respekt
und seine Höflichkeit erst ab einer gewissen Zy-
linderzahl gewährt, beraubt er sich zweifellos
selbst eines möglichen interessanten Gespräches
mit einer ganzen Reihe von Kunden. Gleichzeitig
zeugt seine Haltung von einem primitiven Einord-
nungsmuster. Wer bin ich denn? Bin ich nicht
mehr als mein Auto? Da Geld der angesehenste
Wert in unserer Gesellschaft ist, scheint es, daß
vielen Menschen sein Ansammeln wie eine Absi-   *Ansammeln als*
cherung von Glück und Erfolg erscheint. Diese   *Absicherung von*
primitive, einseitige Art von Überzeugung zeugt   *Glück und Erfolg*
nicht gerade von großer geistiger Reife. Sie genießt
jedoch die Gunst und das Ansehen der meisten
Gangster, Betrüger, bestechlichen Politiker und anderer skrupelloser Leute, deren ganzes Leben ein
ständiger Kampf auf der Suche nach der Illusion
des Glückes ist, das sich jedoch in den meisten Fällen als Unglück erweist und oft im Gefängnis oder
mit einem Selbstmord ein dramatisches Ende findet.

Geld ist in unserer Gesellschaft eine unverzichtbare
Bequemlichkeit. Geld ist jedoch auch, und zwar un-   *Geld ist ein*
abhängig von der Höhe des Betrages, nicht mehr und   *Streßfaktor*
nicht weniger als ein Streßfaktor, der unser individu-
elles Wohlbefinden positiv oder negativ beeinflußen
kann. Wie bei jedem Streß ist es nicht so sehr der aus-
lösende Faktor selbst, der die Wirkungen hervorruft,
sondern die individuelle Reaktion darauf. Die Nebennieren, die man auch die Streßdrüsen nennt, haben keine Ahnung von Geld, sie sind auch nicht ver-
schwenderisch, für sie ist es nebensächlich, ob der

Mensch, in dessen Körper sie arbeiten, ein Fünf-
markstück verliert oder eine Million in einem Spiel-
kasino. Sie interessieren sich nur dafür, wie groß die
Menge an Adrenalin ist, die sie herstellen müssen, um
die Angstreaktion wieder abzubauen. Diese Menge
ist nicht proportional zu einer Summe Geldes oder
den Zahlen auf dem Kontoauszug, sondern hängt direkt davon ab, wie ein Mensch eine Nachricht aufnimmt.

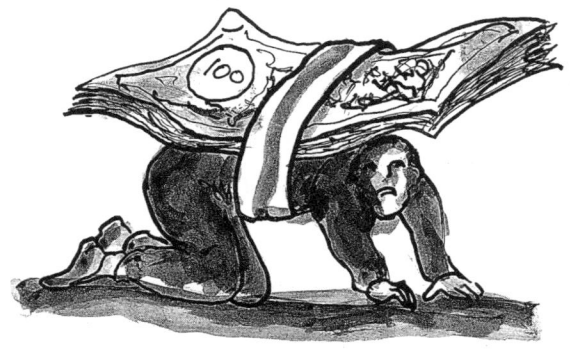

*Geld hat nur den
Wert, den die
Menschen ihm
geben*

Das Geld selber ist unschuldig, es hat keine Moral-
vorstellung und keinen Wert außer dem, den die
Menschen ihm geben. Es kennt weder gut noch
böse, Geld ist von einzigartiger Kälte. Man kann mit
dem gleichen Geld Bewässerungssysteme oder
Atombomben bauen; das gleiche Geld kann einen
Menschen erniedrigen oder ihm das Leben retten.
Es gibt Menschen, die für Geld töten, andere, die
stehlen, sich prostituieren, wieder andere, die ihm
ihr Leben opfern. Einige sind sogar so damit beschäftigt, hinter ihm herzulaufen, daß sie sich der

schönen und einzigartigen Momente des Lebens berauben – zum Beispiel eines Spaziergangs, Hand in Hand mit dem Ehepartner, eines Spiels mit den Kindern oder eines Ausflugs mit den Großeltern, deren Jahre oder Tage schon gezählt sind. Wieder andere geben all ihren Besitz auf, um anderen Menschen zu helfen, leben in den Elendsvierteln von Kalkutta und versuchen, das Elend der dort Lebenden zu lindern. Worin liegt der wahre Reichtum?

Worin liegt der wahre Reichtum?

Wenn man sich mitten auf dem Ozean vier Meter hohen Wellen und einem Wind mit mehr als dreißig Knoten Geschwindigkeit gegenüberfindet, ist es gleichgültig, ob man hundert Mark oder zwei Millionen auf dem Bankkonto hat: Man hat Angst. Wenn sich der Ehemann oder die Ehefrau mit der besten Freundin oder dem besten Freund davonmacht, geht es einem schlecht, ganz gleich ob man arm oder reich ist. Wenn nach einem Autounfall ein Kind im Krankenhaus mit dem Tode ringt, betet man, egal ob man Geld hat oder nicht. Da ich sowohl das Leben der reichsten Menschen dieser Welt geteilt, aber auch das Leben von sehr armen Menschen in Indien und Afrika kennengelernt habe, kann ich heute mit Fug und Recht behaupten, daß, wie das Sprichwort sagt, »Geld alleine nicht glücklich macht«.

Geld und Arbeit

Da es in diesem vierten Teil um Geheimnisse geht, möchte ich Sie gerne, was das Geld und die Arbeit betrifft, an einigen Geheimnissen und Beobachtungen teilhaben lassen, die für die Qualität meines Lebens eine große Rolle gespielt haben und noch immer spielen. Obwohl ich aus einer einfachen Familie

stamme, hatte ich das Glück, einen Vater und einen
Großvater zu haben, die beide Künstler waren.
Mein Vater und mein Großvater waren Schneider,
aber sie entwarfen auch Modelle, waren Zeichner,
Maler und Musiker. Und außer an den Satz, daß
man nie den untersten Knopf seiner Jacke zuknöp-
fen darf, erinnere ich mich noch gut an einen anderen, den ich seit meiner frühesten Jugend gehört
habe: »Siehst du, es gibt Leute, die die teuersten
Stoffe kaufen, maßgeschneiderte Kleidung tragen

Wirkliche   und dennoch keinen Stil haben, was immer sie auch
Eleganz kommt   tun. Dagegen gibt es Leute in bescheidenen Verhält-
von innen   nissen, die Kleidung viel geringerer Qualität tragen
und die trotzdem elegant sind. Nicht die Kutte
macht den Mönch. Wirkliche Eleganz kommt von
innen. Respektiere dich selbst und respektiere niemals das Geld um seiner selbst willen. Nimm dich
vor dem Geld in acht, denn es macht die Leute
manchmal arrogant, dumm oder böse.«
Dieser Satz hat mir mein ganzes Leben lang geholfen, mich nicht von Äußerlichkeiten beeindrucken zu lassen, sondern jeden Menschen gleichermaßen zu respektieren, egal ob er arm oder
weltbekannt war. Immer einen klaren Kopf zu bewahren und nie in eine Haltung der Anbiederung
und Abhängigkeit zu verfallen hat mir die Achtung
und das Vertrauen von Königen, Prinzen und Präsidenten wie auch von Hunderttausenden von Menschen aus bescheideneren Verhältnissen einge-
bracht. Eine große Neugier und ein ständiger
Kontakt zu Menschen ganz unterschiedlicher Her-
kunft erlauben es mir, einige Anmerkungen zu
menschlichem Verhalten gegenüber materiellen Zu-
fälligkeiten zu machen. Nicht die Summe und der
Umfang des Besitzes machen den Wert eines Menschen aus, sondern seine Beziehung zu materiellen
Dingen. Die Frage ist lediglich, ob ein Mensch dem

Geld und der Arbeit dient oder das Geld und die Arbeit dem Menschen dienen. Ein großes Haus zu kaufen, einen schweren Wagen oder ein rotes Motorrad, ist eine verführerische Vorstellung. Manchmal ist es jedoch interessant, zu fragen, wer hier wen besitzt?

Wer besitzt hier wen?

Die Leute

»Als ich jung war, träumte ich davon, ein erfolgreicher Geschäftsmann zu werden und ein eigenes Flugzeug zu besitzen, um die Unabhängigkeit und die Freiheit zu haben, reisen zu können, ohne auf die Flugpläne der Linienmaschinen achten zu müssen. Außerdem dachte ich, der Besitz eines Privatflugzeuges sei ein Abzeichen für meinen finanziellen Erfolg. Deshalb kaufte ich mir – sobald es möglich war – schon nach meinem zweiten oder dritten größeren Geschäft ein kleines Flugzeug, das mindestens einen Monat lang mein ganzer Stolz war. So lange brauchte ich, um zu erkennen, daß ich einen Fehler gemacht hatte. Dieses Flugzeug war zu klein, seine Reichweite war nicht groß genug, und wenn ich es benutzte, verlor ich Zeit und Geld. Ich bat deshalb meinen Piloten, sich nach einem Jet umzusehen. Das Jetflugzeug war einige Monate lang mein Stolz. Bis ich erkannte, daß ich eine größere Maschine benötigte, wenn ich meine Kunden mitnehmen wollte. Ich muß außerdem zugeben, daß die ständigen Zwischenlandungen auf Island, wenn ich in die Vereinigten Staaten fliegen wollte, sehr schnell zu einem Alptraum für mich geworden waren. Da machte mein Pilot meine erste gebrauchte Boeing 737 ausfindig. Ich ließ sie ganz neu ausstatten, mit einer Suite, einem Badezimmer, einem Ankleidezimmer, einigen komfortablen Kabinen und

einem großen Salon mit Videothek. Natürlich hatte
der Pilot auch noch einen Copiloten, einen Mecha-
niker, zwei Stewardessen und einen Steward, der
sich um das Gepäck kümmerte, einstellen müssen,
was natürlich mit einigen zusätzlichen Kosten verbunden war. Die Häufigkeit der Reisen und die
lange Dauer einiger Flüge führten zu einer Überlastung des Personals, die ein nicht zu vernachlässi-
gendes Risiko darstellte. Aus Sicherheitsgründen
hatten der Pilot und sein Copilot mich daher eines
Tages gefragt, ob es nicht möglich sei, eine zweite
Pilotencrew einzustellen, damit man sich im Dienst
abwechseln könne. Dieses Anliegen erschien mir
ganz logisch zu sein. Sehr schnell fanden sie auch
nette Kollegen, mit denen sie sich die Arbeit teilen

Eine wahre   konnten. So wurden zwei komplette Crews gebil-
Geschichte   det, die abwechselnd je zehn Tage Dienst taten. Die
Mannschaften lösten sich manchmal in New York,
Riad oder Singapur ab. Dazu mußten sie natürlich
Linienflüge in Anspruch nehmen, um zu uns zu
stoßen, aber, abgesehen von einigen zusätzlichen
Kosten, verlief alles bestens. Ich konnte mich an
Bord gut erholen und kam frisch und ausgeruht in
jeder Ecke der Welt an. Mein Flugzeug war zum
Gespächsthema und zu einem Objekt öffentlichen
Interesses geworden. Andere Geschäftsleute fragten
nach meinem Flugzeug, wollten es besichtigen und
ausleihen. Dieses Flugzeug war zu meiner Visiten-
karte geworden, einer Referenz für die Seriosität
und den Erfolg meiner Geschäftätigkeit. Alles
ging gut, bis zu dem Tag, als meine Maschine zur
Revision und daher sechs Wochen lang auf dem Boden bleiben mußte. Sechs Wochen ohne mein Flugzeug haben mir klar gemacht, daß ich nicht mehr
fähig war, mit normalen Linienmaschinen zu fliegen. So kam es, daß ich meine zweite Boeing 737
kaufte, für sechs Millionen Dollar, ein echter

Glücksgriff. Natürlich mußte ich noch zwei weitere
Millionen aufwenden, um sie bewohnbar zu machen; ich glaubte jedoch, nun mit zwei Flugzeugen
der Sklaverei dieser Revisionen entfliehen zu können. Außerdem mußte ich noch weitere Piloten einstellen, denn meine inzwischen fast erwachsenen
Kinder hatten Geschmack am Fliegen im privaten
Flugzeug gefunden, ebenso meine Schwester und
mein Bruder; und bevor nun ein Flugzeug sinnlos
auf dem Boden herumstand, fanden es alle viel prak-
tischer, nach Herzenslust umherreisen zu können.
So konnten wir uns auch treffen, ohne daß ich selbst
die ganzen Reisen machen mußte. Alles funktio-
nierte bestens, die Piloten und die Stewardessen waren sich über ihre Dienstzeiten einig, jedes der Flugzeuge hatte zwei Crews und alle waren sehr
zufrieden. Natürlich verursachte auch dies wieder
zusätzliche Kosten, aber ich konnte dafür ja auch
besser arbeiten und daher auch mehr Geld verdienen.«

Eine wahre Geschichte. Die Geschichte eines
wahren Schiffbruchs.

Geld und Arbeit können dabei helfen, daß man sich
aus dem Gefängnis befreien kann; sie können jedoch auch der Grund dafür sein, daß man darin eingeschlossen ist. Dann nützt es nichts, dem Wind,
den Wellen, der Dichte des Waldes, der Umwelt,
den anderen, dem Geld und der Arbeit die Schuld
zuzuweisen. Das Wichtigste ist immer, welche Beziehung ein Mensch zu den Wellen, dem Wind, der
Umwelt, den anderen, zum Geld und zur Arbeit
hat.

Es sind die gleichen Wellen, die den Surfer ängstigen oder ihm Vergnügen bereiten. Es sind die
gleichen Wälder, in denen man sich verlaufen oder
Pilze, schöne Blumen, Ruhe, Einsamkeit und den

*Geld und Arbeit
können befreien,
aber auch
einschließen*

Arbeit kann zur
Entfremdung oder
zur Selbst-
verwirklichung
führen

schützenden Schatten finden kann. Es sind die gleichen Menschen, deren Gesellschaft man schätzt oder die einen im Kaufhaus anrempeln. Die gleiche Arbeit kann dazu führen, daß man sich selbst entfremdet wird oder sich selbst verwirklichen kann. Den Ausschlag dafür gibt in erster Linie nicht die Arbeit selbst, es kommt vielmehr darauf an, welches Verhältnis der Mensch zu ihr hat und welcher Stimmung er ist. Arbeit und Geld sind wie die Wellen, der Wald oder die anderen Menschen immer wieder eine Möglichkeit, sich selbst gegenüberzutreten.

3. Der Unterschied zwischen »etwas Gutes machen« und »etwas gut machen«

Einmal war ich in Santa Barbara in einer prachtvollen Villa mit Blick auf den Pazifik zu einem Abendessen eingeladen, an dem auch mehrere Staatschefs, Minister, Geschäftsleute und Kinostars teilnahmen, die sich alle in einem eleganten Hubschrauberballett auf dem Rasen absetzen ließen.

Als ich mich mit der Gastgeberin unterhielt, fragte ich sie, ob bei solchen Gästen die Tischordnung nicht zu einer Denksportaufgabe werde. Die charmante Dame gab mir eine Antwort, die ich immer noch sehr schätze: »Es ist richtig, daß dies sehr schwierig sein könnte, denn bei der Mehrzahl der Gäste handelt es sich um sehr anspruchsvolle Leute. Am Anfang gab ich mir auch die größte Mühe, jeden zufriedenzustellen. Mein Mann machte sich dann immer über mich lustig. Nun erstelle ich schon seit langem bei solchen Einladungen keine Tischordnung mehr. Die Leute setzen sich hin, wo immer sie wollen. Das scheint besser zu funktionieren als zu der Zeit, als ich mir noch den Kopf darüber zerbrach, wie ich es jedem recht machen könnte. Ich habe bemerkt, daß es den wirklich bedeutsamen Leuten gleichgültig ist, wo sie sitzen, weil ihre Bedeutung nicht von ihrem Sitzplatz abhängt. Während Leute, die nur zu einem solchen Essen kämen, damit sie um jeden Preis neben diesem oder jenem sitzen könnten, um damit ihr Ego zu befriedigen, meiner Meinung nach völlig bedeutungslos sind.«

Diese Gastgeberin hatte in einem Satz sehr deutlich den grundlegenden Unterschied zwischen »etwas Gutes machen« und »etwas gut machen« umrissen.

Bedeutsamen Leuten ist es gleichgültig, wo sie sitzen

Etwas gut machen bedeutet in der Malerei, ein guter
Maler zu sein, aber nicht zwangsläufig auch ein
großer Künstler zu sein. Das ist der Unterschied
zwischen den kleinen, wenig bekannten Meistern
des 19. Jahrhunderts und den Impressionisten, Ku-
bisten oder den abstrakten Malern. Es bedeutet
auch, ein guter Schüler zu sein, aber nicht der beste.
Es heißt ein guter Direktor zu sein, ein guter Geschäftsführer, ein guter Verwaltungsfachmann, aber
keine Führungspersönlichkeit, kein Erfinder, Träumer oder Unternehmer.

Ein guter Maler
heißt nicht, ein
großer Künstler zu
sein

Etwas Gutes machen ist eine ganz andere Welt,
die den wirklichen Künstlern und den großen Un-
ternehmern vorbehalten ist, aber auch all denen, die
sich davon befreit haben zu fragen: »Was werden die
anderen dazu sagen?« Denen, die frei sind von
Zwängen, die ihre Entscheidungen selbst treffen,
Herr über ihr eigenes Leben werden und fähig sind,
ihre Intelligenz und ihre Entscheidungsfähigkeit
einzusetzen, statt sich von den Regeln des Konformismus beherrschen zu lassen.

Wohlbefinden
hängt auch davon
ab, eine gute Sache
auszuwählen

Wohlbefinden hängt nicht nur davon ab, daß man
seine Sache gut macht; man muß außerdem fähig
sein, die gute Sache auszuwählen. Eine Bank zu
überfallen und sich nicht erwischen zu lassen heißt
zwar, etwas gut zu machen. Keine Bank zu überfallen und ehrlich zu sein, ist jedoch unzweifelhaft
noch besser.

Diese Nuance scheint einer großen Anzahl von
Menschen zu entgehen, die sich damit zufriedengeben, etwas gut zu machen, ohne sich immer davon
zu überzeugen, daß es auch etwas Gutes ist.
Die Ausdrücke »etwas Gutes machen« oder »etwas gut machen« sind im Hinblick auf Fragen der
Gesundheit und des Wohlbefindens von fundamen-

taler Bedeutung. Etwas gut machen heißt, den besten Neurochirurgen für eine Bandscheibenoperation zu finden. Etwas Gutes machen heißt, zu verstehen, daß es besser ist, durch Früherkennung und Vorsorgemaßnahmen eine Operation zu vermeiden. Es heißt auch, daß man versuchen muß, die Ursachen für eine Situation zu beseitigen, und sich nicht damit zufriedengeben darf, die Symptome auszumerzen. Etwas gut machen heißt, zehn Kilometer in der Woche zu laufen. Etwas Gutes tun, sich zuerst zu vergewissern, daß diese körperliche Anstrengung keinen Schaden verursacht, sicherzustellen, daß man nicht ohne Einlagen läuft, wenn man Plattfüße hat, und Dehnungsübungen zu machen, bevor man losläuft.

Ursachen beseitigen, nicht Symptome ausmerzen

Das eigene Gefängnis erkennen – um sich daraus zu befreien

Alte Gewohnheiten und Überzeugungen sind Trägheitskräfte

Wenn eine Rakete in den Weltraum geschickt wird, dann kosten das Abheben vom Boden, das an-Höhe-Gewinnen und die Überwindung der Schwerkraft mehr Treibstoff als der Hin- und Rückflug über eine Strecke von einer Million Kilometern. Auch alte Gewohnheiten und Überzeugungen sind Trägheitskräfte, und es ist manchmal sehr schwierig, sie zu überwinden. Die Eroberung von Gesundheit und Wohlbefinden ist kein Sieg über die anderen, sondern ein Sieg über sich selbst.

»Ich habe Gelegenheit gehabt, mit sehr vielen Menschen zu arbeiten – wundervolle, talentierte Menschen, Menschen, die aufrichtig versuchten, zu Glück und Erfolg zu kommen, die auf der Suche waren, denen es schlechtging. Ich habe mit Führungskräften, Studenten, Gruppen, die zu Kirchen oder öffentlichen Vereinigungen gehörten, mit Familien und Ehepaaren gearbeitet. Und bei meinen ganzen Erfahrungen mit Problemen, die mit Glück und Erfolg zusammenhingen, bin ich niemals Zeuge von dauerhaften Lösungen geworden, die aus einer Annäherung von außen nach innen *entstanden wären.«*
Stephen R. Covey, Professor, Lektor und Autor, in: *The Seven Habits of Highly Effektive People*, Simon and Schuster, 1989

»Eine Grundregel in der Psychotherapie lautet: Man darf nicht versuchen, den psychischen Prozeß

zu beschleunigen. Bedeutende Veränderungen kommen nicht von außen, sondern von innen.«
Dr. Arthur Janov, *Der Urschrei*

»Gesundheit entsteht von innen nach außen.«
D. D. Palmer, Begründer der Chiropraktik, in einem Artikel einer Chiropraktikzeitung, 1904

»Seit langer Zeit durchforscht der Mensch die Welt, um das geheime Gesundheitselixir, die Wunderpille, das Zaubermittel, das Medikament oder die Nahrung zu finden, die in einem kranken Körper Gesundheit wiederherstellen oder schaffen können. Tausende von Jahren der Forschung und Milliarden von Dollar an Ausgaben brachten keinen wesentlichen Erfolg. Der Mensch leidet immer noch an den alten und zusätzlich an immer neuen Krankheiten. Jedes Jahr werden Millionen Dollar dafür ausgegeben, eine immer größere Zahl von Krankheiten zu studieren und zu erforschen. Während die Aufrichtigkeit und die Hingabe der Forscher nie zur Debatte standen, bestehen ihr Irrtum und der Grund für ihr Versagen darin, daß sie in der falschen Richtung gesucht haben: Von außen nach innen. *Während dieser ganzen Jahre lief ihre Annäherung an das Problem Krankheit in die falsche Richtung. Sie haben ihre Zeit dafür geopfert, nach* äußeren *Gründen für und* äußeren Mitteln gegen die Krankheiten zu suchen. Sie hätten besser daran getan, die Ursache für Gesundheit im Inneren zu suchen.«
D. D. Palmer, Sohn D. D. Palmers, in: *Philosoph, Wissenschaftler, Künstler, Konstrukteur, der Teil eines Menschen, dessen angeborene Intelligenz sich entwickelt hat,* Auszug aus einer Rede im Palmer College of Chiropractic, 1950

Der Ausdruck »äußerlich – innerlich« ist ein Begriff, den die Doktoren der Chiropraktik gerne verwenden. Sie sind seit vielen Jahren bestrebt – ohne
dabei auf äußerliche Mittel wie Drogen oder Medikamente zurückzugreifen – Millionen von Menschen, die Gefangene ihres eigenen Körpers sind,
aus dieser mißlichen Lage zu befreien, indem sie die
angeborene Intelligenz unterstützen, die in jedem
Körper vorhanden ist. Wenn man das Glück hat,
nicht nur einmal, sondern tausendfach Zeuge dieser
wunderbaren Fähigkeit zur Gesundung zu werden,
die jeder einzelne in sich trägt, so ist man manchmal
versucht, das Wort Wunder zu gebrauchen. Ist nicht
das Leben selbst ein Wunder, im Lexikon definiert
als »eine Wirkung, deren Ursache dem menschlichen Verstand entgleitet«? Jeder Mensch ist das Le-

Das Leben wartet
nur darauf, sich zu
entfalten

ben, und dieses Leben wartet nur darauf, sich zu
entfalten. Denken Sie an den kleinen André, den
kleinen Jungen, der immer ins Bett machte, oder an
die kleine Sonja. Kann man sich auch nur eine Sekunde lang vorstellen, ein Mensch könne bewußt
den menschlichen Körper und das Leben in einer so
spektakulären Art und Weise beeinflussen? Nein,
diese Veränderungen kommen von innen heraus, es
ist das Leben selber, die angeborene Intelligenz, die
dies vollbringt. Könnte es in der Kompetenz eines
Menschen, eines Berufsstandes oder einer verwen-
deten Technik liegen, daß Zehntausende von Lum-
bagien, Ischiasreizungen, Schiefhälsen und Kopfschmerzen in 93 Prozent der Fälle verschwinden?
Nein, die Erfolge kommen von innen, der Körper
selbst ist sein Arzt. Meine Arbeit besteht lediglich
darin, einige Bedingungen zu verändern, die, in Informationen umgewandelt, von der angeborenen
Intelligenz aufs beste zur Heilung verwendet werden. In aller Bescheidenheit glaube ich, nach fünfundzwanzig Berufsjahren mit den Leiden der Wir-

belsäule vertraut zu sein, und ich muß dennoch ge-
stehen, daß ich selbst völlig unfähig bin, auch nur
den geringsten Schmerz verschwinden zu lassen.
Ich, der ich so zerstreut bin, daß ich vergesse, wo ich
meine Schlüssel abgelegt habe, ich, der seine Brille
sucht, wie sollte ich fähig sein, die Arbeit der 200
Muskeln zu kontrollieren, die an der Bewegung der
Wirbelsäule beteiligt sind? Es ist der menschliche
Körper selbst, der diese Leistung vollbringt. Ich be-
gnüge mich damit, immer wieder der faszinierte
Zeuge der Arbeit der angeborenen Intelligenz zu
sein. Ich sehe und messe die Veränderungen; ich
sehe Menschen, die sich öffnen, die weinen, die sich
befreit fühlen, weil sie endlich, nach Wochen, Monaten oder Jahren der Gefangenschaft, eine Möglichkeit sehen, den Gefängnismauern zu entkom-
men. Die Augen und der Blick verändern sich, der
Mund, die Haltung, der Gang, der Atemrhythmus
ändern sich, alles verändert sich: »Das Leben beginnt von neuem.«

»Das Leben beginnt von neuem«

Viele Menschen in Deutschland halten die
Chiropraktik für eine Technik, die darin besteht, die
Wirbel zum Knacken zu bringen, und die manchmal
Menschen mit Rückenschmerzen Erleichterung
bringt. Weit gefehlt! Ein Doktor der Chiropraktik
ist kein Techniker für Wirbel und auch kein Therapeut im eigentlichen Sinne. Er gibt weder vor, zu
versorgen noch zu heilen. Er ist vor allem ein All-
gemeinmediziner, denn er achtet nicht nur auf die
Stelle, an der die Schmerzen auftreten; er hat gelernt,
einen Menschen in seiner Gesamtheit zu betrachten.
Seit einem Jahrhundert, dem Jahrhundert der Spe-
zialisierung, interessiert sich die Chiropraktik, im
Gegenstrom zu ihrer Zeit – oder ihrer Zeit voraus –,
für Verbindungen und Wechselwirkungen im
menschlichen Körper. Einerseits für solche vom
Kopf bis zu den Füßen, im rein physischen Bereich,

und andererseits für jene engen Verbindungen, die
zwischen der Physis und dem Mentalen bestehen.
Bleibt darauf hinzuweisen, daß durch die modern-
ste wissenschaftliche Forschung – dank der Ent-
deckungen von Professor Carl Pfeiffer vom
Brain-Bio-Center in Harvard, dem Vater der Mikrobiologie, dank der Entdeckung neuer Neuro-
transmitter, die es ermöglichen, die chemikalischen
Vorgänge des Gehirns besser zu verstehen – die Vor-
teile der Philosophie der Chiropraktik noch unter-
mauert werden konnten, vor allem das Konzept der
Globalität und der Wechselwirkungen.

*»Es wird immer offensichtlicher, daß die Chemie
und die Funktion des Gehirns von einer einfachen
Mahlzeit beeinflußt werden können.«*
     Professor John Fernstrom, Massachusetts Insti-
tute of Technology

*»Die Nahrung ist nicht der einzige Einfluß auf
die Chemie des Gehirns. Laufen, Gehen,
Stretching, Singen, Musik hören, Fernsehen,
Spielen, zuviel Essen, Beten und die Sexualität
sind nur eine Handvoll Faktoren, die sich täglich
auf die Chemie unseres Gehirns auswirken können. Tatsächlich führt jede Handlung in unserem
Gehirn zu einer entsprechenden chemischen
Reaktion, die als Gegeneffekt physiologische und
psychische Wirkungen auslöst.«*
     Dr. Joel Robertson, *Peak Performance Living*,
Harper Collins, San Francisco

*Nicht die Nahrung
sucht den
Menschen aus,
sondern der
Mensch seine
Nahrung*

Nun könnten vielleicht manche glauben, die Nahrung sei ein äußerer Faktor, der sich auf das innere
Funktionieren auswirkt. Man muß jedoch bedenken, daß nicht die Nahrung den Menschen aussucht,
sondern der Mensch seine Nahrung. Manche Wellen

wirken sich zwar auf das Floß aus, es sind jedoch die Stabilität und das Gleichgewicht des Floßes, die den Wellen ihre wirkliche Bedeutung geben.

Ein etwas geringerer als der ideale Serotoninspiegel kann zu einem bestimmten Zeitpunkt, unter Berücksichtigung so verschiedener Faktoren wie Klima, Aktivität, Luftverschmutzung und emotionaler Situation, eine Depression auslösen und bei manchen zu einem Anfall von Aggressivität gegen sich selbst oder gegen andere führen.

Serotonin kann Depressionen auslösen

Dopamin hat eine gegenteilige Wirkung wie Serotonin. Ein zu hoher Dopaminspiegel führt zu so starken Ängsten, daß sich eine Paranoia, Schizophrenie oder Psychose manifestieren kann. Ein zu niedriger Dopaminspiegel führt zur Depression und zu neurologischen und muskulären Störungen.

Wer entscheidet über den optimalen Dopamin- oder Serotoninspiegel im Körper eines Menschen? Die Ärztekammer? Die Apothekervereinigung? Die Universitätsprofessoren? Der Gesundheitsminister? Nein, die angeborene Intelligenz eines Menschen.

Wer beeinflußt die Menge an Dopamin oder Serotonin im Körper eines Menschen? Die Krankenkassen? Die Polizei? Die Gerichte? Nein, die angeborene Intelligenz eines Menschen.

Wer entscheidet darüber, ob die angeborene Intelligenz gut oder schlecht funktioniert? Die Gesellschaft, die Bürokratie, Gesetze, Verordnungen? Nein, dafür ist in der Hauptsache das Nervensystem verantwortlich.

Diese wissenschaftlichen Erkenntnisse sind erst etwa zwanzig Jahre alt und erlauben doch schon, das menschliche Verhalten unter einem ganz neuen Blickwinkel zu sehen. Verdienen vielleicht Gewalt, Aggressivität und asoziales Verhalten ein wenig

mehr Aufmerksamkeit als die einseitige Beschränkung auf Repression und Strafe? Sollte man nicht
lieber nach den Ursachen forschen und sich mehr

Prävention statt   für Früherkennung und Prävention interessieren,
Behandlung der   statt sich damit zufrieden zu geben, die Symptome
Symptome   zu behandeln? Es könnte sich vielleicht als intelligenter und wirksamer erweisen, den einzelnen
Menschen zu sehen und zu versuchen, ihm die
Hilfe und die Mittel in die Hand zu geben, ein leistungsfähiges Mitglied der Gesellschaft zu werden,
anstatt sich dadurch ein gutes Gewissen zu verschaffen, daß man über ihn richtet, ihn verurteilt
und ins Gefängnis einsperrt. Denn dies führt meistens nur dazu, daß sich sein Zustand noch verschlimmert. Wäre es menschlich, einen Menschen
zu bestrafen, dessen Nervensystem nicht richtig
arbeitet?

Wo befindet   Wo befindet sich das Nervensystem? Im ganzen
sich das   Körper, vor allem jedoch im Cortex, im Gehirn und
Nervensystem?   im Rückenmark, welche alle vom Schädel beziehungsweise der Wirbelsäule geschützt werden.
Neurologie und Osteologie sind zwei sehr unterschiedliche Forschungsgebiete, die von verschiedenen Professoren gelehrt werden. Aber kann die angeborene Intelligenz sich von einer solchen
Unterscheidung abhängig machen oder deren Gefangene sein? Wäre eine solche Unterscheidung für
die angeborene Intelligenz von irgendeinem Nutzen? Könnte es nicht sein, daß das Nervensystem,
das jede kleine Information registriert, einfach auf

Die Idee der   die eingegebene Veränderung reagiert, wenn der
wechselseitigen   Doktor der Chiropraktik auf eine Struktur einwirkt
Verbindungen und   und damit auch auf die Wechselbeziehungen zwi
Abhängigkeiten   schen den Strukturen? Wenn er auf der Ebene des
Schädels oder der Wirbelsäule arbeitet? Natürlich
ist dies so.

Die Idee der wechselseitigen Verbindungen und wechselseitigen Abhängigkeiten scheint heute, im Gegensatz zu noch vor wenigen Jahren, in der wissenschaftlichen Gemeinschaft mehr und mehr akzeptiert zu werden. Die Achtung vor der angeborenen Intelligenz, das Interesse an ihrem Wirken im Inneren und das Interesse an einer ganzheitlichen Betrachtungsweise des Menschen haben noch vor nicht allzu langer Zeit die angepaßte medizinische Welt schockiert, die so sehr damit beschäftigt war, Mentales von Physischem, die Füße von der Wirbelsäule und die Verdauung vom Nervensystem säuberlich zu trennen. Zu viele Ärzte glauben auch heute noch, man müsse versuchen, das Meer zu beruhigen (externe Faktoren), anstatt sich auf das Gleichgewicht des Floßes zu konzentrieren (interne Faktoren).

Der Begriff »innere-äußere Faktoren« öffnet dem Verständnis für das Funktionieren des menschlichen Körpers neue Horizonte. Es scheint immer weniger Sinn zu machen, daß man die Umwelt beschuldigt, die äußeren Faktoren, die einzig Verantwortlichen für Krankheit und Unglück zu sein. Es geht vielmehr darum, die Arbeit der angeborenen Intelligenz besser verstehen zu lernen, ihr nach besten Kräften zu helfen, damit sie optimal funktionieren und es uns so ermöglichen kann, uns besser an unsere Umwelt anpassen zu können. Die Priorität besteht darin, nicht länger vergeblich zu versuchen, eine Vielzahl nicht kontrollierbarer Faktoren kontrollieren zu wollen. Es geht im Gegenteil darum, den einzelnen Menschen, seine Gesundheit und sein Wohlbefinden in den Vordergrund zu stellen. Als potentiell »passiver Patient« kann der Mensch jetzt begreifen, daß es ihm sehr bald möglich werden könnte, »aktiver Spieler« zu werden. Den einzelnen Menschen zu respektie-

»Innere-äußere Faktoren«

Die Arbeit der angeborenen Intelligenz besser verstehen lernen

ren, ein besseres Verständnis von den internen Abläufen und ihren Wechselbeziehungen zu haben, könnte dann andererseits dazu führen, daß wir die Umwelt, die Natur, das Wasser, die Luft und die Nahrung wirksamer schützen.

Der Schlüssel zu Gesundheit und Wohlbefinden

Ich glaube, zum jetzigen Zeitpunkt werden Sie beginnen zu verstehen, daß dieser Schlüssel zu Gesundheit und Wohlbefinden nicht sehr weit entfernt von Ihnen liegen kann. Ich denke, Sie haben bereits jetzt verstanden, daß er nicht in einer Pille liegt, einem Zaubertrank, einem Gerät zur Elektrotherapie oder zur Akupunktur und auch nicht in der Vergrößerung der Anzahl unserer Fernseher oder Autos pro Einwohner oder im begeisterten Bau größerer Hospitäler und noch größerer und zahlreicherer Gefängnisse.

Es sieht jedoch ganz danach aus, als befinde sich der Schlüssel zu Wohlbefinden und Gesundheit in der Mehrzahl der Fälle in jedem einzelnen Menschen, meistens in seiner direkten Reichweite, in seiner Tasche oder vor seinen Augen. Gesundheit und Wohlbefinden haben sehr wenig mit einem Beruf zu tun, sie hängen jedoch mit Sicherheit von der Arbeit ab, die die angeborene Intelligenz in jeder Sekunde leistet.

Versuch, die angeborene Intelligenz zu definieren

Der Versuch, die angeborene Intelligenz zu definieren, obwohl man noch nicht sehr viel von ihr weiß, heißt versuchen zu begreifen, wie groß ihre Verantwortung ist. Diese Intelligenz steuert eine Welt aus 60 000 Milliarden Zellen, die in 800 verschiedenen Geweben organisiert sind. Im Körper gibt es 100 Organe, 206 Knochen, 650 Muskeln, 68 Gelenke, und in jeder Sekunde entstehen und sterben 100 Millionen Zellen. Es herrscht eine ständige Kommunikation, jede Zelle empfängt in der Sekunde mehrere tausend Botschaften, die Informationen werden mit einer Geschwindigkeit von 320 Kilometer in der Stunde übertragen. Eine Information, die ein Fuß registriert, braucht zwei Zehntelsekunden, bis sie das Gehirn erreicht hat. Die angeborene Intelligenz steuert drei verschiedene Hauptkontrollsysteme:

– Das Nervensystem: Es besteht aus 100 Milliarden Zellen, von denen jede einzelne mit 10 000 anderen Zellen verbunden sein kann. Würde man diese Verbindungen in Sekunden ausdrücken, so wären dies 32 Millionen Jahre.
– Das endokrine System: Es besteht aus 12 Hauptdrüsen, die die 48 Hormone herstellen, die wir heute kennen und die in unserem Körper mit einer Geschwindigkeit von 100 Metern pro Stunde zirkulieren.
– Das Immunsystem: Mit seinen 100 Milliarden weißen Blutkörperchen macht es Jagd auf Eindringlinge.

Diese drei Systeme steuern sich gegenseitig. Wenn Sie zum Beispiel guter Stimmung sind, sondert das Gehirn unter anderem Cytokine ab, das sind Moleküle, die die Immunreaktionen stimulieren. Können Sie jedoch guter Stimmung sein, wenn Sie unter Kopfschmerzen leiden oder unter chronischen oder akuten Schmerzen an der Wirbelsäule? Kann die Wirbelsäule harmonisch funktionieren, wenn Sie deprimiert, traurig, angespannt, unruhig oder gestreßt sind?

Die drei Hauptkontrollsysteme steuern sich gegenseitig

Die angeborene Intelligenz sieht es nicht als sinnvoll an, den Körper in medizinische Spezialgebiete aufzuteilen. Sie hat offensichtlich genug zu tun. Sie kann ihre Zeit nicht damit verplempern, sich in die Streitereien zwischen den Mechanisten, den Chemikern und den Psychologen einzumi-

schen. Ihre Devise ist vor allem: »Dienstleistung
und Wirtschaftlichkeit«.

Man kann sich daher vorstellen, daß diese angeborene Intelligenz über eine ungeheure Kompetenz
verfügt, daß sie alles versteht, jede Zelle kennt, in jedem Moment über alles informiert ist, daß sie fähig
ist, eine bemerkenswerte Anpassungsarbeit an die
Umwelt zu leisten, daß sie flexibel ist und rund um
die Uhr arbeitet, ohne Urlaub und bezahlte Feier-
tage.

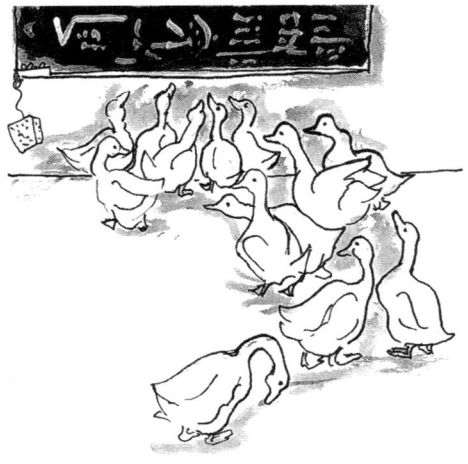

*Jedes Lebewesen
verfügt über eine
angeborene
Intelligenz*

Mit ein wenig Nachdenken kann man auch erkennen, daß jedes Lebewesen über diese angeborene Intelligenz verfügt. Gänse zum Beispiel, die das Schu-
leschwänzen den Klassenbänken vorzuziehen
scheinen, profitieren von einer angeborenen Intelligenz, die ihren mangelnden Fleiß im Physikunter-
richt ausgleicht. Sie wissen nicht, daß ihr Formati-
onsflug in der Form eines V ihre Flugfähigkeit um
71 Prozent erhöht. Das Wichtigste ist doch, daß sie
in Formation fliegen, instinktiv natürlich, es ist ihnen angeboren. Jede Gans hat verstanden, daß ihr

Flug an der Spitze für ihre nachfolgenden Kollegen
eine Luftzuführung bedeutet, und so übernehmen
sie abwechselnd die Führung der Flugformation.
Welch eine Lektion fürs Leben! Kann es sich hier
um einen Zufall handeln? Nein, das Leben ist kein
Zufall, es ist immer Ausdruck einer höheren Intelligenz, die uns Respekt abverlangt. Diese Achtung
vor dem Leben sollte es uns ermöglichen, »unser In-
teressenspektrum weit auszudehnen, so daß wir
jede lebendige Kreatur und die ganze Natur in ihrer
Schönheit in uns aufnehmen können«, wie Einstein
es formulierte.

*Das Leben ist
kein Zufall!*

Wenn man versteht, wie die angeborene Intelligenz
arbeitet, beginnen die Dinge Gestalt anzunehmen.
Dann kann man auch verstehen, daß nichts ohne
Auswirkung bleibt, daß sich alles gegenseitig beeinflußt, daß die Gesundheit und auch das Leben, wie es
sich auch in der Natur zeigt, keine Produkte des Zufalls sind, sondern das Ergebnis einer Vielzahl von
Faktoren. Dann ist es leicht einzusehen, daß alle
menschlichen Aktivitäten einen Einfluß auf das
Wohlbefinden und die Gesundheit haben. Das einzige, was wir tun können, ist, dafür zu sorgen, daß wir
der angeborenen Intelligenz nicht zuviel zusätzliche
Arbeit machen. Diese Einsicht führt dazu, daß man
seinen eigenen Körper respektiert, auf seine Haltung
achtet, die einen Einfluß auf die Atmung und die Verdauung hat, daß man auf die Ernährung achtet, die
sich sowohl in Zellen, in Zucker und in Fett als auch
in Gedanken verwandeln wird, daß man alles respektiert, was unser Leben berührt. Denn alles, wirklich
alles kann sich auf unsere Gesundheit und unser
Wohlbefinden auswirken.

*Alle menschlichen
Aktivitäten beein-
flussen
Wohlbefinden und
Gesundheit*

Und so ist die Chiropraktik plötzlich nicht mehr
nur eine Technik, die darin besteht, ein paar Wirbel

zum Knacken zu bringen. Sie wird zu einer Kunst
und einer Wissenschaft, die darin bestehen, den
Menschen in seiner Gesamtheit zu begreifen und
herauszufinden, was die angeborene Intelligenz
daran hindert, ihre Arbeit zu machen. Die sanften
Handgriffe, die Adjustierungen, die ein Doktor der
Chiropraktik an einer bestimmten Stelle vornimmt,
sind Informationen, die die angeborene Intelligenz
gut verwerten kann. Die Chiropraktik wirkt direkt

*Chiropraktik
wirkt direkt auf
das Nervensystem*

auf das Nervensystem, dessen Hobby es ist, die Informationen zu sortieren und zu befördern. Stellen
Sie sich einen kleinen Zeitungsverkäufer mit einer
Mütze vor, der morgens durch die Straßen zieht und
ruft: »Kaufen Sie den Körperboten, große Neuigkeit: Der rechte innere Pterygoid ist frei, der
Pterygoid ist frei!«

Die Neuigkeit wird sich mit einer Geschwindigkeit von 320 Kilometern in der Stunde verbreiten,
die ganze Stadt wird davon erfahren! Glauben Sie
nicht auch, daß dies einen Einfluß auf die Einwohner haben wird? Natürlich wird das so sein, denn
die Einwohner der Stadt (oder des Körpers) kennen
und lieben den Pterygoiden. Jeder weiß, in welch
gespanntem Zustand er sich seit Monaten oder Jahren befand, denn direkt oder indirekt wurde dieser
Spannungszustand von der gesamten Gemeinschaft
miterlebt und mitgetragen. Welch eine Erleichterung, welch eine gute Nachricht, der Pterygoid
kann endlich wieder richtig arbeiten! Und alle, die
versucht hatten, ihm zu helfen, seinen Streß mit ihm
zu teilen, freuen sich nun auch.

Wenn man sich einen Teil der Verknüpfungen
vorstellt, die es dem Leben erlauben, sich auszudrücken, dann wird es auch möglich, zu verstehen,
daß ein schlechter Schüler wie André, der Bettnäs-
ser ist und Kontaktprobleme hat, nach einigen Adjustierungen ein guter Schüler, ein Vorbild für seine

Kameraden und ein Wunder für seine Lehrerin werden kann. Weil die Emotionen die Physis beeinflus- *Emotionen*
sen, weil die Physis einen Einfluß auf die Emotio- *beeinflussen die*
nen hat, weil unsere Emotionen die Früchte unserer *Physis*
Interpretationen sind und unsere Interpretationen
die Früchte unserer gemachten Erfahrungen. Erfahrungen, die von unseren Sinnen begleitet wurden.
Nach einer chiropraktischen Adjustierung arbeitet
der Körper anders, er atmet, er sieht, er hört, er
schmeckt, und er bewegt sich anders. Deshalb sieht
er die Welt und das Leben aus einem anderen Blickwinkel, und das kann dazu führen, daß sich die Erfahrungen und Interpretationen ändern. Zum Besseren verändern, denn die angeborene Intelligenz ist
seit Millionen von Jahren so programmiert, daß sie
in unserem Inneren die optimalen Lebensbedingungen aufrechterhält. Ihre wichtigste Aufgabe besteht
darin, uns am Leben zu halten.

Die chiropraktische Adjustierung biegt nicht *Die chiroprakti-*
Ihren Rücken gerade, denken Sie an das Beispiel der *sche Adjustierung*
kleinen Sonja; die Adjustierung setzt eine Energie *macht*
frei, die es der angeborenen Intelligenz ermöglicht, *Veränderungen*
besser arbeiten zu können: Die Adjustierung macht *möglich*
die Veränderung möglich.

Die Intelligenz des Körpers zu begreifen, hilft uns,
die Einzigartigkeit jedes Menschen zu begreifen. Jeder Mensch hat seine eigenen Prioritäten, jeder seine
eigene Realität, die von seinen Erfahrungen, aber
auch von der Qualität der Informationen abhängt,
die er mit seinen Sinnen aufnimmt. Realität ist subjektiv, weil ein bestimmter physischer Zustand zu
bestimmten Emotionen führt.

Es ist daher offensichtlich, daß eine Person, die
mit zögernden Schritten, nach vorne gebeugtem
Kopf, eingezogenen Schultern und einer kyphoti-
schen Haltung durch die Welt geht, sich nicht vor-

stellen kann, die Eiger Nordwand zu besteigen, ja
nicht einmal die Südwand!

Alles, was wir tun, hängt davon ab, was wir
fühlen. Alles, was wir fühlen, hängt von unseren
Gedanken, unseren Emotionen und unseren Wertvorstellungen ab.

Unsere Emotionen, unsere Gedanken und unsere Wertvorstellungen werden stark davon beeinflußt, wie unser Körper funktioniert.

Wie unser Körper funktioniert, hängt davon ab,
was wir empfinden.

Alles steht mit   Hiermit schließt sich der Kreis. Alles steht mit allem
allem in   in Verbindung, und es ist die angeborene Intelli-
Verbindung   genz, die, mit Hilfe des Nervensystems, mit Hilfe
                        einer ständigen Information über unsere Sinne und
                        ohne willentliche Beteiligung des Bewußtseins, in
                        jeder Sekunde das Leben steuert.

Das Verständnis dieser Wechselwirkungen erlaubt uns, besser zu begreifen, wie und warum es
möglich ist, in einem Gefängnis zu leben, aber auch,
wie und warum es möglich ist, sich daraus zu befreien.

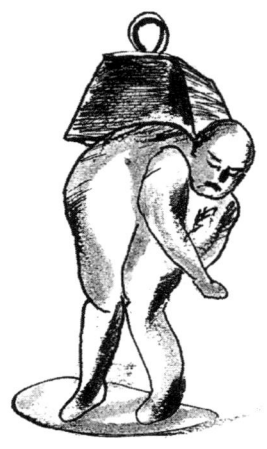

Ihr persönlicher Schlüssel: Abhängigkeit – Unabhängigkeit – wechselseitige Abhängigkeit

Weil jeder Mensch einzigartig ist, ist es nicht möglich, einen Einheitsschlüssel anzubieten, der allen nützen würde. Daher geht es darum, zu versuchen, Ihre exakte Situation zu bestimmen, um das Risiko eines Irrtums zu verringern. Wer sind Sie eigentlich? Es wäre doch frustrierend, wenn Sie – so kurz vor dem Ziel – den falschen Schlüssel bekämen.

Wer sind Sie?

»Gib einem Menschen einen Fisch, so kannst du ihn einen Tag lang ernähren. Lehre diesen Menschen das Fischen, dann wirst du ihn ein Leben lang ernähren.«
Indisches Sprichwort

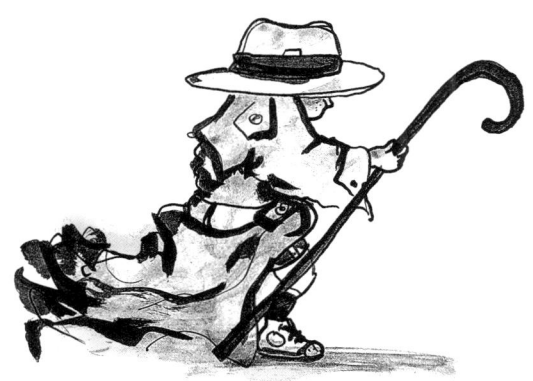

1. Die Abhängigkeit

Die physische Abhängigkeit beginnt bei der Geburt

Die physische Abhängigkeit beginnt bei der Geburt, das Neugeborene ist von seinem Vater und seiner Mutter vollkommen abhängig in so wichtigen Dingen, wie der Nahrungsaufnahme und dem Schutz des Körpers vor dem Kältetod. Diese physische Abhängigkeit wird begleitet von der gefühlsmäßigen Abhängigkeit des Babys von den Eltern, die ihm beim kleinsten Schrei alles geben, was es braucht – unter anderem auch eine saubere Windel. Es dauert eine gewisse Zeit, bevor es einen Gegenstand ergreifen und zum Mund führen kann. Die neurologische Entwicklung ermöglicht langsam eine bessere Koordination; das ist die Zeit, in der die

Das Kind wird versuchen, unabhängig zu werden

Neuronen sich gegenseitig kennenlernen, Verbindungen untereinander aufbauen und mit einer Zusammenarbeit beginnen, die ein ganzes Leben lang bestehen muß. Nach und nach wird das Kind versuchen, unabhängig zu werden, indem es stehen, laufen, und, ohne die Hilfe der Mutter oder des Vaters, essen lernt. Noch später wird es versuchen, sich aus der familiären Abhängigkeit zu befreien, wenn es beginnt, sich mit Alterskameraden zu treffen.

Wechsel der Abhängigkeit

Dieses Phänomen beobachten alle Eltern bei ihren Kindern im jugendlichen Alter. Die Phase der Abhängigkeit ist damit nicht beendet. Es findet lediglich ein Wechsel in der Abhängigkeit statt, der sich im Wunsch, einer Gruppe anzugehören, so zu sein, wie die anderen, manifestiert. Dies äußert sich darin, daß die Jugendlichen eine bestimmte Kleidung tragen, die sich natürlich von der der Erwachsenen unterscheidet, unter den Jugendlichen selbst jedoch eine Art Uniform darstellt. In diesem Alter treffen sie sich an bestimmten Plätzen, hören die gleiche Musik, haben die gleichen Wertmaßstäbe und schaffen sich, indem sie einen bestimmten Verhaltenscode annehmen, eigene, altersgemäße, kulturelle Richtlinien. Dies zeigt, daß die Jugendlichen auf der Suche nach ihrer eigenen Identität sind, die sie glauben, leichter finden zu können, wenn sie dem familiären Zwang entfliehen. Das bedeutet, daß sich zwar ihre Umgebung ändert und der Zeitpunkt des Schlafengehens; innerlich ändert sich jedoch nichts, diese Jugendlichen sind immer noch abhängig, denn nun sind sie abhängig von den Regeln und Gewohnheiten ihrer neuen Gemeinschaft.

Suche nach eigener Identität

Aber nicht nur Kinder und Jugendliche befinden sich im Stadium der Abhängigkeit, sondern auch noch zahlreiche Erwachsene, was sich auf unterschiedliche Art und Weise manifestiert. Abhängigkeit von Schmerzen oder von einer Krankheit natürlich, aber auch Abhängigkeit in der Mobilität, beispielsweise bei alten Menschen. Die Abhängigkeit ist nicht immer schmerzhaft oder dramatisch, sie kann auch schleichend und heimtückisch sein. Der Bettler auf der Straße, der um Almosen bittet, ist abhängig vom guten Willen der Passanten, damit er etwas zu essen bekommt. Der Alkoholiker ist abhängig vom Alkohol, der Raucher vom Tabak, der Drogensüchtige von der Droge oder von bestimmten Medikamenten. All diese Abhängigkeiten halten die Phase der Abhängigkeit aufrecht. Man kann von ganz verschiedenen Dingen abhängig sein, von der Macht, vom Geld, von den Frauen, von der Sexualität, von der Gewalt – um nur einige der Beispiele zu nennen, die unsere Zeitungen füllen.

Es gibt auch eine schleichende Abhängigkeit

Bei manchen Ehepaaren kann es zu einer materiellen oder gefühlsmäßigen Abhängigkeit kommen, wenn Besitzdenken die Liebe verdrängt. Manche Menschen genießen es, sich selbst jeden Tag Leid zuzufügen, indem sie sich in affektive Abhängigkeit begeben und bei ihrem Ehepartner jedes Zeichen ausspionieren, das ihnen erlaubt zu entscheiden, ob sie noch einen Platz in seinem Leben haben oder nicht.

Psychologische   Es gibt aber auch die psychologische Abhängigkeit.
Abhängigkeit   Das Zusammentreffen bestimmter Ereignisse und ihre Interpretation werden zu Bezugspunkten, Richtlinien, die subjektiv oder objektiv unsere Art zu denken und unsere Sicht der Dinge beeinflussen, indem sie zu Überzeugungen, Vorurteilen, Gewohnheiten, Reflexen oder Wertmaßstäben werden, die unsere Gedanken formen, wobei sie unsere Entscheidungsfähigkeit und unsere Intelligenz ausschalten.

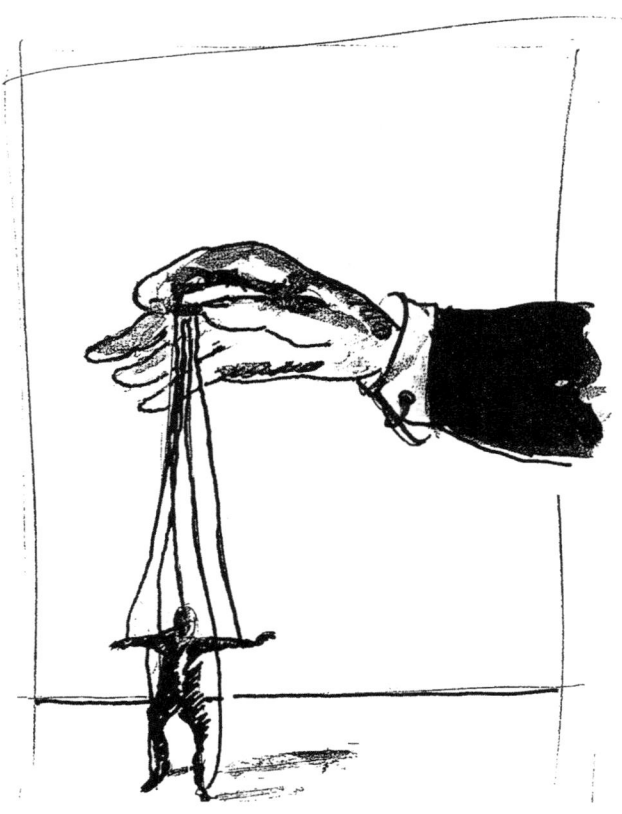

Leiden heißt abhängig sein, und Abhängigkeit verdammt zum Leiden.
Durch ihr tägliches Verhalten zeigen viele Erwachsene, daß sie ständig in dieser Phase der Abhängigkeit leben. Der Erfolg der Sekten ist dafür ein deutlicher Beweis. Es gibt Menschen, die sich so verloren und haltlos fühlen, daß sie nach einer elterlichen Autorität suchen, in deren Abhängigkeit sie sich dann freiwillig begeben. Es gibt verschiedene Sekten und ganz gleich, ob sie im religiösen, sportlichen, politischen oder sozialen Bereich tätig sind, eines ist allen gemeinsam: Sie halten Millionen von Menschen in einem Stadium der Abhängigkeit, indem sie ihnen das Gefühl geben, ihnen zu einer bestimmten Identität zu verhelfen. Das Sektenwesen ist ein Ausdruck der Intoleranz, der geistigen Beschränkung, der geistigen Starrheit. Sektenanhänger berauben sich der Möglichkeiten, ihre Intelligenz anderen Meinungen entgegensetzen zu können, sie können nur sehr unglücklich sein und die anderen um sich herum unglücklich machen. Selbst sehr verletzlich, leben sie in der Abhängigkeit dessen, den sie als ihren Herrn ausgewählt haben, und können auf diese Weise manchmal von skrupellosen Menschen manipuliert werden. Fanatismus kann zu Terrorismus führen. Gewalt beginnt in der Schule, setzt sich in den Fußballstadien fort, wo Glück oder Unglück eines Fans davon abhängen, ob seine Mannschaft ein Tor erzielt. Ein armseliges Fußballtor, damit man herumkommandieren, Gefühle der Freude oder des Schmerzes anheizen, damit man sich schlagen und demjenigen, der einen blauen statt den roten oder gelben Schal des eigenen Clubs trägt, Flaschen an den Kopf werfen kann ...
In den großen Städten gibt es Gruppen von Jugendlichen, die sich Gangs nennen, und diese stellen die Abhängigkeit ihrer Mitglieder damit auf die

Viele Erwachsene leben in der Phase der Abhängigkeit

Gewalt beginnt in der Schule

Probe, indem sie von ihnen als Zeichen der Zugehörigkeit verlangen, daß sie sich darauf einlassen, alte Menschen anzugreifen oder Kindern die Schulranzen abzunehmen. Anhänger einer anderen Richtung legen Bomben, mit denen in den Zentren der Großstädte Unschuldige getötet werden, lassen Fahrzeuge explodieren, begehen Morde oder Attentate. So viele Taten, für die ein Mensch die Verantwortung übernimmt, um seine totale Abhängigkeit zu beweisen, seine Zugehörigkeit zu einer Person, einer Idee, einem Prinzip oder einem Gott. Und bei all dem geht es um das Gefühl, in eine bestimmte Idendität schlüpfen zu können und damit ein Recht auf Existenz zu haben. Abhängige Personen sind besessene Menschen. Die Fanatiker rekrutieren sich aus allen gesellschaftlichen Schichten; sie leben in sehr soliden Gefängnissen, aus denen man nur sehr schwer herauskommt, ihrer Freiheit beraubt und in Ketten. Es ist ihnen unmöglich, aus ihrem Leben ein Kunstwerk zu machen.

Abhängige Personen sind besessene Menschen

In der Abhängigkeit zu leben kann eine gefährliche Bedrohung für die Gesundheit und das Wohlbefinden sein. Daher ist es wichtig, sich selbst zu kennen, um die eigenen Abhängigkeiten zu erkennen, die unsere Gefängnisse sind.

Glück ist nicht ein Sieg über andere, es ist vor allem ein Sieg über sich selbst.

Die Leute

»Unsere Priester sind nicht das, was das einfache Volk denkt. Unsere Gutgläubigkeit macht erst ihre Wissenschaft aus.«
Voltaire

Was die Sekten und Überzeugungen angeht, möchte
ich Ihnen die folgende Geschichte erzählen:

Ich habe einen indischen Guru sehr gut gekannt, *Ein indischer*
dessen Leben recht interessant ist. Er hat in einem *Guru*
der ärmsten Viertel Neu-Delhis als Schrottsammler
begonnen und nach einigen Streitigkeiten mit der
Justiz, wegen Gesetzesverstößen durch Unzucht
mit Minderjährigen, sitzt er heute wieder auf unbe-
stimmte Zeit im Gefängnis.

Ich begegnete diesem Mann zum ersten Mal in
einem Appartement in der Fifth Avenue in New
York. Seine Haare waren lang, er trug einen
schwarzen Bart, auf seiner Stirn prangte ein roter
Punkt, Ringe in verschiedenen Farben schmückten
jeden Finger seiner Hände, und auf seiner breiten
Brust baumelten verschiedene Ketten und Anhänger. Mit seiner weißen Gandoura, die er über seinem
fetten Körper trug, zog er das Interesse der Menschen in den Straßen von New York auf sich, obwohl diese einiges zu sehen gewohnt sind. Dank einiger Einladungen war dieser Mann in wenigen
Wochen zum Liebling in den Appartements der
Reichen im Upper New York avanciert.

Er war die Attraktion auf den Dinnerparties.
Seine Lieblingsvorstellung bestand im wesentlichen
darin, daß er die Finger seiner Hände weit über die
normale anatomische Beweglichkeit hinaus zurück-
biegen konnte. Diese Hypermobilität versetzte alle
in Erstaunen, und er sprach dann das Wort »Yoga«
aus. Da ich dieses Individuum ein wenig näher
kannte, kann ich bezeugen, daß er keine einzige Yo-
gaübung kannte, daß er seine Tage im Liegen verbrachte und dabei indische Nahrung zu sich nahm,
die man schon einen Block weit entfernt riechen
konnte. Seine Fettleibigkeit verdammte ihn zur Unbeweglichkeit, denn seine Füße waren, ohne daß er
Yoga machte, genauso flexibel wie seine Hände, was

einzig und allein auf eine pathologische Gelenk-
schwäche zurückzuführen war. Da er häufig einige
bekannte Persönlichkeiten besuchte, begann unser
Mann, sich ein Photoalbum anzulegen. Nun wollte
jeder ein Foto haben, das ihn an der Seite dieses
Mannes zeigte, der in Weiß gekleidet und so durch-
geistigt und so rein war, daß er niemals jemandem
die Hand gab, sondern zum Gruß die Hände zu-
sammenlegte und leicht den Kopf neigte. »Phanta-
stisch!« Nach einigen Wochen kehrte der Mann
nach Indien zurück – mit seinem Photoalbum und
dem Vorsatz, welchen er vorher hatte verlauten lassen, daß er nach Hause zurückkehren werde, um zu
beten und all das zu verteilen, was er in den Vereinigten Staaten geerntet habe (ohne jedoch genau zu
sagen, worin diese Ernte bestand). Diese Art der
Argumentation kann sehr leicht bewirken, daß ei-

Mehrere hundert nige Hundert Inder sich auf den Weg zu ihm ma-
Bettler machten chen. Und so wurden einige unschuldige Photos
sich auf den Weg gemacht, als unser Mann deklamierte, er wolle seine
zu ihm Erfahrungen aus Amerika mit anderen teilen und
vor allem mit seinen indischen Brüdern beten:
»Ohm, Sati Ohm, Sati Ohmmm.«

Einige Tage später setzte dieser Guru, reich ausgestattet mit Fotos, die seinen imposanten Körper
umgeben von einer Menge von mehreren hundert
Bettlern zeigten – die sich während des Fluges in die
Vereinigten Staaten auf wundersame Weise in Tausende von Gläubigen verwandelt hatten –, seinen
Fuß auf den Boden des Privatflughafens von Guar-
dia, wo ihn eine schwarze Limousine erwartete, die
ein Ästhet ihm zur Verfügung gestellt hatte. So
wurde er in wenigen Monaten, indem er sich zum
größten Guru hochstilisierte, den Indien je gesehen
hat – was er mit Hilfe der Photos beweisen konnte
–, zum Ratgeber sehr einflußreicher Männer und
Frauen, und zwar nicht nur in New York, sondern

auch in Washington, Paris, London oder Marbella. Auf diese Weise konnte er einige Millionen Dollar einsammeln, für seine wohltätigen Werke ..., in der Schweiz ... und in Indien, bevor er wegen Unterschlagungen festgenommen wurde.

Diese Geschichte zeigt sehr deutlich die Verletzlichkeit und die Leichtgläubigkeit von Menschen, die leiden und unglücklich sind. Jeder Mensch ist anders, aber alle Menschen funktionieren nach den gleichen Prinzipien der Freude und des Schmerzes. Sowohl sehr arme Menschen in Indien wie auch sehr reiche in Manhattan erliegen, wenn es ihnen physisch oder psychisch schlechtgeht, leicht der Versuchung, sich wie als Kind in ein Stadium der Abhängigkeit zu begeben, getragen von der Hoffnung, von außen zu erhalten, was ihnen innerlich fehlt. Wenn ich mir erlauben würde, die Namen einiger Leute zu nennen, die die Dienste dieses Gurus in Anspruch genommen haben, dann würden Sie augenblicklich verstehen, warum ich so oft darauf hinweise, daß ich für jeden Menschen die gleiche Achtung empfinde, ganz gleich ob er reich und berühmt ist oder nicht.

Es wäre jedoch falsch anzunehmen, daß alle indischen Gurus auf diese Weise arbeiten. Ich hatte das Glück, besonders in Indien, Männer einer großen Spiritualität kennenzulernen, jedoch scheinen diese echten Weisen, sehr wenig von den Lichtern in Manhattan angezogen zu werden.

Menschen versuchen, von außen zu erhalten, was ihnen innerlich fehlt

2. Die Unabhängigkeit

Diese Phase beginnt im Alter von zwei Jahren, es ist die Epoche des »ICH«. »Schaut her, ich kann jetzt laufen, ich bin groß, ich kann schon alleine essen, ich verstehe viel mehr, als ihr denkt!« Diese Suche nach Unabhängigkeit kann bis zum Ende des Jugendalters andauern, bis zum Beginn des Erwachsenseins, der ersten Liebe, der ersten Arbeitsstelle. Sie kann aber auch ein Leben lang andauern. Für die meisten Menschen tragen diese ersten Erfahrungen dazu bei, eine Vorstellung von der eigenen Unabhängigkeit zu entwickeln, aber sie reichen nicht aus. Vor allem nicht bei Kindern, die von den Eltern oder von einem autoritären oder sehr beschützenden Erziehungssystem in einer großen Abhängigkeit gehalten wurden. Ich glaube es war Rousseau, der schrieb: »Ziel jeder Erziehung ist es, die Kinder so früh wie möglich unabhängig zu machen.« Unglücklicherweise bemüht sich das Erziehungssystem immer, »die Köpfe voll, statt die Köpfe klug zu machen«. Manche Eltern fesseln ihre Kinder an sich im guten Glauben, ihnen etwas Gutes zu tun.

Die Suche nach Unabhängigkeit kann ein Leben lang dauern

Ein militärischer Vater erzieht seine jugendliche Tochter mit den Worten, »niemandem zu vertrauen, außer der eigenen Familie«. Was für eine wunderbare Art, einer Jugendlichen Vertrauen zu vermitteln! Wörtlich genommen heißt dies, daß der Vater bedauert, seiner Tochter das Leben geschenkt zu haben, weil die Welt gefährlich und schmutzig ist. Aber mit ihm selbst an ihrer Seite, werde schon alles gutgehen. Welch vergiftetes Geschenk! Welch eine wunderbare Methode, ein junges Mädchen in ein Gefängnis zu sperren, indem man sich der Angst, der Verunsicherung und Drohungen bedient. So kann ein harmloser Satz wie dieser, ausgesprochen in einer Phase des Lebens, in der die Ju-

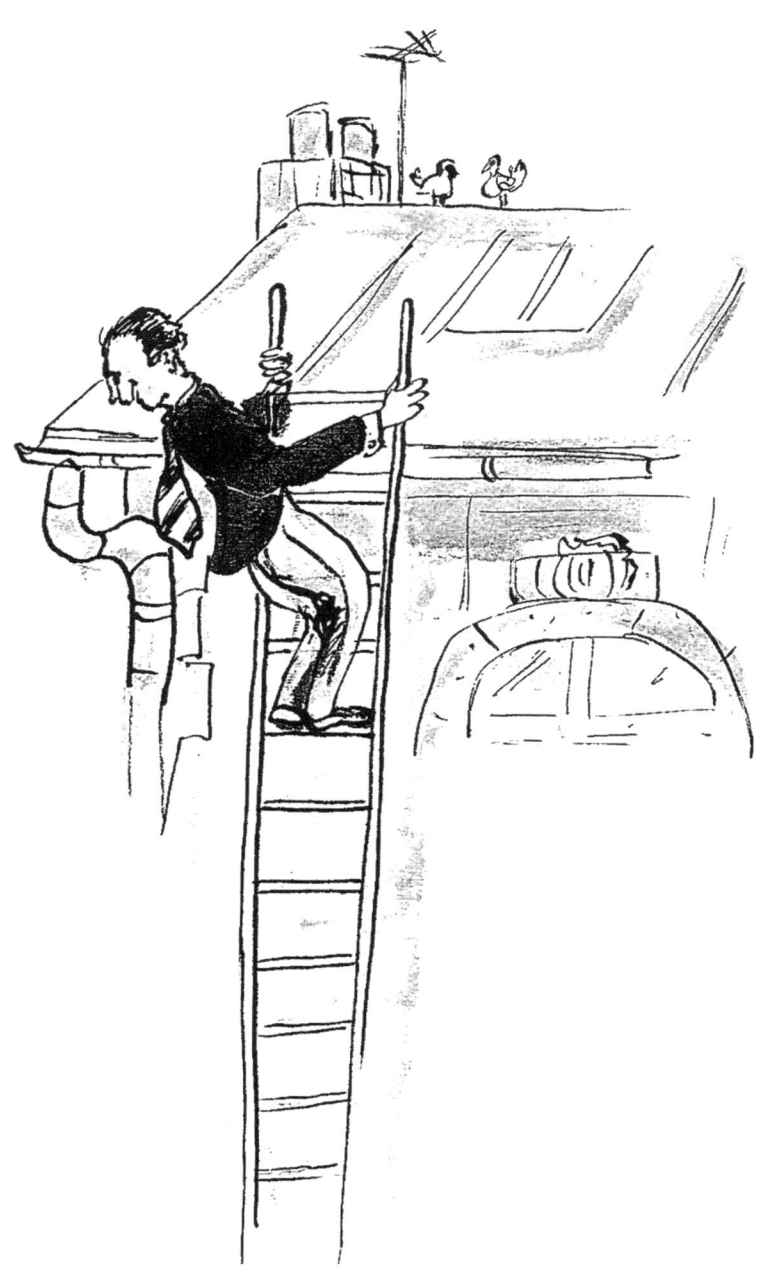

gendlichen so leicht beeinflußbar und begierig sind, an etwas zu glauben, den Zugang zur Phase der Unabhängigkeit versperren und, mit großer Wahrscheinlichkeit, das Erreichen der Phase der wechselseitigen Abhängigkeit verhindern.

Die Phase der Unabhängigkeit ist notwendig, um die Zweifel und Unsicherheiten zu überwinden, die durch das »Mach dieses nicht, mach jenes nicht« der Eltern, der Schule und der Gesellschaft erzeugt werden. Diese Periode dient dazu, sein Revier abzustecken, um sich selbst besser kennenzulernen.

Manche Menschen sind ihr Leben lang auf der Suche nach ihrer Identität

Manche Menschen sind ihr ganzes Leben lang damit beschäftigt, ihre Unabhängigkeit und ihre Identität zu suchen. Oft sind es Leute, die, in Anlehnung an Erich Fromm, vor allem damit beschäftigt sind, zu »haben« statt zu »sein«. Diese Sorte von Unabhängigen ist vor allem auf ihre eigene Person zentriert. Es ist möglich, daß es ihnen gelingt, viel zu »haben«, vieles von dem anzusammeln, was nach den Kriterien unserer Gesellschaft ein »Muß« ist, das heißt jedoch nicht, daß ihnen dadurch auch das »Wohlbefinden« sicher wäre. Ganz im Gegenteil. Die ständige Suche nach dem eigenen Vergnügen, um die eigene Identität zu bestimmen, erinnert an das Bild eines Menschen, der dazu verdammt ist, die Stufen einer nie endenden, senkrechten Leiter eine nach der anderen hochzusteigen.

– »Ach, wenn ich diesen Posten bekäme, dann wäre ich jemand!«

– »Wenn ich mir dieses tolle Motorrad kaufen könnte, dann wäre ich jemand!«

– »Wenn ich heute abend neben dem Minister sitzen könnte, dann wäre ich jemand!«

– »Wenn ich mir dieses Haus kaufen könnte, dann wäre ich jemand!«

– »Wenn ich ein größeres Flugzeug kaufe, bin ich ein besserer Geschäftsmann.«

Menschen, die sich zu lange in dieser Phase der Unabhängigkeit aufhalten, haben kein Selbstvertrauen.
Sie können sich nur selbst achten, wenn sie dieses
oder jenes bekommen, und das kann manchmal
größenwahnsinnige Dimensionen annehmen, so
daß es zu Wahnvorstellungen und Paranoia kommen kann. Voltaire definiert in seinem Philosophi-
schen Wörterbuch den Wahnsinn folgendermaßen:
»Ein Zustand, in dem der Kranke Vorstellungen hat,
die nicht der Wirklichkeit entsprechen, den er aber,
als Folge dieser Vorstellungen, anschließend als ra-
tional ansieht.«

Definition von
»Wahnsinn«

Ein Mensch, der sich in der Phase der Abhängigkeit
befindet, sieht das Leben durch die Brille seiner Unsicherheit. Er reduziert die Welt und das Leben auf
die eigene unbedeutende Person, was zu einer
Überempfindlichkeit gegenüber Beleidigungen
führen kann; ganz gleich, ob diese real sind oder nur
in seiner Vorstellung existieren. Diese Haltung führt
dazu, daß man den anderen oder andere nur schwer
erträgt, und kann in der Folge die Tür zur Intoleranz öffnen.

Überempfindlich-
keit gegen
Beleidigungen

Im menschlichen Körper bedeutet Unabhängigkeit
Krebs und Tumor, sie entstehen dann, wenn bestimmte Zellen sich zu schnell reproduzieren, regel-
los, wenn sie, unabhängig von den Prioritäten des
gesamten Körpers, nur damit beschäftigt sind, sich
um jeden Preis so schnell und so oft wie möglich zu
teilen.

Das Streben nach Unabhängigkeit ist eine unverzichtbare Phase in der Persönlichkeitsbildung. Sie
läßt sich jedoch nicht nur am finanziellen oder materiellen Erfolg messen. Sie muß ebenso erlebt und
verarbeitet werden, und zwar sowohl emotional als

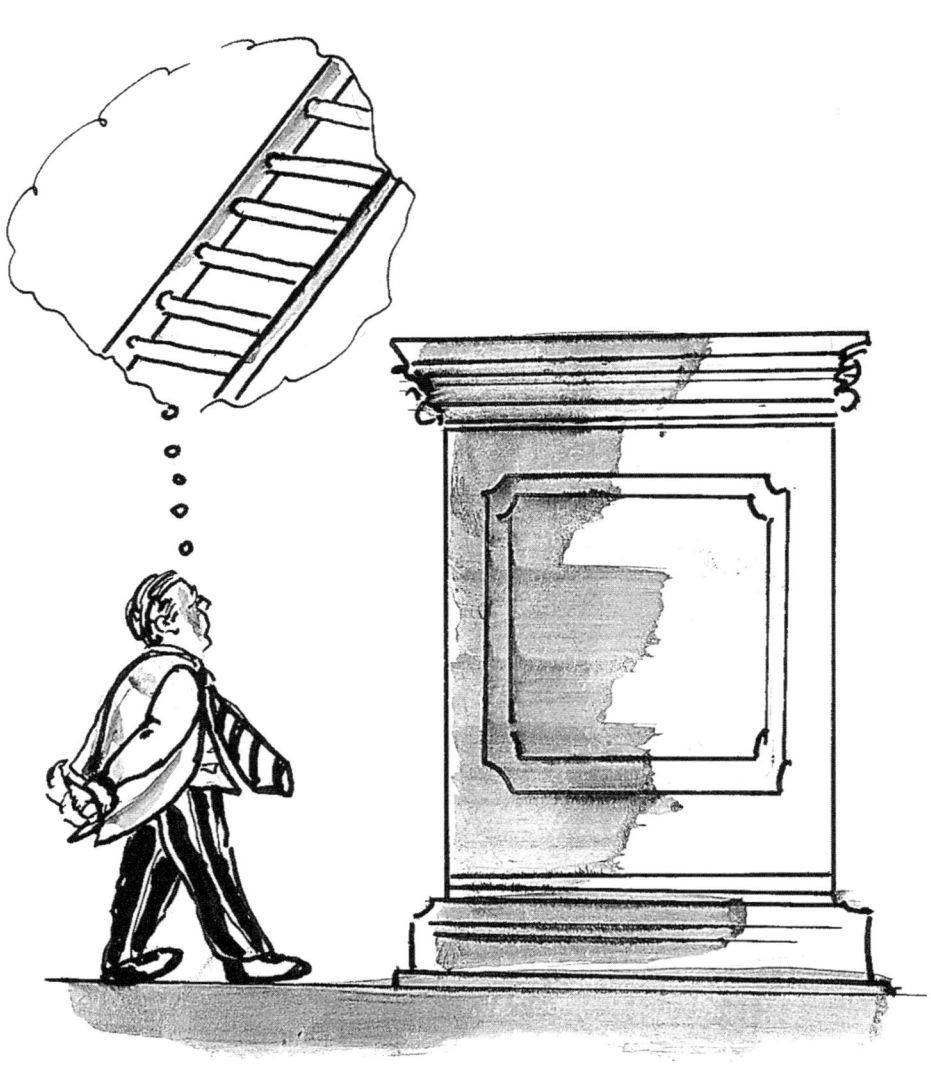

auch psychologisch. Bestimmten Menschen gelingt
es zum Beispiel nicht, den Vater symbolisch zu töten; sie erreichen die Unabhängigkeit erst nach dem
physischen Tod des Vaters. Wenn die Phase der Abhängigkeit zu gut geregelt ist, ist es sehr viel schwieriger, in die Phase der Unabhängigkeit überzugehen. Und wenn die Phase der Unabhängigkeit, die
Suche nach der eigenen Identität nicht abgeschlossen wird, ist es schwierig, wenn nicht unmöglich,
die Phase der wechselseitigen Abhängigkeit zu erreichen.

*Den Vater
symbolisch töten*

3. Die wechselseitige Abhängigkeit

Denken Sie wieder einen Augenblick an den menschlichen Körper. Wenn zum Beispiel ein Knie oder ein Wirbelgelenk in Abhängigkeit von einem Plattfuß gebracht werden, der nicht richtig arbeitet, so kann diese Situation zu einem Ungleichgewicht, zu Schmerzen oder Krankheit führen. Wenn ein Wirbelgelenk plötzlich beschließen würde, sein Leben in Unabhängigkeit verbringen zu wollen und sich nicht länger mit seinen Nachbarn und Nachbarinnen abzustimmen, könnte diese Situation schnell zu einer wunderschönen Lumbago führen, die nie ein Zustand des Wohlbefindens ist. Damit alle Körperteile harmonisch zusammenarbeiten können, müssen die Gelenke, die Muskeln und Organe im menschlichen Körper nach dem Prinzip der wechselseitigen Abhängigkeit arbeiten. Das gleiche läßt sich auch auf den einzelnen Menschen übertragen. Vielleicht sogar auf die Beziehungen von verschiedenen Ländern untereinander. Der Körper ist das *Der Körper ist das* perfekteste Modell für intelligentes Funktionieren. *perfekte Modell* Diese angeborene Intelligenz hat die größte Kom- *für intelligentes* petenz für wechselseitige Abhängigkeit im ganzen *Funktionieren* Universum!

Der Körper ist das perfekte Modell für intelligentes Funktionieren

Wechselseitige Abhängigkeit kann es jedoch erst dann geben, wenn die Phase der Unabhängigkeit abgeschlossen ist. Zuerst muß man seine eigenen Probleme gelöst haben, erst dann kann man erwarten, gut mit anderen auskommen zu können. Menschen, die sich in der wechselseitigen Abhängigkeit versuchen, ohne zuerst ihr Identitätsproblem gelöst zu haben, fallen oft in das Stadium der Abhängigkeit oder der Unabhängigkeit zurück.

Die eigenen Probleme müssen gelöst werden

Wechselseitige Abhängigkeit bedeutet Flexibilität und Harmonie im menschlichen Körper. Die

angeborene Intelligenz kann sich frei entfalten und
– in Kenntnis einer Vielzahl von Faktoren – immer
die besten Dispositionen treffen, um die optimalen
Lebensbedingungen aufrechtzuerhalten. Dies bedeutet Gesundheit und ein Wohlbefinden auf dem
Lebensfloß, dessen Tonnen sich untereinander abstimmen, um das Gleichgewicht so gut wie möglich
halten zu können. Bei einem Spaziergang im Wald
wird man keine Angst mehr haben, sich zu verlaufen, und weil man sein Ziel kennt, wird man jeden
Pilz und jede kleine Blume freudig wahrnehmen,
die das Leben so schön machen.

**»Ein guter Mensch ist der Freund alles
Lebendigen.«**
Mahatma Gandhi

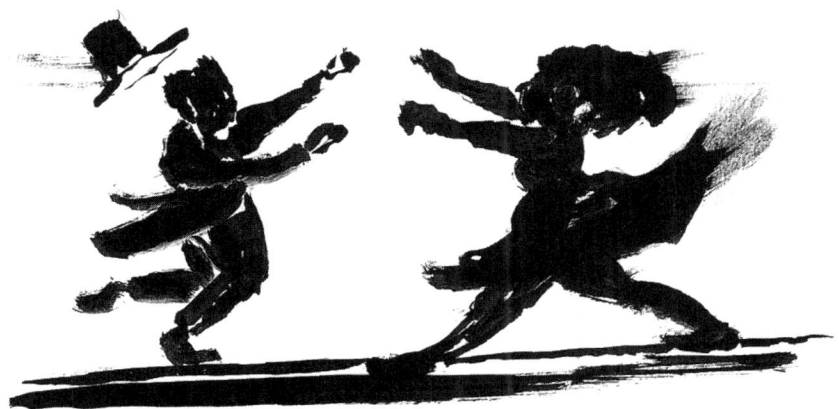

Es ist die Phase der Harmonie, der Toleranz, des
gegenseitigen Verständnisses. Es ist der Augenblick,
in dem man sich verliebt, in dem alles möglich erscheint. Der Moment, in dem man seine Sorgen,
seine Vorurteile, seine Unsicherheit, die Passanten

*Phase der
Harmonie*

und die Polizei vergißt und sich auf offener Straße
in die Arme fällt. Ganz gleich, ob es stürmt oder
schneit. Der Augenblick, in dem man vor nichts und
niemandem Angst hat, weil eine ungeheure Energie
den Körper durchströmt. Dieser wundervolle
Moment, der es möglich macht, sich Dinge vorzustellen, zu träumen, Künstler zu sein und Dichter
und in Gedanken »Ketten aus Regenperlen zu
pflücken«, wie Jacques Brel es besungen hat. Dann
Alle Hindernisse fallen alle Hindernisse; Alter, Geld, soziale Stellung
fallen spielen dann keine Rolle mehr. Es ist die Zeit des
Nonkonformismus, die es möglich macht, daß der
Prinz die einfache Schäferin, die Tochter des Chefs
den Arbeiter heiraten kann, in der es auch möglich
ist, daß ein Araber sich in ein schönes jüdisches
Mädchen verliebt oder der Kroate in eine Serbin
und es keine Rolle spielt, »was man dazu sagt«.

Einige Wochen, Monate oder Jahre später macht
dieser heilige Augenblick der Liebe Platz, die ganz
verschiedene Formen annehmen kann, deren Existenz jedoch immer mit der Erinnerung an diesen
außergewöhnlichen Drang aus sich selbst heraus
und hin zum anderen verbunden bleibt.

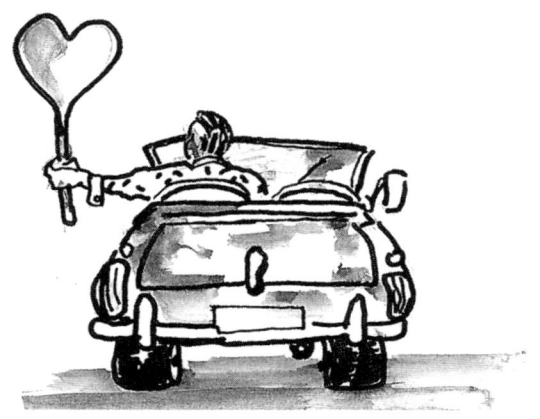

Wenn man einmal das Glück hatte, eine solch starke Emotion zu erleben, wird man sie nie mehr vergessen können, und sie wird das ganze spätere Leben und die Art, wie man das Leben sieht, beeinflussen. In der Phase der wechselseitigen Abhängigkeit zu leben, bedeutet, sich an jedem Tag seines Lebens, bis zum Tod, immer wieder neu zu verlieben. Nicht nur in eine Person, sondern in alle Menschen, ganz gleich ob sie jung oder alt, rot, schwarz oder violett sind. Es heißt auch, sich in die Sonne zu verlieben, den Wind, den Regen, den Schnee, die Wellen, sich in das Leben zu verlieben, die Kunst, die Natur. Neugierig auf alles zu sein, Lust haben, etwas zu lernen, anderen zu helfen, zu vergeben und mit ihnen zu teilen. Es heißt sogar, den Autofahrer hinter sich zu lieben, der hupt und sich an die Stirne tippt, weil man nicht schnell genug losfährt, wenn die Ampel grün wird.

Sich an jedem Tag seines Lebens immer wieder neu zu verlieben

In der wechselseitigen Abhängigkeit zu leben, heißt zu begreifen, daß alles miteinander verbunden ist, im menschlichen Körper wie im Universum. Es heißt begreifen, daß es kein »Nichts« gibt, weil jede Wirkung eine Ursache hat und alles eine Ursache sein kann. Es heißt begreifen, daß der kleinste Wassertropfen, der leiseste Hauch des Windes und die sanfteste chiropraktische Adjustierung eine oder mehrere Wirkungen haben, daß einige Mikrogramm zuviel oder zuwenig des Neurotransmitters Dopamin aus jedem Menschen einen Kranken machen können, daß schon ein kleines Lächeln die Macht hat, ein Leben zu retten, und daß man sich selbst etwas Gutes tut, wenn man liebenswürdig und hilfsbereit ist.

Alles ist miteinander verbunden

Es bedeutet auch, daß es einem gelungen ist, seine Ängste und seine Unsicherheiten zu besiegen, erwachsen zu sein und so besser abschätzen zu können, wie viele unzählige Möglichkeiten sich in jeder

Sekunde des Tages bieten. Es bedeutet, restriktive und reduzierende Überzeugungen durch weltoffene und freiheitliche zu ersetzen. Es heißt, die kindliche Unschuld wiederzufinden, Künstler, Poet, Träumer, phantasievoll und visionär zu sein. Ein Kind lebt in der Phase der »Abhängigkeit«, der Dependenz, der Erwachsene hingegen in der »Un-abhängigkeit«, der Independenz, (»in« bedeutet im Lateinischen das Gegenteil, zum Beispiel: Kompetenz und In-kompetenz). Die Vorsilbe »Inter« dagegen bedeutet »zwischen«, und so spricht man von der Interdependenz oder »wechselseitigen Abhängigkeit«, wenn man die Abhängigkeit der Dinge untereinander erkennt. Der Begriff der wechselseitigen Abhängigkeit ermöglicht es, sich

Sich selbst besser selbst besser tolerieren zu können, andere besser zu
tolerieren verstehen, sie zu schätzen, sie besser beurteilen und einschätzen zu können. Es bedeutet annähern, statt zu trennen, integrieren, statt zurückzuweisen. Hier öffnet sich eine Tür, hier bietet sich die Gelegenheit, das Leben so grundlegend anders zu sehen, daß die Idee der wechselseitigen Abhängigkeit vielleicht so-

Ein besseres gar zu einem besseren Verständnis des Todes führt,
Verständnis des weil sie es ermöglicht, dem Leben einen Sinn zu ge-
Todes? ben. Was würde es nützen zu sterben, wenn man nichts vom Leben verstanden hat?

»Erst wenn wir begreifen, daß uns das Leben nirgendwo hinführt, bekommt es einen Sinn.«
P. D. Ouspenski

Wozu sollte das Leben gut sein, wenn man in ständiger Angst vor dem Tode oder vor einer Krankheit lebt? Warum sollte man in der Angst vor dem Nachbarn leben oder vor dem Verlust der Arbeit? Warum in der Angst, zu versagen, nicht mehr geliebt zu werden, etwas zu verpassen? Hängt das Gefühl der

Angst nicht damit zusammen, daß man etwas nicht versteht?

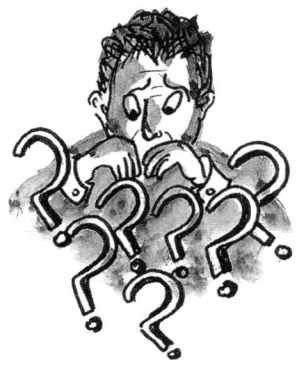

Wechselseitige Abhängigkeit ermöglicht es uns, unsere eigenen Ängste zu überwinden, zu begreifen, daß jeder Mensch viel mehr ist, als er zu sein glaubt. Selbst wenn Sie diese Zeilen in einem Krankenhaus lesen, sind Sie nicht einfach nur ein Patient oder ein Kranker. Sie sind in erster Linie Sie selbst. Sie können sich dafür entscheiden, den Kampf aufzugeben, oder sich entschließen, zu kämpfen und nicht zu vergessen, daß alles möglich ist. Daß ein Flügelschlag eines Schmetterlings in Tausenden von Kilometern Entfernung einen Sturm auslösen kann. Sie fangen an, die Verbindungen zu erkennen, die zwischen dem Kopf und dem Fuß, zwischen Ihren Worten, Ihrer Denkweise und Ihren Emotionen bestehen. Sie verstehen, daß Ihre Worte sowohl auf Sie selbst wie auch auf andere eine physiologische und eine psychologische Wirkung haben, und daß sich auch die Worte der anderen auf Sie selbst und auf Ihre geistige Verfassung auswirken. Vielleicht ist es auch an der Zeit zu begreifen, daß Ihre Gesundheit nicht von einem einzigen Medikament und auch nicht von drei oder vier Medikamenten abhängt, und Sie fangen an, über eine Alternative nachzu-

Ängste überwinden

Verbindungen erkennen

denken, weil die Gesundheit nicht von außen
kommt, sondern von innen.

Auch wenn man sich in einer Lebenssituation
befindet, in der man durch einen Unfall oder eine
Verletzung physisch abhängig ist, darf man nicht
vergessen, daß man dennoch im emotionalen, intel-
lektuellen und sozialen Bereich wechselseitige Abhängigkeit erleben kann. So kann man zum Beispiel
an einen Rollstuhl gefesselt und dennoch der größte
Physiker seiner Epoche sein, oder man kann, klein,
schwarz, einäugig und arm sein und dennoch einer
der talentiertesten und bekanntesten Sänger der
Welt werden, oder man verbringt dreißig Jahre lang
im Gefängnis und bewahrt sich dennoch die Fähigkeit, ein Staatschef zu werden.

Wechselseitige   Wechselseitige Abhängigkeit bedeutet Frieden,
Abhängigkeit Einheit, Harmonie, Glück. Dies äußert sich kör-
bedeutet Frieden perlich und psychisch in der Fähigkeit, mit relati-
ver Gelassenheit Situationen durchstehen zu kön-
nen, die für die überwiegende Mehrheit der
Menschen mit Streß verbunden wären. Solche
Menschen finden ihre Energie in sich selbst und
konzentrieren sich auf ihre eigene Leistungsfähigkeit. Sie können sechs Stunden schlafen und fünfzehn oder sechzehn Stunden arbeiten, ohne zu er-
müden; sie können öffentlich auftreten, immer
guter Laune sein, mit anderen kommunizieren, vor
den Massen sprechen, singen, tanzen, ernste und
lustige Rollen spielen. Sie sind Künstler. Sie können ihre Angst vergessen, allein, vor einer weißen
Leinwand oder vor Tausenden von Menschen vor
laufenden Kameras; auch wenn sie unter dem
Druck stehen, eine halbe Million Dollar zu gewinnen oder zu verlieren, oder es darum geht, einen
Put von zwei Metern beim Golfspiel zu schlagen.
Auch die großen Sportler sind Künstler, denn die
Tatsache, daß diese Athleten ihrer angeborenen In-

telligenz große Bedeutung zumessen, ist nicht zu-
fällig. Sie haben verstanden, daß schon der kleinste
Faktor ihre Leistungsfähigkeit beeinträchtigen
kann. Schon seit vielen Jahren sind diese Sportler
und Künstler, die immer bestrebt sind, ihr Bestes
zu geben, mit der Chiropraktik vertraut. Manche
lassen sich dreimal täglich kontrollieren! Obwohl
sie unter einem gewaltigen Druck stehen, körperliche Strapazen aushalten müssen, bei Reisen unter
den Zeitverschiebungen leiden, sich physisch total
verausgaben und erschöpft sind, obwohl sie psychische Belastungen ertragen müssen, durch Streß,
Umweltfaktoren oder eine große Herausforderung
– Menschen, die nach dem Prinzip der wechselseitigen Abhängigkeit leben, wissen, wie man Ruhe
bewahrt.

Schon der kleinste
Faktor kann die
Leistungsfähigkeit
beeinträchtigen

»Wenn der Geist aufgewühlt ist, wird die Vielfalt
der Dinge sichtbar, wenn der Geist ruhig ist, ver-
schwindet sie.«
D.T. Suzuki

»Mein Leben ist eine unteilbare Einheit, und alle
meine Tätigkeiten begegnen sich darin: Sie haben
alle ihren Ursprung in meiner unerschöpflichen
Liebe für die Menschheit.«
Mahatma Gandhi

Die Leute

In meinen fünfundzwanzig Berufsjahren hatte ich
die Gelegenheit, einer großen Anzahl von Leuten,
die nach dem Prinzip der wechselseitigen Abhängigkeit leben, zu begegnen und sie zu behandeln.
Dabei hatte ich jedes Mal erneut die Freude, den

Reichtum der menschlichen Natur zu entdecken. In der Chiropraktik lernt man verschiedene Personentypen nach körperlichen Merkmalen zu unterscheiden, die uns die Haltung und die Analyse liefern. Ich benutze diese Klassifizierung zwar auch bei meiner Arbeit, halte mich jedoch nicht sklavisch daran, denn ich bin der Meinung, daß es immer vereinfachend und einschränkend ist, zu versuchen, einen Menschen anhand von drei oder vier Kriterien zu definieren.

Der menschliche Körper gleicht einem Fluß

Keine Klassifizierung oder Katalogisierung reicht aus, die Einzigartigkeit eines Lebewesens zu beschreiben, eines Wesens, das sich anpassen und sich verändern kann. Der menschliche Körper gleicht einem Fluß, den man beobachtet; es ist niemals dasselbe Wasser, das unter der Brücke hindurchfließt, denn in jeder Minute sterben hundert Millionen Zellen und werden hundert Millionen neue Zellen geboren, und auch der Himmel oder das Meer sind im Abstand von einer Sekunde niemals die gleichen. Wenn man die verschiedenen Entwicklungsstufen – Abhängigkeit, Unabhängigkeit und wechselseitige Abhängigkeit – betrachtet, darf man nicht vergessen, daß auch alle Kombinationen dieser Phasen möglich sind. Man darf sich nicht in die eine oder andere Kategorie einsperren lassen, denn dies wäre wiederum ein Gefängnis. Daher ist es sinnvoll, ab und zu Bilanz zu ziehen, festzustellen, was uns einengt, was uns daran hindert, frei zu werden, glücklich und gesund zu sein. Wo sind Ihre Grenzen?

Wo sind Ihre Grenzen?

»*Es ist unsere Pflicht als Mensch, so vorzugehen, als ob die Grenzen unserer Fähigkeiten nicht existierten.*«
Pierre Teilhard de Chardin

Aus dem Gefängnis heraustreten heißt, die eigenen Grenzen zu überschreiten, fähig zu sein, darüberhinaus zu blicken, eine andere Sichtweise zu haben. Wieder einmal trifft dies auf einen Künstler zu. Es fällt sehr leicht, einen Unterschied in der Einstellung von Leuten, die sehr reich sind, und von Leuten, die glauben, reich zu sein, zu bemerken. Der grundlegende Unterschied besteht darin, daß die erste Gruppe ganz in der wechselseitigen Abhängigkeit lebt; die zweite lebt dagegen in der Phase der Abhängigkeit. Sie ist immer damit beschäftigt, die eigene Identität zu suchen, oder wird von Rachegefühlen gegenüber der Kindheit, der Welt oder dem Leben motiviert. So wie »die Kutte nicht den Mönch macht«, macht nicht das Geld den Reichtum aus, sondern der Mensch. Dieses Paradoxon ist mir häufig begegnet, denn ich habe Menschen in bescheidenen Verhältnissen kennengelernt, die ich sehr reich fand, und Millionäre, die mir sehr arm vorkamen.

Nicht das Geld macht den Reichtum aus, sondern der Mensch

Einmal begegnete ich einem Mann an seinem Totenbett, der mir folgendes sagte:

»Wissen Sie, Doktor, ich glaube, ich bin der reichste Mann auf der Welt. Ich kann es zwar aus politischen Gründen nicht zugeben, aber glauben Sie mir, es ist die Wahrheit. Ich besitze achtzig Tonnen Gold, aber niemand wird sie je finden, denn sie sind in Frachtschiffen versteckt, die um die Welt fahren. Bedenken Sie, was ich Ihnen geben könnte, wenn Sie mir helfen können.«

Dieser Mann, der sich am Ende seines Lebens sehr reich vorkam, hatte nichts zu geben. Er kannte kein Bedauern, keine Gewissensbisse und keine Großzügigkeit; denn es ist nicht möglich, achtzig Tonnen Gold anzusammeln, wenn man großzügig ist. Dieser Mann starb im Exil wie ein Diktator, gefangen in der Phase der Abhängigkeit, in einer wunderschönen Villa mit Blick auf den Pazifik, den er jedoch nicht sehen konnte, weil die Fensterläden immer geschlossen waren. Im Garten waren ständig fünfzig Polizisten, bewaffnet und mit Helmen, Telefonen, Walkie-Talkies und Hunden, die ihn Tag und Nacht bewachten. Als ich das Haus verließ, hatte ich zuerst etwas Mitleid mit diesem armen Mann. Ich mußte dann jedoch sehr schnell lachen, weil ich das Leben sehr merkwürdig fand, wenn ich mir vorstellte, daß dieser ganze Sicherheitsdienst, der einem so reichen Mann zur Verfügung gestellt wurde, von ehrlichen Steuerzahlern, wie Sie und ich, bezahlt wurde, die keine Ahnung davon haben, wohin ihr Geld fließt!

Ein reicher armer Mann

Liebe

Leute, die wirklich sehr reich sind, ähneln seltsamerweise oft den Leuten, die sehr reich an Intelligenz und Geist sind. Wie die wahren Künstler arbeiten sie nicht für Geld, eine sofortige Anerkennung und auch nicht für eigene, kurzfristige Interessen. Es ist etwas anderes, das sie motiviert. Man hat immer den Eindruck, daß sie ihre Intelligenz und ihre Vorstellungskraft für etwas aufwenden, das über ihnen steht. Sie arbeiten nicht, sie tun, was ihnen Spaß macht; sie lieben, was sie tun. Sie zählen am Ende des Tages nicht die Stunden und nicht ihr Geld, sie kennen kein Wochenende, sie identifizieren sich mit ihren Projekten, sie investieren in Träume. Sie leben und sie verwirklichen sich in dem, was sie tun. Stellt man sich so nicht das Leben eines Künstlers vor? Es scheint, daß nicht der Profit sie motiviert, sondern ihr Wunsch, etwas zu verwirklichen, das noch nicht verwirklicht ist. Sie sind keine Konformisten und weigern sich, sich an allgemein

Wunsch, etwas zu verwirklichen

anerkannte Grenzen zu halten; sie sind fähig, über
die bestehende Ordnung hinauszudenken, und öffnen so die Türe zu gigantischen Potentialen. Fest in-
stalliert auf ihrem Floß, überqueren diese Unternehmer die Ozeane, bedienen sich fremder
Sprachen und sind nicht in Vorurteilen gegenüber
Rassen, Farben und Religionen gefangen. Statt zu
trennen, nähern sie an; sie vergessen, realistisch zu
sein, und schaffen jeden Tag neue wechselseitige
Abhängigkeiten, indem sie zum Beispiel neue Han-
delsbeziehungen zwischen verschiedenen Ländern
aufbauen oder das Risiko eingehen, in politisch instabilen Ländern zu investieren. Sie setzen auf die
Zukunft, bauen Fabriken, in denen Tausende von
Menschen Arbeit finden, schaffen neue Brücken
oder Eisenbahnlinien, zuerst in ihrer Vorstellung, in
Südafrika zum Beispiel, und dann realisieren sie ihr
Projekt. Sie planen und führen den Bau einer Stadt,
bestehend aus Hotels und Spielcasinos – Sun City,
dreihundert Kilometer von jeder Zivilisation entfernt –, bis ins kleinste Detail aus. Für einen Bissen
Brot kaufen sie Wüsten, Land, das niemanden interessiert, denn sie sind in der Lage, sich die Zukunft
auszudenken. Sie sind die einzigen, die an etwas
glauben, das für die Mehrheit utopisch, sinnlos und
überflüssig erscheint. Das ist der Grund, warum
viele Menschen dieses Typus, wie viele Künstler
auch, in den Augen der Öffentlichkeit als exzen-
trisch gelten.

Auf die Zukunft setzen

In der Phase der wechselseitigen Abhängigkeit
leben zu können ist keine Frage des Geldes. Es erfordert die geistigen Fähigkeiten, sich von Vorurteilen, Gewohnheiten und hemmenden, einschränkenden Überzeugungen befreien zu können. Dazu
ist es notwendig, sich aus der Phase gelöst zu haben, in der ein Kind vor seiner Mutter davonläuft,
um seine Tüchtigkeit und Unabhängigkeit zu be-

*Eine Tür, die sich
zur Unendlichkeit
öffnet*

weisen. Die Phase der Unabhängigkeit ist eine wichtige Entwicklungsphase, aber nicht das Ziel an sich. Auch die wechselseitige Abhängigkeit ist kein Ziel, sondern eine Tür, die sich zur Unendlichkeit öffnet. Sie ist die Freiheit und der eigentliche Beginn des Lebens. Man muß kein Millionär oder Milliardär sein, um diese Stufe zu erreichen. Die Mehrzahl der Dichter, Künstler, der Visionäre, der Wissenschaftler und der großen Philosophen haben sie erreicht. Aber sie sind nicht die einzigen. Viele Leute, von denen man nur wenig spricht, leben in der wechselseitigen Abhängigkeit. Trotzdem kann man diese Menschen leicht erkennen: Es sind die Menschen, die das Wohlbefinden gefunden haben. Sie sind glücklich, fühlen sich wohl in ihrer Haut, in Gegenwart anderer und im Leben. Man trifft sie in allen sozialen Schichten. Manchmal sind es Bauern, die ihre Arbeit und die Natur lieben; manchmal trifft man Künstler, die stolz auf ihr Werk sind; manchmal Ärzte und Therapeuten, die ihren Beruf lieben und die Menschen, für die sie Sorge tragen; manchmal Krankenschwestern, die sich aufopfern, oder Lehrer, die die Kinder lieben und die verstanden haben, daß sie mit ihrer Einstellung ein Leben aufbauen oder zerstören können. Die Liste ist lang, denn sie umfaßt auch alle Menschen, die sich selbst und andere respektieren, die ihre Arbeit so gut wie möglich machen, und alle, die geben und die teilen können. Solche Menschen sind selten krank, aber wenn sie aus ihrem Leben erzählen, passiert es nicht selten, daß sie zugeben, seit einer schweren Erkrankung, einem Unfall oder einer schweren Depression das Leben anders zu sehen. Daß diese Phase in ihrem Leben eine Art »Klick« ausgelöst hat, der es ihnen ermöglichte, ihre Gewohnheiten und alten Überzeugungen über Bord zu werfen.

*Alte
Gewohnheiten
über Bord werfen*

»Jeder Mensch kann groß sein. Denn jeder kann für etwas nützlich sein. Man braucht keinen Universitätstitel, um nützlich zu sein. Es ist auch nicht unbedingt nötig, daß man das Verb dem Subjekt anpassen kann. Man muß auch nicht Platon oder Aristoteles kennen oder die Relativitätstheorie von Einstein oder den zweiten Hauptsatz der Thermodynamik, um nützlich sein zu können. Alles was man braucht, ist ein Herz voller Gnade und eine Seele, die die Liebe hervorgebracht hat.«

Martin Luther King, junior

Alle Menschen, die in der Phase der wechselseitigen Abhänigigkeit leben, haben eines gemeinsam, und diese Gemeinsamkeit ist die Fähigkeit zu lieben. Sich selbst, die anderen, die Natur und die Welt. Die

Liebe ist der eigentliche Schlüssel zu Glück und Gesundheit.

»Lieben Sie, bis es ihnen wehtut. Wahre Liebe ist immer schmerzhaft und tut weh: Dann erst wird sie wahr und rein.«
»Ein fröhliches Herz ist das unvermeidliche Ergebnis eines Herzens, das vor Liebe brennt.«
Mutter Teresa

»Eines Tages, nachdem wir den Wind, die Wellen und die Schwerkraft besiegt haben, werden wir für Gott die Energien der Liebe ernten. Dann wird der Mensch, zum zweiten Mal in der Geschichte der Erde, das Feuer entdecken«.
Pierre Teilhard de Chardin

Das Zeitalter des Feuers

*»Das 21. Jahrhundert wird religiös sein,
oder gar nicht.«*
André Malraux

André Malraux bezieht sich nicht auf Gott, wenn er
das Wort »religiös« (lat.: re-ligare = verbinden) verwendet. Er will damit ausdrücken, daß das 21. Jahrhundert die Menschen einander näherbringen muß,
statt sie weiterhin voneinander zu trennen. Die
Frage ist nun, was die Menschen einander näherbringen wird. Wie wird die neue Weltreligion
heißen? Profit? Machtstreben? Wird es durch die
Vergrößerung der Unterschiede zu einer gesellschaftliche Krise kommen, die in allen Ländern an
Boden gewinnt, auch in denen, die sich als die am
weitesten industrialisierten und die demokratisch-
sten verstehen? Oder wird es eine menschlichere
Religion sein, die gerechter sein und das Wohlbefinden und die Gesundheit der einzelnen Menschen respektieren und zu ihrer Priorität erheben wird?

*Was wird die
Menschen einan-
der näherbringen?*

Bis heute scheinen die verschiedenen religiösen
Kulturen der Menschheit eher als Vorwand für
Machtkämpfe und Diskriminierungen zu dienen,
als zur Annäherung der Menschen untereinander
beizutragen. Im Jahre 1996 bilden die Religions-
kriege den größten Anteil an den weltweiten Konflikten, und es ist unwahrscheinlich, daß allein der
Beginn eines neuen Jahrhunderts dazu führt, diese
Situation auf einen Schlag zum allgemeinen Wohl
der Menschheit umzukehren.

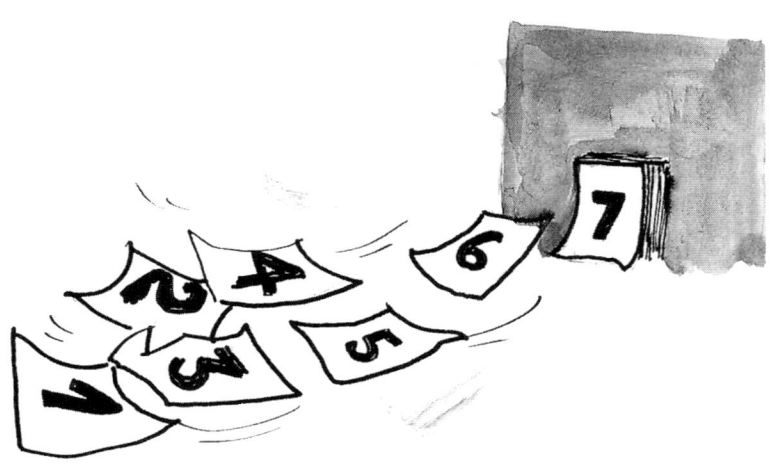

Die Frage nach dem Geburtsdatum

Wenn ein Patient zum ersten Mal in ein Sprechzimmer kommt, ist eine der ersten Fragen, die man ihm stellt, noch vor der Frage, was ihm fehlt oder unter welcher Krankheit er leidet, die Frage nach seinem Geburtsdatum. Wenn es etwas gibt, das die Menschen auf dem Planeten Erde unwidersprochen miteinander verbindet, dann ist es die Geburtsstunde der Menschheit. Wie alt sind wir?

Um das fehlende Wohlbefinden in der Gesellschaft, das die Summe des individuellen Mangels an Wohlbefinden bildet, verstehen zu können, muß man diese Gesellschaft in einen historischen Kontext bringen, der 15 000 Millionen Jahre zurückliegt, denn dort liegt nach allgemeiner Übereinstimmung die Geburtsstunde unseres Universums.

Reduktion der Geschichte des Universum auf 365 Tage

Um die Sache zu vereinfachen, denn es ist schwierig, sich einen solch langen Zeitraum vorzustellen, tun wir das, was die Mathematiker eine Reduktion nennen: wir reduzieren diese 15 000 Millionen Jahre auf die Länge eines Filmes, der 365 Tage dauert. Sind Sie bereit?

Es wäre schlecht, wenn Sie den Anfang verpassen würden, denn er beginnt am ersten Januar mit einer gewaltigen Explosion, die nur eine hundertmillionstel Sekunde dauert. Fünfundzwanzig Minuten später kühlt das Universum ab, und es bilden sich stabile Atome. Dann passiert bis Ende Januar nichts weiter, es bildet sich lediglich eine große Gaswolke. Im Februar und im März kristallisieren diese Gase in Form von Galaxien und Sternen aus, und von Zeit zu Zeit explodieren Sterne. Im Film läuft jetzt alles sehr langsam ab, man muß bis Ende September warten, also länger als acht Monate, bis unser Sonnensystem entsteht. Ab diesem Zeitpunkt beginnen die Dinge, sich zu beschleunigen. Komplexe Moleküle entstehen, und nach zwei Wochen, Anfang Oktober, erscheinen die ersten Algen und Bakterien. Aber beruhigen Sie sich, es passiert nichts weiter, nur die Bakterien verändern sich langsam, entwickeln eine Woche später die Photosynthese, und innerhalb von fünf Wochen bildet sich eine Ansammlung von Sauerstoff, es ist Anfang November.

Unser Sonnensystem entsteht

Anfang Dezember erscheint der erste primitive Mehrzeller, und eine Woche später gehen die ersten Wirbeltiere an Land; für eine Woche sind die Dinosaurier die Herrscher der Welt, von Weihnachten bis zum 30. Dezember mittags. Der erste Mensch erscheint mittags am 31. Dezember, um elf Uhr abends geht er auf zwei Beinen, und dann geht alles sehr schnell. Eineinhalb Minuten vor Mitternacht fängt der Mensch an zu sprechen, in den letzten dreißig Sekunden beginnt er mit dem Ackerbau. Christus erscheint viereinhalb Sekunden vor Ende des Films, die industrielle Revolution findet drei zehntel Sekunden und der Zweite Weltkrieg eine zehntel Sekunde vor Mitternacht statt. Der Rest ist nur noch ein Blitz.

Der erste Mensch erscheint

Das Szenario für diese Geschichte stammt aus
dem Buch »*The Awakening Earth*« von Peter Russel.

Wenn man diesen Zeitstrahl benutzt, wird man begreifen, daß der Mensch noch ein kleines Kind ist,
denn er existiert erst seit einem halben Tag auf der
Erde. Der echte Zeitraum dieses halben Tages entspricht zwei Millionen Jahren, verglichen mit den
15 000 Millionen Jahren, die das Weltall schon existiert. Dies führt uns deutlich vor Augen, daß der
Mensch keine Minute verloren hat, Raketen zu entwickeln, die in der Lage sind, unseren Planeten ein
paarmal zu zerstören, und die riesigen Vorräte an
Kohle, Naturgas oder hunderte Millionen Jahre al-
tem Erdöl fast vollständig zu verbrauchen. Der
Mensch vernichtet die Wälder, vergiftet die Seen, die
Flüsse und das Meer. Er hat es außerdem verstanden, seine Nahrung durch Nahrungsmitteltechni-
ken, die mehr auf Rentabilität als auf Qualität aus-
gerichtet sind, auszulaugen.

In welcher Phase befindet sich nun der Mensch am
Ende des 20. Jahrhunderts? In der Abhängigkeit,
der Unabhängigkeit oder in der wechselseitigen Abhängigkeit?

Die Antwort liegt auf der Hand. Der Mensch befindet sich genau zwischen der Phase der Abhängigkeit und der Phase der Unabhängigkeit. Der
Mensch saugt noch an der Brust seiner Mutter, Gaia,
der Erde, und träumt gleichzeitig davon, zu beweisen, daß er schon groß ist, daß er die Natur, die Erde
und sogar – warum auch nicht – nebenbei auch noch
einige seiner kleinen Klassenkameraden kontrollieren und manipulieren kann.

Diese Haltung zeugt nicht gerade von großer
Reife, denn der Mensch und seine Umwelt bilden
eine untrennbare Einheit, und es ist schwierig, sich

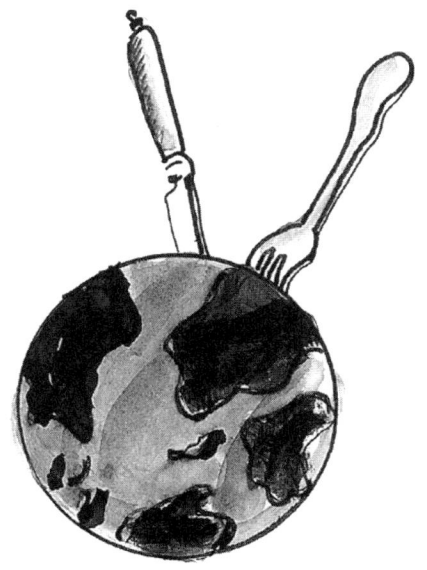

den Begriffen Wohlbefinden und Gesundheit an-
zunähern, ohne an die Luftverschmutzung, die
Gewalt, den Egoismus, das Sektierertum und den
Fanatismus zu denken, die ernsthafte Bedrohungen darstellen. Es ist höchste Zeit, sich klarzumachen, daß der Mensch nicht von der Natur getrennt existiert, sondern aus ihr hervorgegangen
ist, daß die Natur lebt, und der Mensch in ihr, und
daß diese Verbindung kein Flirt bei einem
Sonntagnachmittagsspaziergang im Wald ist, sondern eine Verbindung auf Leben und Tod, denn
ihre Schicksale sind miteinander verbunden. Jahr-
hundertelang haben wir uns wie die Eroberer der
Welt aufgespielt und sind doch nur ihre kleinen
Kinder. Der Mensch hat gemessen, Schranken auf-
gestellt, Grenzen gezogen. Er hat alles gezählt,
klassifiziert und studiert, was man auf der Erde
und im Himmel zählen konnte, vom Kleinsten bis
zum Größten, und er hat dabei Lernen mit Begreifen verwechselt. Die Stunde ist gekommen zu

*Der Mensch lebt
nicht von der
Natur getrennt,
sondern in ihr*

begreifen, zusammenzuführen, statt zu trennen, uns wieder mit unserem eigenen Körper zu verbinden, die verschiedenen Teile des Körpers wieder miteinander zu verbinden, Geist und Körper zu verbinden sowie die Menschen untereinander und die Wissenschaften, damit sie sich in den Dienst von Wohlbefinden und Gesundheit stellen.

»Wir haben eine Vision, die von vielen Menschen geteilt wird, die Vision einer Kohäsion, einer planetaren Verantwortung. Ich würde sagen eines neuen Pantheismus. Ein Gefühl der Zugehörigkeit zu unserer Erde, eine neue Mythologie: Anstelle einer Gottheit außerhalb der Welt, eine Gottheit, die aus der Welt hervorgeht.«
Prorogine, Nobelpreisträger für Chemie

Die Religion von der Malraux spricht, ist weder eine Theorie noch ein ideologisches Marketing. Sie ähnelt einem kollektiven Gewissen, einem einheitlichen Denken, das aus dem Gefühl der Zugehörigkeit zur Erde erwächst, denn im Universum sind alles und jedes miteinander verbunden. Diese »Kohäsion«, von der Professor Prorogine spricht, diese »Gottheit, die aus der Welt hervorgeht«, erinnert sie nicht an den menschlichen Körper und an seine angeborene Intelligenz?

Im Universum sind alles und jedes miteinander verbunden

»Sie erkennen, daß auf dieser kleinen Scheibe, diesem kleinen blauen und weißen Ding, all das ist, was Ihnen etwas bedeutet: Die Geschichte, die Musik, die Poesie, die Kunst, der Tod, die Geburt, die Liebe, die Freude und das Spiel, all das befindet sich auf diesem kleinen Fleck dort unten ... Dann begreifen Sie, daß Sie selbst ein Teil dieses ganzen Lebens sind ... Und wenn Sie dann zurückkommen, sehen Sie die Welt anders. Es gibt

**einen Unterschied in dieser Verbindung zwischen
Ihnen und dem Planeten, zwischen Ihnen und all
den anderen Formen des Lebens auf der Erde, weil
diese Erfahrung Sie verändert hat.«**
Russel Schweikart, Astronaut

Zu begreifen, daß »Sie ein Teil dieses ganzen Lebens sind«, wie Russel Schweikart schreibt, heißt,
die Phase der Unabhängigkeit hinter sich zu lassen
und sich der wechselseitigen Abhängigkeit zu
nähern. Das heißt weiter, die verschiedenen Verbindungen zu erkennen, statt Gefangener einengender Überzeugungen zu sein. Es bedeutet, das
Leben aus einem anderen Blickwinkel zu sehen.
Vom Weltraum aus erschien die Erde den Astronauten wie eine Scheibe, viermal so groß wie der
Mond und fünfmal so hell. Dies erlaubte ihnen,
eine Vision von der Welt zu haben, die sich von
unserer unterscheidet. Und dennoch handelt es
sich um die gleiche Erde.

*Sie sind ein Teil
dieses ganzen
Lebens*

Profit, Rentabilität und Produktion sind die Prioritäten, die den Überzeugungen unseres Zeitalters
entsprechen. Wenn ein Mensch oder eine Gesellschaft gefräßig sind, machen sie sich dadurch selbst
krank. Bis jetzt haben der Mensch und die Gesellschaft die Dinge auf die leichte Schulter nehmen
können, weil sie glaubten, daß – dank Alka Selzer –
alles erlaubt sei. Warum sollte man auch nicht gefräßig sein, wenn man doch die Symptome dieser
Gefräßigkeit, dank unser Wissenschaft und unserer
Technologie, behandeln kann? Das 21. Jahrhundert
ist ein endgültiger Wendepunkt, denn wir müssen
darauf hoffen, daß die Menschen endlich begreifen,
daß es, statt die Folgen der Gefräßigkeit zu behandeln, vielleicht intelligenter wäre, den Ursachen für
diese Gefräßigkeit auf den Grund zu gehen und da-

*Profit,
Rentabilität und
Produktion sind
die Prioritäten
unseres Zeitalters*

*Den Ursachen für
diese Gefräßigkeit
auf den Grund
gehen*

durch zu vermeiden, daß sie sich in einer unangenehmen Lage wiederfinden.

Was wird sich auf der Kinoleinwand abspielen?
Wenn wir in den Film der Geschichte unseres Lebens zurückkehren, so dürfte es kaum einige Minuten dauern, bis wir neue Menschen kommen sehen:
Unsere Nachfahren, die dazu verdammt sind, klüger zu sein als wir.

Unglück, Krankheit und Schmerzen sind Symptome, lebenswichtige Informationen, die über eine
Situation informieren. Seine ganze Energie darauf
auszurichten, diese Symptome auszumerzen, zeugt
von der Einstellung, der Schmerz sei ein Feind, den
man systematisch und um jeden Preis bekämpfen
müsse. Der Schmerz hat etwas Gutes, er ist keine
göttliche Strafe und kein Irrtum der Natur; er ist im

Der Schmerz ist Gegenteil eine wertvolle Information, die uns etwas
eine wertvolle bewußt machen will. Von der Interpretation dieser
Information Information hängen das Wohlbefinden, die Gesundheit und das Glück ab. Wenn ein Säufer morgens aufwacht, so kann er glauben, daß seine Kopfschmerzen davon kommen, daß er einige Stunden
nicht getrunken hat; er kann aber auch – in einem
lichten Moment – die Dinge unter einem anderen
Blickwinkel sehen, auf den Stuhl hinter meinem
Schreibtisch steigen, die Erde vom Mond aus betrachten oder auf einen Baum klettern und begreifen, daß es der Alkohol ist, der die Kopfschmerzen
verursacht.

Wenn er dann fähig ist, Bilanz zu ziehen, wird er
vielleicht seine Meinung und seine Überzeugungen
ändern können, die ihn in Abhängigkeit vom Alkohol halten. Er wird endlich begreifen, daß leben
nicht bedeutet, jeden morgen mit Kopfschmerzen
aufwachen zu müssen.

Dieser Säufer kann täglich Tausenden von Menschen auf der Straße begegnen, die ihn mitleidig,

voller Verachtung oder abschätzig ansehen; aber alle diese Blicke können ihn nicht dazu bringen, seine Meinung zu ändern. Eines Tages jedoch, vielleicht nach einem Unfall, einer Krankheit, einem Aufenthalt im Krankenhaus oder weil sich eine Hand auf seine Schulter oder sein Herz legt, wird es möglich, daß er sich eine Veränderung vorstellen kann, weil er nicht alleine ist. An diesem Tag wird sich für ihn eine Tür öffnen: Er wird die Freiheit entdecken und die Straße zu Wohlbefinden, Glück und Gesundheit sehen können. An diesem Tag wird der neue Mensch erkennen, daß er seine Erfahrung mit anderen teilen muß, um einem anderen Menschen helfen zu können, der auch allein ist und leidet. An diesem Tag wird sein Leben einen Sinn bekommen.

Der Schlüssel zu Wohlbefinden, Gesundheit und Glück liegt in jedem von uns.

Der Schlüssel zu Wohlbefinden, Gesundheit und Glück liegt in jedem von uns

»*Ein Mensch kann sein Leben verändern, indem er seine Geisteshaltung ändert.*«
William James

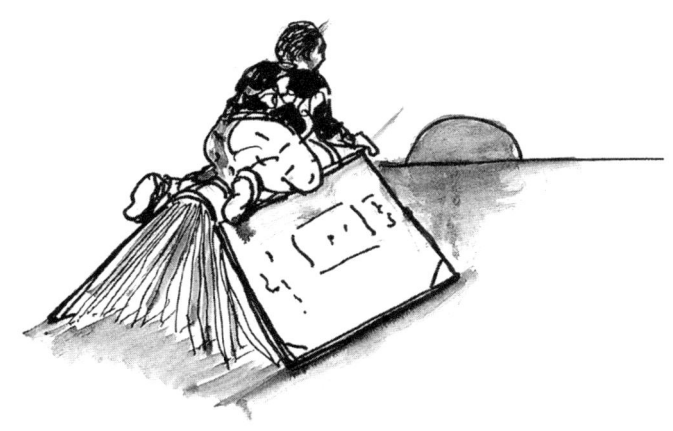

Man muß fähig sein, seine Phantasie zu entwickeln

Bevor man darauf hoffen kann, das Wohlbefinden, die Gesundheit und das Glück zu finden, muß man zuerst fähig sein, Phantasie zu entwickeln. Damit man sich aus dem Gefängnis befreien kann, müssen die Wände, die Gitter und die Gräben durch die Vorstellung ersetzt werden, daß alle Dinge untereinander verbunden sind, daß es die wechselseitige Abhängigkeit ist, die das Leben ausmacht. An diesem Tag werden die Nahrung, die Haltung, die Sprache, die Beweglichkeit, die Flexibilität des Körpers und sein Geist – der die Toleranz, die Liebe und die Bereitschaft zu helfen und zu teilen, zuläßt – von der Kraft des Wohlbefindens und der Gesundheit erfüllt.

Der Aufbruch

1. Alles beginnt damit, daß Sie sich Ihrer Situation bewußt werden, und ich hoffe, daß Ihnen dieses Buch dabei helfen kann, und wenn nicht dieses, dann vielleicht ein anderes, eine Begegnung, ein Zeitungsartikel. Was es ist, hat keine große Bedeutung. Das Wichtigste ist, daß Sie diesen Absprung schaffen, diese erste Entscheidung treffen, ohne die nichts möglich ist.

Werden Sie sich Ihrer Situation bewußt

2. Dann geht es darum, die eigene Situation unter allen Gesichtspunkten zu bilanzieren: Familie, aktuelle Lage, Sorgen, Streß, Pluspunkte, Schwachpunkte, Unfälle, Krankheiten, Operationen.

Ziehen Sie Bilanz

3. Anschließend, nach dem Aufstellen dieser Bilanz, können Sie auf einen Baum steigen und sich umsehen, um sicher zu sein, daß Sie sich nicht im Wald verlaufen haben. Von dort oben können Sie vielleicht ein Ziel ausmachen, Bezugspunkte wählen.

Wählen Sie Bezugspunkte

4. Wenn Sie wieder vom Baum heruntergestiegen sind, sollten Sie, bevor Sie losgehen, Ihre Ansichten überprüfen. Die Art, wie man denkt, beeinflußt das Funktionieren des Körpers. Betrachten Sie auch die verschiedenen Schocks und wichtigen Ereignisse in Ihrem Leben noch einmal aus einem anderen Blickwinkel. Stellen Sie sich vor, Sie seien ein Regisseur in Hollywood und müßten eine Szene umschreiben. Was würden Sie verändern?

Überprüfen Sie Ihre Ansichten

5. Respektieren Sie sich selbst. Machen Sie sich keine Vorwürfe, Ihre Vergangenheit ist ein Erbe, aber nicht die Zukunft. Die Qualität Ihrer Empfindungen hängt sehr stark vom Verlauf Ihrer Geburt ab. Dieser erste Streß in Ihrem Leben bleibt bis zum Tode Ihr Maßstab. Jedesmal, wenn Sie mit

Respektieren Sie sich selbst

einem neuen Streß konfrontiert werden, wird er an
dieser ersten Erfahrung gemessen. Zögern Sie
nicht, erlernen Sie die Kampfkünste, das QiGong,
die richtige Atmung. Lassen Sie sich von einem
Doktor der Chiropraktik adjustieren, er wird die
Verspannungen lösen, die Sie sicherlich schon seit
Jahren haben.

Lernen Sie, Ihren
Körper zu
respektieren

    6. Lernen Sie, Ihren Körper zu respektieren. Er
ist nicht der größte Dummkopf und auch nicht einfach ein Transportmittel, das Sie einfach so benutzen und mißbrauchen können. Denken Sie an seine
angeborene Intelligenz, und welches Glück es bedeutet, einen solchen Freund fürs Leben zu haben.
Respektieren Sie Ihre Einzigartigkeit, Ihre Individualität: Sie sind Sie selbst. Sie sehen vielleicht nicht
aus wie das Fotomodell in einer Illustrierten, aber
Sie haben mehr oder zumindest genausoviel zu geben wie diese Person. Das garantiere ich Ihnen. Ein
Leben, das sich ganz in die Abhängigkeit der Ästhetik begibt, ist ein sehr trauriges Leben. Denn wenn
sich auch die Natur für die meisten von uns bis zum
Alter von etwa fünfunddreißig Jahren als recht
großzügig erweisen kann, so muß man doch wissen,
daß es danach das Herz ist, das spricht, das die
Schönheit ablöst und den Körper ausmacht.

Vermeiden Sie es,
sich in
Abhängigkeiten zu
begeben

    7. Vermeiden Sie es, sich in die Abhängigkeit einer
Methode, einer Mode oder einer Person zu begeben.
Denken Sie weiträumig, denken Sie in wechselseitigen Abhängigkeiten. Wenn Sie einen Metzgerladen
betreten, wäre es verwunderlich, wenn Sie ihn mit einem Kilo Sardinen wieder verlassen würden. Wenn
Sie einen allopathischen Mediziner aufsuchen und
seine Praxis ohne ein Rezept wieder verlassen würden, so wäre dies ein Wunder. Wenn Sie sich zu einem
Scharlatan begeben, wünsche ich Ihnen viel Glück,
und wenn Sie mit großen Essern, starken Rauchern
und starken Trinkern zu tun haben, wünsche ich Ih-

nen auch dazu viel Glück. Wenn Sie Kontakt zu Leuten haben, die denken, daß ihr Land, ihre Fahne und ihre Nationalhymne das Leben seien, sollten Sie nicht erstaunt sein, wenn die gleichen Leute Ihnen einige Minuten später sagen, daß eine bestimmte Stadt besser sei als eine andere. Es wird dann nicht lange dauern, und sie werden von einem Stadtviertel sprechen, dann von einer Straße, einem Teil dieser Straße, dann einer Straßenseite, die besser gelegen ist, mit einer schöneren Aussicht, dann von einem bestimmten Gebäude und zuletzt von einer bestimmten Etage, auf der es zwei Wohnungen gibt. Und wenn sie Ihnen dann noch einige Minuten lang erklären, daß ihr eigenes Appartment besser sei als das andere, dann werden Sie vielleicht einsehen, daß Sie durch diese Leute nur Zeit verloren haben.

8. Begreifen, verzeihen, lieben Sie. Begreifen Sie, daß die Leute, die sich für besser, stärker, schöner und klüger halten, in Wirklichkeit nur ihre eigene Ängstlichkeit und ihre Unsicherheit verbergen wollen. Diese Leute brauchen das Gefühl, daß sie das beste Geschäft gemacht haben, um sich daran festhalten zu können. Es sind die gleichen Leute, die schon nach einer Zehntelsekunde hupen, wenn die Ampel auf Grün umgesprungen ist. Wenn Sie darauf reagieren, schaden Sie sich nur selbst und stellen sich auf das gleiche Niveau.

Begreifen, verzeihen und lieben Sie

9. Lernen Sie, lesen Sie, diskutieren Sie, kritisieren Sie, und beteiligen Sie sich. Versuchen Sie immer noch mehr zu begreifen, Sie sind ein Teil dieser Welt, und Sie gestalten sie mit.

Gestalten Sie die Welt mit

10. Lassen Sie Ihre Hindernisse zurück. Verlieben Sie sich, lieben Sie.

Verlieben Sie sich

»*Ein Mensch beginnt dann zu leben, wenn er außerhalb von sich selbst leben kann.*«
Albert Einstein

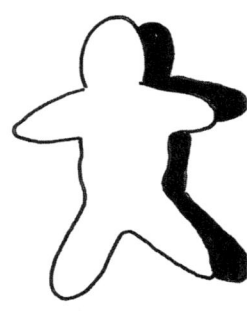

Um außerhalb von sich selbst leben zu können, muß man sein Gefängnis oder seine Gefängnisse hinter sich lassen, man darf nicht abhängig oder nur damit beschäftigt sein, seine Unabhängigkeit zu suchen und zu beweisen. Man muß die Tugend der wechselseitigen Abhängigkeit verstanden haben und fähig sein, sein eigenes Floß zu steuern. Dann beginnt das Leben.

»Halten Sie sich von Leuten fern, die Ihren Ergeiz bremsen wollen. Kleingeistige Leute tun dies immer, aber Leute, die wirklich groß sind, geben Ihnen zu verstehen, daß auch Sie groß werden können.«
Mark Twain

Werden Sie der Künstler Ihres Lebens

Das Geheimnis des Wohlbefindens und der Gesundheit besteht darin, möglichst schnell aus der Situation des Patienten herauszukommen. Es ist Zeit, daß Sie die Dinge selbst in die Hand nehmen, werden Sie der Künstler Ihres Lebens.

»Wie kann ich nützlich sein, welchen Dienst kann ich erweisen? Es ist etwas in mir, was kann das sein?«
Vincent van Gogh

Ich träume von einer besseren Welt, und ich sehe sie vor mir.

Anstelle einer Einheitsschule, die allen das gleiche vermittelt, damit möglichst viele gleichartig denken, die die Selektion, die Segregation und die Ungerechtigkeit lehrt, die es toleriert, daß die Stärksten lernen, die Schwächsten zu schlagen, erträume und sehe ich eine Schule, die unsere Kinder das Leben, die Liebe, die Freiheit, die Achtung und die Gerechtigkeit lehrt.

Anstelle einer Welt, die die falschen Werte achtet, erträume ich und sehe ich Städte und Dörfer, wo man die Lehrer und die Krankenschwestern besser bezahlt, weil sie eine wichtige Arbeit leisten.

Anstelle einer Welt, in der Kinder verkauft werden, um die Pathologie gewisser Erwachsener zu befriedigen, erträume ich und sehe ich eine Welt, die das Leben achtet und in der die Kinder nicht mehr an Hunger oder Elend sterben.

Anstelle einer Welt, die es Kleingeistern und Geisteskranken ermöglicht zu glauben, daß sie nur überleben können, wenn sie töten und vergewaltigen, erträume und sehe ich eine Welt, in der alle Menschen gleich sind, die jedem die Möglichkeit gibt, seine Identität zu finden, sich selbst zu verwirklichen, das Wohlbefinden zu erfahren.

Anstelle einer vergifteten, schmutzigen und kriegerischen Welt sehe ich eine gerechte, saubere und friedliche, in der es sich gut leben läßt.

Ich weiß, daß wir es gemeinsam schaffen können, diesen Traum zu verwirklichen.

Jenseits jeder Moral, jeder Vorstellung von Gut oder Böse, hat das Wohlbefinden des einzelnen Menschen die gleiche Priorität wie die Qualität der Luft, die wir atmen, oder die Qualität des Wassers, das wir trinken. Diese Priorität nicht zu beachten bringt die Bedrohung durch eine Krankheit für die ganze Gesellschaft und die Zukunft der Menschheit mit sich. Die Suche nach dem Wohlbefinden ist kein Luxus und auch kein zufälliges Ereignis, sie ist eine Notwendigkeit, die über die Zukunft der Menschheit entscheidet. Unglück ist wie Glück ansteckend, die Lösung kommt weder von außen noch von einem erleuchteten Politiker oder einem Guru. Es ist die Aufgabe jedes einzelnen, sein Bestes zu geben,

Die Suche nach dem Wohlbefinden entscheidet über die Zukunft der Menschheit

damit sein Leben die Welt besser macht. Jeder
Mensch verfügt über ein Potential an Energie und
Liebe, das ausreicht, die Welt zu revolutionieren.

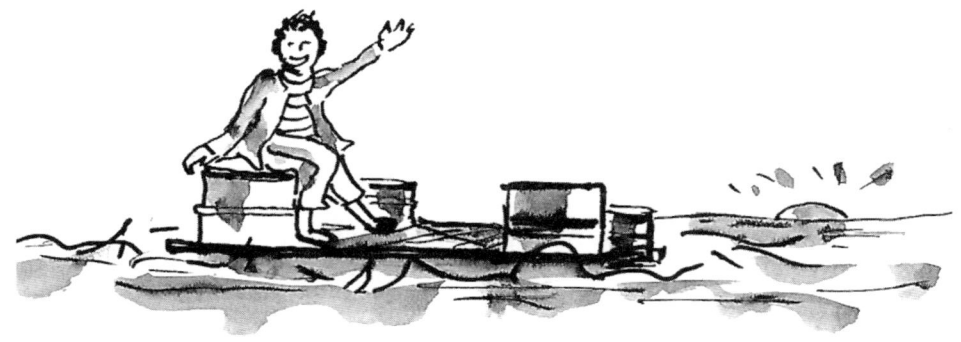

*Wir müssen
nicht die Welt
verändern,
sondern unsere
Überzeugungen*

Worin liegt der Unterschied in der Lebensqualität
der Menschen? Er liegt darin, ob sie bestimmte Zu-
sammenhänge verstehen oder nicht. Wir müssen die
Welt nicht verändern, die Welt ist perfekt; es sind
unsere Überzeugungen, die wir ändern müssen.

*»Und er kam zum Fuchs zurück:
– Leb wohl, sagte er ...
– Leb wohl, antwortete der Fuchs. Ich verrate dir
mein Geheimnis. Es ist sehr einfach: Nur mit dem
Herzen sieht man gut. Das Wesentliche ist für die
Augen unsichtbar.«*
Antoine de Saint-Exupéry, *Der kleine Prinz*

Wenn Sie Interesse an zusätzlichen Informationen
über unsere Organisation haben, wenden Sie sich
bitte an:

Pianta Chiropractic Services
Bödekerstraße 90
30161 Hannover
Tel.: (0511) 62 80 55
Fax : (0511) 62 20 02

Wir informieren Sie gerne über:
– unsere Praxen
– Seminare
– Vorträge
und senden Ihnen Informationsmaterial.

Bibliographie

Harw Alder, *NLP the new art and science of getting what you want,* Piatkus

Connirae and Steve Andreas, *Heart of the Mind,* Real People Press

Christopher Badcock, *Psycho-Darwinism,* Flamingo

Richard Bandler, *Using Your Brain For A Chance,* Real People Press

Richard Bandler und John Grinder, *Reframing,* Junfermann
Neue Wege der Kurzzeittherapie, Junfermann

Laurence G. Boldt, *ZEN and the art of Making a Living,* Penguin

Edward de Bono, *Edward de Bono's Denkschule,* Orbis

Fritjof Capra, *Das Tao der Physik,* Barth-Scherz-Verlag

Deepak Chopra, *Quantum Healing,* Bantam Books, New York

Vernon Coleman, *Betrayal of trust,* European Medical Joumal

Stephen R. Covey, *Die sieben Wege zur Effektivität,* Campus
First Things First, Simon & Schuster, New York
Principle – Centered Leadership, Simon & Schuster, London

Donald M. Epstein, *Die 12 Phasen des Heilens,* Lüchow
The Boomerang Principle

Hans und Michael Eysenck, *Persönlichkeit und Individualität,* PsychologieVerlags-Union

Erich Fromm, *Die Furcht vor der Freiheit,* dtv

Wege aus einer kranken Gesellschaft dtv
Jenseits der Illusion, Rowohlt
Haben oder Sein, dtv
Dina Glouberman, *Life Choices, Life Changes,*
Thorsons
Ryke Geerd Hamer, *Vermächtnis einer neuen
Medizin,* Amici di Dirk
Philip Holden, *Super Success,* Piatkus
Arthur Janov, *Der Urschrei,* Fischer
George Johnson, *Fire In The Mind,* Viking
Rex Johnson & David Swindley, *Awaken Your
Inner Power,* Element, Brisbane
Ken Keyes, jr., *Das Handbuch zum höheren
Bewußtsein,* Goldmann
Sue Knight, *NLP At Work,* Nicholas Brealey
Publishing, London
Byron Lewis & Frank Pucelik, *Magic of NLP
Demystified,* Metamorphous Press
Susan Moore, *Chiropractic,* Optima
Robert Muchembied, *Die Erfindung des
modernen Menschen,* Rowohlt
Joseph O'Connor & John Seymour,
Neurolinguistisches Programmieren, Verlag für
Angewandte Kinesiologie
Michael Page, *Die Kraft des Ch'i,* Sphinx Verlag
B. J. Palmer, *Our Masterpiece,* Palmer
History repeats, Palmer
M. Scott Peck, *Eine neue Ethik für die Welt,*
Goldmann
Der wunderbare Weg, Goldmann
Anthony Robbins, *Das Robbins Power Prinzip,*
Heyne
Das Powerprinzip – grenzenlose Energie,
Heyne
Giant Steps, Simon & Schuster, New York
Das Prinzip des geistigen Erfolgs, Heyne
Joel Robertson with Tom Monte, *Peak-Performance*

Living, Harper Collins, San Francisco

Gabrielle Roth, Maps to Ecstasy, Thorsons

Albert Rothenberg, *Creativity & Madness,* The Johns Hopkins University Press, Baltimore and London

Dorothy Rowe, *Dorothy Rowe's Guide To Life,* Harper Collins

Antoine de Saint-Exupéry, *Der kleine Prinz,* Rauch

Colin Turner, *The Eureka Principle,* Element, Brisbane, Queensland

Anneliese Ude-Pestel, *Betty,* dtv

Personen und Sachverzeichnis